全国中医药行业高等教育"十三五"规划教材

全国高等中医药院校规划教材（第十版）

医学生物学

（新世纪第二版）

（供中西医临床医学、中医学、中药学、针灸推拿学、护理学、临床医学、药学、生物技术等专业用）

主 编

王望九（安徽中医药大学）

副主编

吴勃岩（黑龙江中医药大学）　　　丁维俊（成都中医药大学）

赵丕文（北京中医药大学）　　　　王晓玲（上海中医药大学）

王志宏（长春中医药大学）　　　　李 兰（山东中医药大学）

编 委（以姓氏笔画为序）

王永萍（贵阳中医学院）　　　　　文礼湘（湖南中医药大学）

米丽华（山西中医学院）　　　　　汪 涛（天津中医药大学）

张 凯（安徽中医药大学）　　　　张小莉（河南中医药大学）

张国红（河北中医学院）　　　　　顾 海（南京中医药大学）

黄佩蓓（江西中医药大学）　　　　韩 峻（云南中医学院）

窦晓兵（浙江中医药大学）　　　　廖峥嵘（河北医科大学）

学术秘书

张文娜（安徽中医药大学）　　　　孙 阳（黑龙江中医药大学）

中国中医药出版社

·北 京·

图书在版编目（CIP）数据

医学生物学/王望九主编 . —2 版 . —北京：中国中医药出版社，2016.8（2018.7重印）

全国中医药行业高等教育"十三五"规划教材

ISBN 978-7-5132-2811-4

Ⅰ . ①医⋯ Ⅱ . ①王⋯ Ⅲ . ①医学-生物学-中医药院校-教材 Ⅳ . ①R318

中国版本图书馆 CIP 数据核字（2015）第 252290 号

请到"医开讲 & 医教在线"（网址：www. e-lesson. cn）
注册登录后，刮开封底"序列号"激活本教材数字化内容。

中国中医药出版社出版

北京市朝阳区北三环东路 28 号易亨大厦 16 层

邮政编码　100013

传真　010 64405750

山东百润本色印刷有限公司印刷

各地新华书店经销

开本 850×1168　1/16　印张 15　彩插 1　字数 390 千字

2016 年 8 月第 2 版　2018 年 7 月第 4 次印刷

书　号　ISBN 978-7-5132-2811-4

定价　46.00 元

网址　www. cptcm. com

如有印装质量问题请与本社出版部调换（010—64405510）

社长热线　010 64405720

购书热线　010 64065415　010 64065413

微信服务号　zgzyycbs

书店网址　csln. net/qksd/

官方微博　http：//e. weibo. com/cptcm

淘宝天猫网址　http：//zgzyycbs. tmall. com

全国中医药行业高等教育"十三五"规划教材

全国高等中医药院校规划教材（第十版）

专家指导委员会

名誉主任委员

王国强（国家卫生计生委副主任　国家中医药管理局局长）

主 任 委 员

王志勇（国家中医药管理局副局长）

副 主 任 委 员

王永炎（中国中医科学院名誉院长　中国工程院院士）

张伯礼（教育部高等学校中医学类专业教学指导委员会主任委员

　　　　天津中医药大学校长）

卢国慧（国家中医药管理局人事教育司司长）

委　　　　员（以姓氏笔画为序）

王省良（广州中医药大学校长）

王振宇（国家中医药管理局中医师资格认证中心主任）

方剑乔（浙江中医药大学校长）

孔祥骊（河北中医学院院长）

石学敏（天津中医药大学教授　中国工程院院士）

卢国慧（全国中医药高等教育学会理事长）

匡海学（教育部高等学校中药学类专业教学指导委员会主任委员

　　　　黑龙江中医药大学教授）

吕文亮（湖北中医药大学校长）

刘　力（陕西中医药大学校长）

刘振民（全国中医药高等教育学会顾问　北京中医药大学教授）

安冬青（新疆医科大学副校长）

许二平（河南中医药大学校长）

孙忠人（黑龙江中医药大学校长）

严世芸（上海中医药大学教授）

李灿东（福建中医药大学校长）

李青山（山西中医药大学校长）

李金田（甘肃中医药大学校长）

杨　柱（贵阳中医学院院长）

杨关林（辽宁中医药大学校长）

余曙光（成都中医药大学校长）

宋柏林（长春中医药大学校长）

张欣霞（国家中医药管理局人事教育司师承继教处处长）

陈可冀（中国中医科学院研究员　中国科学院院士　国医大师）

陈明人（江西中医药大学校长）

武继彪（山东中医药大学校长）

范吉平（中国中医药出版社社长）

周仲瑛（南京中医药大学教授　国医大师）

周景玉（国家中医药管理局人事教育司综合协调处处长）

胡　刚（南京中医药大学校长）

谭元生（湖南中医药大学校长）

徐安龙（北京中医药大学校长）

徐建光（上海中医药大学校长）

唐　农（广西中医药大学校长）

彭代银（安徽中医药大学校长）

路志正（中国中医科学院研究员　国医大师）

熊　磊（云南中医学院院长）

秘 书 长

王　键（安徽中医药大学教授）

卢国慧（国家中医药管理局人事教育司司长）

范吉平（中国中医药出版社社长）

办公室主任

周景玉（国家中医药管理局人事教育司综合协调处处长）

林超岱（中国中医药出版社副社长）

李秀明（中国中医药出版社副社长）

李占永（中国中医药出版社副总编辑）

全国中医药行业高等教育"十三五"规划教材

编审专家组

组 长

王国强（国家卫生计生委副主任 国家中医药管理局局长）

副组长

张伯礼（中国工程院院士 天津中医药大学教授）

王志勇（国家中医药管理局副局长）

组 员

卢国慧（国家中医药管理局人事教育司司长）

严世芸（上海中医药大学教授）

吴勉华（南京中医药大学教授）

王之虹（长春中医药大学教授）

匡海学（黑龙江中医药大学教授）

王 键（安徽中医药大学教授）

刘红宁（江西中医药大学教授）

翟双庆（北京中医药大学教授）

胡鸿毅（上海中医药大学教授）

余曙光（成都中医药大学教授）

周桂桐（天津中医药大学教授）

石 岩（辽宁中医药大学教授）

黄必胜（湖北中医药大学教授）

前 言

　　为落实《国家中长期教育改革和发展规划纲要（2010–2020年）》《关于医教协同深化临床医学人才培养改革的意见》，适应新形势下我国中医药行业高等教育教学改革和中医药人才培养的需要，国家中医药管理局教材建设工作委员会办公室（以下简称"教材办"）、中国中医药出版社在国家中医药管理局领导下，在全国中医药行业高等教育规划教材专家指导委员会指导下，总结全国中医药行业历版教材特别是新世纪以来全国高等中医药院校规划教材建设的经验，制定了"'十三五'中医药教材改革工作方案"和"'十三五'中医药行业本科规划教材建设工作总体方案"，全面组织和规划了全国中医药行业高等教育"十三五"规划教材。鉴于由全国中医药行业主管部门主持编写的全国高等中医药院校规划教材目前已出版九版，为体现其系统性和传承性，本套教材在中国中医药教育史上称为第十版。

　　本套教材规划过程中，教材办认真听取了教育部中医学、中药学等专业教学指导委员会相关专家的意见，结合中医药教育教学一线教师的反馈意见，加强顶层设计和组织管理，在新世纪以来三版优秀教材的基础上，进一步明确了"正本清源，突出中医药特色，弘扬中医药优势，优化知识结构，做好基础课程和专业核心课程衔接"的建设目标，旨在适应新时期中医药教育事业发展和教学手段变革的需要，彰显现代中医药教育理念，在继承中创新，在发展中提高，打造符合中医药教育教学规律的经典教材。

　　本套教材建设过程中，教材办还聘请中医学、中药学、针灸推拿学三个专业德高望重的专家组成编审专家组，请他们参与主编确定，列席编写会议和定稿会议，对编写过程中遇到的问题提出指导性意见，参加教材间内容统筹、审读稿件等。

　　本套教材具有以下特点：

　　1. 加强顶层设计，强化中医经典地位

　　针对中医药人才成长的规律，正本清源，突出中医思维方式，体现中医药学科的人文特色和"读经典，做临床"的实践特点，突出中医理论在中医药教育教学和实践工作中的核心地位，与执业中医（药）师资格考试、中医住院医师规范化培训等工作对接，更具有针对性和实践性。

　　2. 精选编写队伍，汇集权威专家智慧

　　主编遴选严格按照程序进行，经过院校推荐、国家中医药管理局教材建设专家指导委员会专家评审、编审专家组认可后确定，确保公开、公平、公正。编委优先吸纳教学名师、学科带头人和一线优秀教师，集中了全国范围内各高等中医药院校的权威专家，确保了编写队伍的水平，体现了中医药行业规划教材的整体优势。

　　3. 突出精品意识，完善学科知识体系

　　结合教学实践环节的反馈意见，精心组织编写队伍进行编写大纲和样稿的讨论，要求每门教材立足专业需求，在保持内容稳定性、先进性、适用性的基础上，根据其在整个中医知识体系中的地位、学生知识结构和课程开设时间，突出本学科的教学重点，努力处理好继承与创新、理论与实践、基础与临床的关系。

4. 尝试形式创新，注重实践技能培养

为提升对学生实践技能的培养，配合高等中医药院校数字化教学的发展，更好地服务于中医药教学改革，本套教材在传承历版教材基本知识、基本理论、基本技能主体框架的基础上，将数字化作为重点建设目标，在中医药行业教育云平台的总体构架下，借助网络信息技术，为广大师生提供了丰富的教学资源和广阔的互动空间。

本套教材的建设，得到国家中医药管理局领导的指导与大力支持，凝聚了全国中医药行业高等教育工作者的集体智慧，体现了全国中医药行业齐心协力、求真务实的工作作风，代表了全国中医药行业为"十三五"期间中医药事业发展和人才培养所做的共同努力，谨向有关单位和个人致以衷心的感谢！希望本套教材的出版，能够对全国中医药行业高等教育教学的发展和中医药人才的培养产生积极的推动作用。

需要说明的是，尽管所有组织者与编写者竭尽心智，精益求精，本套教材仍有一定的提升空间，敬请各高等中医药院校广大师生提出宝贵意见和建议，以便今后修订和提高。

国家中医药管理局教材建设工作委员会办公室

中国中医药出版社

2016 年 6 月

编写说明

2008 年我们编写了新世纪全国高等医药院校规划教材《医学生物学》第一版，经过 8 年的使用，反映很好，但是随着时间的推移，部分内容已略显陈旧。在国家中医药管理局教材办公室和全国中医药高等教育学会教材建设研究会的指导下，我们组织 18 所中、西医高等院校再次编写全国中医药行业高等教育"十三五"规划教材《医学生物学》。本教材以第一版为基础，继承了原教材的特色和优势，并根据学科发展需要增加了新的内容。

本教材适用于高等医药院校各专业，包括中西医结合、中医、中药、针灸、推拿、骨伤、护理、临床医学、药学、生物技术等专业，也可作为高等医药院校教师和从事中医药研究的科研人员的参考用书。

本教材的特色主要体现在以下几个方面：

1. 采用 2+2 模式编写，以医学细胞生物学、医学遗传学为主，插入生物多样性与生物技术、生命与环境。

2. 突出中医药特色，突出中西医结合特色。我们将王米渠教授和同行共同创立的中医遗传学引入本教材，并在各章节力求突出中西医结合特色，突出与中医药的关系。

3. 教材后面附有彩色光镜照片和电镜照片，图像清晰，便于学生学习。

4. 为拓宽思路，开拓知识面，教材通过插入框形式，适时增加了知识拓展和知识链接的内容。

5. 本教材注重数字多媒体技术，增加了多媒体光盘，旨在以最直观、形象的教学手段展现教学内容，提高学习效果。

参加本教材编写和审核的 21 名专家、教授，皆从事教学工作多年，分别来自华东、华中、华北、东北、西南五大区的 18 所高等院校，既有中医药院校，也有医学院校，因此在地域分布、教学内容、课程设置方面具有一定的代表性。

本教材具体编写分工如下：王望九编写第一、二、九章，张凯编写第三章，顾海编写第四章，吴勃岩、张国红编写第五章，米丽华编写第六章，王晓玲编写第七章，汪涛编写第八章，李兰编写第十章，张小莉编写第十一章，王永萍编写第十二章，赵丕文编写第十三章，韩峻编写第十四章，黄佩蓓编写第十五章，丁维俊编写第十六章，窦晓兵编写第十七章，王志宏编写第十八章，文礼湘编写第十九章，廖峥嵘编写第二十章。知识拓展、知识链接由赵丕文、丁维俊、吴勃岩、李兰、汪涛、王晓玲和王望九等人分别编写。各章完稿后，由不同的教授、专家间交叉审稿，共进行了两轮审稿，每一份稿件至少三人审稿。审稿后再进行统稿，吴勃岩、丁维俊、赵丕文、王晓玲、李兰参与第一轮统稿，王望九总统稿。有 6 位专家、教授提供了光镜彩色照片和电镜照片（边晓燕提供电镜图 1、4、5、6，赵丕文提供电镜图 2、3、7、8、9，贾雪梅提供彩图 13-5、13-6、13-7，米丽华提供彩图 6-3，汪涛提供彩图 8-1，其余彩图由王望九提供）。

所有参加本教材编写的人员均是在繁忙的教学、科研之余挤时间完成编写、修改和审核任务的；安徽医科大学的贾雪梅教授和黑龙江中医药大学的边晓燕教授为本教材提供了珍贵的光镜照片和电镜照片；张文娜老师在稿件的收集、格式的编排、文稿及课件的校对方面做了大量工作，张凯老师在指导、制作、校对课件以及校对文稿过程中付出了辛勤劳动，刘向国老师在指导课件的制作方面、孙阳老师在文稿校对方面付出了艰辛劳动，在此对他们的大力支持表示感谢。

本教材的出版得到国家中医药管理局教材建设工作委员会、中国中医药出版社领导的鼎力支持，得到安徽中医药大学领导及各参编单位领导的大力支持，在此一并表示衷心感谢。

医学生物学是一门不断发展的学科，高等中医药院校的《医学生物学》教材建设是一个新的课题，其教学内容、表现形式都需不断探索。由于编者水平有限，若有不足之处，诚恳欢迎使用者提出宝贵意见，以便再版时修订提高。

《医学生物学》编委会

2016 年 6 月

目　录

第一章 绪 论

生物学（biology）是研究生命现象、本质及其发生发展规律的一门科学。生命现象是指生物体建立在新陈代谢基础上的生殖、生长、发育、分化、应激、衰老、死亡、遗传、变异和进化等生命特征的现象。由于生物学是研究生命的科学，所以也称为**生命科学**（life science）。

生物学是近年来发展最迅速的科学之一，20 世纪后期它在自然科学领域中的地位得到了不断地提高，并逐渐成为一门综合性的大学科群，即生命科学。随着自然科学的迅速发展，生命科学研究成果日新月异。遗传密码的破译、蛋白质的人工合成、基因工程和克隆技术的发展、人类基因组的测定和后基因组计划（功能基因组研究、进化基因组研究等）的启动等，助推生命科学必将成为 21 世纪自然科学中最具活力的主导学科之一。

生物学研究范围的广泛性、研究方法的先进性、研究方向的多样性是任何一门学科所不及的。从宏观生态学上探讨各种环境因子对生物体的影响，到微观的分子生物学对人类基因特征的揭示和基因功能的确认，无不显示出生命科学取得的辉煌成就。

第一节 生物学形成和发展

一、19 世纪以前生命科学的发展概况

该时期生命科学大体处于对生命现象的描述和初步的实验观察阶段，亦有部分学者通过对生命现象进行分析和推理，逐步建立起比较严密的生命科学体系。

1628 年，英国生物学家哈维（Harvey）发现了血液循环。1665 年英国物理学家胡克（Hooke）应用自制的简陋显微镜观察植物的木栓组织，发现其由许多小室组成，并将小室称为细胞（cell）。他是细胞的发现者和命名者，并于 1665 年出版了《显微图像》，从而揭开了微观世界的神秘面纱，使细胞成为当时研究的热门。1735 年，瑞典植物学家林奈（Linnaeus）对植物种类进行了系统的分类，整理出版了《自然系统》，创立了生物分类的等级和"双名法"，奠定了生物分类学基础，一直被生物科学界沿用至今。

二、19 世纪生命科学的蓬勃发展

19 世纪对各种生命现象的研究，已经从观察、描述深入到分析、综合与理论概括的阶段。

1838~1839 年施莱登（Schleiden）和施万（Schwann）综合了有关细胞方面的知识，最早提出了细胞学说主要论点，指出细胞是一切生物体构造和功能的基本单位。1859 年，达尔文（Darwin）完成了巨著《物种起源》，通过综合当时生物学的主要研究成就，并结合自身对世界

NOTE

各地生物的观察，提出了进化论。进化的观点逐渐成为生命科学的指导思想，认为所有生命都是在漫长的历史发展过程中进化而来的，极其有力地打击了形而上学的自然观。1865年孟德尔（Mendel）发表了《植物杂交试验》，揭示生物遗传的基本规律。1900年，孟德尔的分离定律和自由组合定律被重新发现，奠定了现代遗传学的基础。

三、20世纪生命科学的崭新面貌

20世纪以来，随着生物化学、生物物理学等分科的建立与发展，以及一些新技术的引入与创立，极大地促进了现代生命科学的建立与飞速发展。

1953年，美国人沃森（Watson）和英国人克里克（Crick）在《Nature》杂志上发表了"核酸的分子结构"一文，提出了DNA的双螺旋结构，这是生命科学发展中新的里程碑。1958年，Crick又提出了信息传递的中心法则。1961年，Monod和Jacob提出乳糖操纵子模型用以探讨基因调控原理。1965年，中国科学院生物化学研究所和北京大学的科研人员在世界上首次合成了具有生物活性的由51个氨基酸残基构成的牛胰岛素，标志着在人类探索生命的奥秘中迈出了重要的一步。1966年生物界通用的64个遗传密码的破译，更使人类在解开生命之谜的征途中取得了重大突破，并从分子水平上证实了生物界各类型间的进化关联性，为基因工程的发展提供了理论基础。1979年6月，美国哈佛大学一研究组将小鼠胰岛素基因转入大肠杆菌，得到表达并合成了胰岛素。1981年Brinster和Palmiter将构建好的基因注射到正常的小鼠受精卵中，得到了6只带外源基因的、比原来的小鼠大1倍左右的转基因巨鼠，展示了基因注射的潜力。1981年年底，中国科学院上海生物化学研究所、上海细胞生物学研究所和北京大学等单位首次人工合成了酵母丙氨酸转移核糖核酸。

1997年，英国生物学家威尔默特（Wilmut）将一只雌性绵羊的乳腺细胞的细胞核移植到另一只雌性绵羊的去核卵细胞中，从而成功地克隆出世界上第一只哺乳动物——名为Dolly的小羊，成为震撼世界的生命科学领域的重大突破。其后，克隆牛、克隆鼠、克隆猴等纷纷诞生。生命科学领域的克隆技术为人类社会带来了巨大影响。1999年年底，生物学家发现，只需300个左右的基因即可构成一个最简单的生命。这意味着在可以预见的将来，人类也许可以在实验室中设计并创造出人造生命体。深入探究生命本质问题，按照人类的意愿有计划地改造生物已经成为这个时期生命科学研究的显著特征。

1986年，美国诺贝尔奖获得者Dulbecco首先提出了对人类基因组进行全长测序的主张，即人类基因组计划（human genome project，HGP）。HGP被誉为20世纪科学史上三个里程碑之一。1990年美国政府批准该计划，后来，英、日、法、德、中5国的科学家正式加入该计划。2000年6月，人类基因组框架已经测序完成。2001年2月，美国Celera公司在《Science》、国际人类基因组织在《Nature》上分别发表了人类基因组测序的数据。该计划的顺利实施使人类首先在分子层次上全面地认识自我成为可能，对深入研究人类本身乃至推动整个生命科学的发展具有极其重要的意义。

由于生命科学的研究涉及不同的层次和较多的领域，其复杂程度是可想而知的，越来越多的问题有待进一步探索解决。在深入探索生命奥秘的过程中，将可能出现自然科学的重大突破。国际上普遍认为，21世纪将是生命科学的世纪，生物学将成为自然科学的带头学科。

四、21 世纪生命科学的进展

21 世纪生命科学出现了全新的研究领域，包括生物信息学、理论生物学、计算基因组学、天体生物学、合成生物学等。随着人类基因组计划的完成和后基因组计划——功能基因组研究的启动，系统生物学、表观生物学和转录组学的发展，干细胞研究、基因工程药物的研发、RNA 干扰技术的应用，生命科学已彻底由简单描述式的科学转为定量描述和预测的科学，人类将从基因组整体水平对基因表达和调控的活动规律进行科学阐述。预期将使一些严重疾病，包括癌症、艾滋病等得到有效治疗，人类生活质量不断提高、衰老过程减慢、平均寿命延长。

第二节　生命的基本特征

一、生物大分子是生命的物质基础

生命是物质的。而生命的物质基础就是蛋白质、核酸等大分子，生物体的绝大多数生命活动，最终直接地体现为核酸、蛋白质等生物大分子的特殊功能运动和相互作用。构成生命大分子物质的全部化学元素，都是在自然界广泛地存在的。这不仅说明了生命物质世界的同一性，也充分地说明了整个自然物质世界的统一性。因此，它必然受到物理学和化学的一些法则的制约，也遵循它们的一般规律。我们要深入掌握生命科学的一般规律，就必须具备这些自然科学的基本理论和基本知识。

二、细胞是生物体结构功能的基本单位

千姿百态的有机自然界中分布着成千上万种生物。这些形态各异的动物和植物，其基本结构是相同的，即它们都是由细胞构成的。

细胞（cell）既是生物有机体结构的基本单位，又是生物有机体功能的基本单位，因而各种生物的基本构造和生命过程具有共同性。另外，细胞有其发生发展过程，因此各种生物的发育规律也具有共同性。即便是以病毒（virus）、类病毒（viroid）和朊病毒（prion）等前细胞形态形式存在的生命类型，也唯有借助于其宿主细胞，才能进行其生命活动，完成生活史。

细胞学说的创立，无可辩驳地说明了有机自然界的统一性，明确了光怪陆离、复杂多样的有机自然界是有共同的结构和功能基础的。

三、新陈代谢是生命的基本运动形式

新陈代谢（metabolism）组成生命的各种物质无时无刻不在与其周围环境进行着物质交换，同时也伴随着能量的转换，使生命不断得以自我更新。这是生命现象最本质的特征之一。

新陈代谢包括同化作用和异化作用两个方面。同化作用（assimilation）指生命有机体从外界环境摄取营养物质以构建自身的能量储存过程，又称合成代谢（anabolism）。异化作用（disassimilation）是伴之以能量释放的自身物质分解过程，又称分解代谢（catabolism）。这不仅是生物有机界高度一致的生命基本运动形式，而且也是其区别于非生命自然界的根本标志。

NOTE

四、生长发育是生物体由量变到质变的表现形式

生长（growth）是生物体或者细胞从小到大的过程。在新陈代谢过程中，当同化作用大于异化作用时，生物体或者细胞的重量和体积的增加，包括细胞分裂、细胞数目增多、生物体积增大，这就是生长。例如，新生婴儿其细胞数目仅有约$2×10^{12}$个，到成年时则细胞数可达$6×10^{13}$个左右。

发育（development）是一个有机体从其生命开始到成熟的变化，是生物有机体的自我构建和自我组织的过程。如高等动物的发育从受精卵开始，以后逐渐分化，由同质的细胞分化出异质的细胞，再分别组成不同的组织和器官，最后形成一个完整的个体，并经过幼年、成年和老年等几个不同的阶段性变化，进入衰老和死亡，这就是有机体的**个体发育**（ontogenesis）。

如果将生长看作为一种"量变"的积累，那么，个体发育则可相应地理解成一种"质变"的必然。生长和发育是最普遍的存在于整个生物界的共同生命现象。

五、生殖是生命现象无限延续的根本途径

生殖（reproduction）是生物体通过特定的方式产生子代个体，从而使生命得以延续的过程。生殖是一切生物体最重要的属性之一。

生殖方式有两种，即无性生殖和有性生殖。

无性生殖（asexual reproduction）是以原先的细胞或生物个体作为模板，复制出多个与原来模板完全相同的细胞或生物个体的生殖方式。其主要特点是：在生殖中通常没有遗传物质重组的发生，子代继承的遗传信息与亲代基本相同。由同一个祖先无性生殖繁衍而成、在遗传上基本相同的后裔个体群，称为无性繁殖系或克隆。

有性生殖（sexual reproduction）是两个亲体的生殖细胞结合成一个细胞，然后由它发育成新个体的生殖方式。在有性生殖过程中，由于生殖细胞的结合及其遗传物质的重组，这样所产生的后代个体在遗传上就会存在一定的差异。

六、遗传和变异是决定和影响生命现象的中枢

遗传（heredity）是生命有机体在生殖过程中所表现出来的亲子代之间的相似现象。遗传是高度稳定的，但这种稳定性只是相对的。亲子之间仅仅是相似，而不会完全相同。这是由于亲代遗传物质的重新组合、环境变化的影响或者遗传物质本身的突变而形成的。

变异（variation）世界上没有绝对相同的两个个体，这种同种生物世代之间或同代不同个体之间性状差异的现象，称为变异。

遗传与变异的规律是生命科学中的一个基本规律，因而在探讨生长、发育、分类、进化，甚至生理或生态时都会涉及遗传变异的某些原理，也都借助遗传变异的一些理论去阐明有关的问题。

七、生物与环境的统一是自然界的基本法则

生物是自然环境的产物，也是环境的一部分；生物一方面适应环境，另一方面又改造环境，从而构成了环境（environment）。生物界尽管是形形色色、多种多样的，但是每种生物都

是在一定环境条件下生活，每种生物的个体或群体都和它们周围的环境紧密联系着，与环境构成一个统一整体。如果我们破坏这个统一，就将给人类带来难以估量的严重后果，并贻害子孙后代。生物与生存环境的相互作用和协调统一，是生命自然界的基本法则。

八、生物进化是生命活动的全部历史

"进化"一词来源于拉丁文 *evolutio*，原义为"展开"，一般用以指事物的逐渐变化、发展，由一种状态过渡到另一种状态。1762 年，瑞士学者邦尼特最先将此词应用于生物学中。

生命现象是地球物质运动的特殊形式，表现生命现象的所有生物是生命历史长期演化的结果。**生物进化**（evolution）是指生命从无到有、从少到多、从简单到复杂、从低级到高级的发展过程，亦即生命活动的全部历史。生物进化的根本目的是适宜环境能力的不断增强，"适者生存"。

生物进化可分为化学进化和有机进化两个阶段。

化学进化 是在原始地球的物理化学条件下，由无机物转化成较为复杂的有机物，进而积聚成生物大分子。当这些生物大分子物质形成一个系统，获得了复制和传递遗传信息的属性时，就最终出现了原始生命，这就是生命的起源。

有机进化 是指从最简单的生命形态，经过由原核生物到真核生物，直到发展为人类的过程，同时人类也还在不断地进化。这期间包括从非细胞到细胞——细胞的起源；从异养型生物到自养型生物和从厌氧型生物到需氧型生物——光合作用的出现；从原核细胞到真核细胞；从无性生殖到有性生殖；从单细胞生物到多细胞生物；从水生生物到陆生生物；从猿到人——人类的起源和发展。

第三节 生物学与医学的关系

医学生物学（medical biology）是研究人类生命现象、本质和发生发展规律的科学，是研究生物学中与医学有密切关系的基本理论和基础知识的科学。医学生物学在研究生命的基本结构、功能、发生、发展及其探索生命的奥秘，以及研究一般生命现象和规律的同时，特别注意联系与医学有关的生物学问题，因此有别于普通生物学。

医学生物学是一门综合性很强的科学，它既建立在生命科学的主要成就之上，又是基础医学和临床医学各学科的基础，也是整个医学科学的基础。

从自然科学的发展历程看，医学的发展一直遵循着生物-医学模式，是随着生命科学的进展而不断发展的。生物学理论概念的建立对医学发展起到了重要的推动作用。例如，了解生物膜的结构和功能，对于掌握膜抗原、膜受体等是必须的，甚至对于认识癌变机理也是有价值的。对溶酶体的研究使人们认识了溶酶体贮积病。对人体细胞染色体进行检查，不仅可以对人类染色体病进行准确诊断，还可用于产前诊断，可作为计划生育、优生的一种可靠的检查技术。关于细胞周期的研究和认识，对解决临床医学面临的一些问题，特别是对肿瘤的防治具有重要的实践意义。分子遗传学的研究更使人类找到基因诊断（包括植入前的基因诊断）、基因治疗和根治遗传病的途径。此外，生物学研究中阐明的一些生命本质，如生长和发育、分化、

NOTE

生殖、遗传与变异等正不断地影响和推动着医学的发展。

一、生长发育与医学

生长和发育是生物体从幼小到成熟、衰老直至死亡的演变过程，是生命的基本特征之一。生物体的生长是在新陈代谢、自我更新的基础上，通过"环境－基因－神经－免疫－内分泌调节"共同作用的结果。认识这一生命现象及其本质，有助于了解临床上相关疾病的发病机制，探讨有效的治疗措施；衰老、特别是早老性痴呆的发生机制，促进临床医学上抗衰老以及衰老机制的研究等，以满足人们"延年益寿"的愿望。

生物体发育过程中，死亡既是积极的、主动的，也是消极的、被动的。过去科学家比较侧重于死亡的消极面，近年来对死亡的研究则较多地侧重于它的积极意义，并将其应用于临床实践中。例如，在胚胎发育过程中一些细胞的主动死亡机制失控就会导致发育畸形；通过启动肿瘤细胞的"主动"死亡机制来杀死肿瘤细胞，从而达到治疗的目的。

二、分化与医学

分化（differentiation）：生物发育过程中，由受精卵产生的同质的细胞逐渐形成在形态、结构和功能等方面差异显著的异质细胞，进而形成具有不同结构、执行不同功能的组织、器官的过程。细胞从低分化状态到高分化状态是一个连续的过程，但在每一个过程中，许多组织都保留了一些分化程度较低的干细胞暂时处于静止状态，必要时干细胞可通过分裂、分化成为高分化细胞。肿瘤的发生是由于控制分化的调控基因的结构与功能发生变异，导致组织细胞去分化、分化障碍或分化异常的结果。通过对分化机制的认识，不仅有助于了解肿瘤的发生机理，而且有助于设计治疗肿瘤的药物；疾病状态下，组织的变性、坏死，使细胞数量减少，功能下降，还可通过诱导干细胞分化、分裂，补充组织细胞以达到治疗的目的。

三、干细胞与医学

干细胞（stem cell）是一类尚未分化，且具有无限或较长期自我更新潜能的细胞，在一定条件下，它可通过细胞分化、分裂产生 1 种以上类型的特化细胞。因此，干细胞的研究与应用将使临床医学不断取得新的突破。在再生医学中，可望利用成体干细胞于创伤修复、疾病的细胞治疗。利用干细胞可在体外高度增殖和多向分化的潜能，人们可在体外定向培植具有正常功能的特定的组织、器官，以替换、修复受损组织或器官，将使严重危害人类的神经系统、心血管系统的疾病、恶性肿瘤、糖尿病及自身免疫性疾病的临床治疗取得突破性进展。

四、基因组计划与医学

2003 年 4 月 14 日科学家们在华盛顿宣布，通过美、英、日、法、德和中国科学家 13 年的共同努力，人类基因组的排序工作已经绘制完成，标志着被誉为 20 世纪科学史上三个里程碑之一的"人类基因组计划"的结束，完成了人类 23 对染色体上的 32 亿碱基对的测序，构建了人类基因组详细的遗传图、物理图、转录图和序列图，确定了人类 DNA 的全部核苷酸序列并定位了已知的全部基因，为"后基因组计划"——疾病基因组学、比较基因组学、药物基因组学、环境基因组学等的研究和应用，并为人类揭示疾病的发生、发展规律，寻找有效治疗和预防措施等奠定坚实的基础。

知识链接

全外显子组测序

　　全外显子组测序（whole exome sequencing，WES）是对各种疾病患者的外显子组进行测序分析的方法。它是目前最先进的检测突变基因的方法之一。

　　外显子组（exome）是一个个体基因组 DNA 上所有外显子的总和。人类外显子组序列占人类整个基因组序列 1%，估计 85% 的人类致病突变部位位于该序列上。

　　外显子捕获和第二代测序技术被著名杂志《Science》评为"2010 年世界十大科技进展"。

　　一般说来，与全基因组测序相比，它也可以用更低的成本做出更好的分辨率。

　　截至 2013 年 1 月，已有超过 150 种孟德尔遗传病的致病基因通过全外显子组测序被鉴定出来，现在每年还有许多致病基因通过该方法陆续被鉴定出来。

五、生殖与医学

　　生命现象的基本特征之一就是生物能通过生殖产生新的后代，使生命得以延续，以维持其种族的存在和发展。在人类，生殖是通过两性的精卵结合而实现的。任何阻断精子和卵子的形成、成熟、结合和受精卵发育的步骤都可以使生殖过程受阻。借助于对这些机制的了解，可以实施避孕，也可以治疗不孕、不育。

六、生物学与中药学

　　目前，生命科学的新理论和新技术在中药学的研究中得到广泛应用。例如，在中药材鉴定中应用 DNA 分子标记技术、基因芯片技术、生物免疫——蛋白质免疫技术等；在中药药理学和中药毒理学研究中常用核酸分子杂交技术、聚合酶链反应、DNA 克隆技术、转基因技术、细胞培养技术、单克隆抗体技术等。

七、生物学与中西医结合医学

　　国内外不少学者通过引入现代生命科学的一些基本理论和基本知识，探求中西医结合理论的基本点。在这个方面我国在世界上一个有影响的研究是 20 世纪 70 年代张亭栋等用砒霜（三氧化二砷）和 20 世纪 80 年代王振义等用全反型维甲酸治疗早幼粒细胞白血病（APL），20 世纪 90 年代陈竺、陈赛娟、王振义等工作显示，全反型维甲酸和三氧化二砷可以分别应用，也可以联合治疗，进一步提高 APL 治疗成功率。他们用三氧化二砷和维甲酸的协同靶向治疗，将坏细胞教育或者说转化为接近正常的细胞的方法。这种方法治疗效果要优于单纯的杀死恶性细胞，而其中对砒霜的使用体现了传统医学"以毒攻毒"的治疗思想，用维甲酸诱导细胞分化成熟则是转化医学的一个典型，这两种药联合使用让自然病程只有几周的最凶险的急性白血病中 85%～90% 的患者能够基本治愈，5 年不复发。最近他们观察到 10 年以上 500 多例不复发的案例证明了疗效确切，目前在国际上也已经被广泛使用。

思考题

1. 什么是生物学？什么是医学生物学？
2. 生命具有哪些重要的基本特征？
3. 试述生物学与医学的关系。

第一篇　医学细胞生物学

第二章　医学细胞生物学概论

第一节　医学细胞生物学及其研究内容

细胞生物学（cell biology）是运用物理、化学和分子生物学技术，从细胞、亚细胞及分子三个水平研究细胞的结构、功能，以及各种生命活动基本规律的科学。细胞生物学是现代四大前沿生命学科之一，创新性成果不断涌现，极大地提高了医学许多基本问题和临床疑难疾病的理论认识和实验研究水平。细胞显微水平的研究主要利用光学显微镜技术，亚显微水平的研究主要利用电子显微镜技术，分子水平的研究主要利用分子生物学和生物物理学技术。

细胞生物学的研究内容和范围非常广泛，主要包括：①细胞的形态结构和化学组成：细胞的整体结构、亚显微结构、细胞之间的连接结构及细胞结构的分子组成和细胞内的化学成分等；②细胞及细胞器的功能：细胞的物质运输、信号识别和转导、能量转换、遗传信息的表达及细胞的消化等功能；③细胞增殖与分化：细胞的增殖方式、增殖调节、分化途径和分化调节等；④细胞的衰老和死亡：细胞衰老的机制及细胞死亡的方式等。另外，细胞识别、细胞免疫及细胞工程等，是近年来细胞生物学新发展起来的领域。

医学细胞生物学（medical cell biology）是研究人体细胞的结构、功能、生命活动规律及其与疾病相关性的科学。医学细胞生物学的研究目的是从细胞水平、亚细胞水平和分子水平揭示人体各种细胞在生理、病理过程中的生命活动规律，为疾病的诊断、治疗和预防提供理论依据和策略。在形态方面，应用光学显微镜、电子显微镜和分子生物学等实验技术和手段，观察和分析细胞显微结构、超微结构和分子结构；在功能方面，将细胞的化学组成和代谢活动与形态结构紧密结合起来，探索和揭示生命活动的具体过程，不断深入地了解人体生、老、病、死等各种生命现象，尤其是危害人类健康的重大疾病的细胞生物学机制。例如，肿瘤细胞的生物学特性、发生机制及其逆转成正常细胞，正是医学细胞生物学研究的重要课题。可见，医学细胞生物学是细胞生物学与医学的有机结合，两者密切相关。

第二节　医学细胞生物学研究方法

哺乳类动物的细胞微小而结构复杂，因而对细胞结构、功能及其相互关系的了解程度，主要取决于所使用的研究技术和方法。新技术、新方法不仅能从细胞、亚细胞水平，更能够从分子水平去探索细胞内各种大分子的结构与功能，从而使我们对细胞以及整个生命现象，有了空前深刻的理解。

一、显微镜技术

显微镜是观察细胞的主要工具。根据光源不同，可分为光学显微镜和电子显微镜两大类。前者以主要可见光为光源，后者则以电子束为光源。

（一）光学显微镜

光学显微镜（light microscope）是利用光线照明，将微小物体形成放大影像的仪器。它的主要分成：①光学放大系统：为两组玻璃透镜，目镜与物镜；②照明系统：包括光源、反光镜、聚光镜及各种滤光片；③机械和支架系统：包括底座、载物台、镜臂、粗细调节螺旋。

分辨率（resolution）：显微镜或人眼在 25cm 的明视距离处，能分辨被检物体微细结构最小间隔的能力。

普通的光学显微镜的分辨率（R）可以通过下列公式计算：

$R = 0.61\lambda / n \cdot \sin\theta$

n：聚光镜和物镜之间介质的折射率，空气为 1，油为 1.5。

θ：标本对物镜镜口张角的半角，$\sin\theta$ 的最大值为 1。

λ：照明光源的波长。

例如，自然光的平均波长为 0.5μm，代入公式则：

$R = 0.61 \times 0.5\mu m / 1.5 = 0.2\mu m$

因此，普通光学显微镜的最高分辨率为 0.2μm。光学显微镜样品制备简单，一般经过固定剂（乙醇、甲醛等）固定，包埋剂（石蜡）包埋，然后切成薄片，根据所要观察细胞的组分，选择不同的染料染色后即可观察。

通常将光镜下所见物体的结构称作**显微结构**（microscopic structure）。

（二）电子显微镜

亚显微结构（submicroscopic structure）：在光学显微镜下无法看清小于 0.2μm 的细微结构，又称为**超微结构**（ultramicroscopic structure）。要想看清这些结构，就必须选择波长更短的光源，以提高显微镜的分辨率。

1. 透射电子显微镜   1932 年 Ruska 发明了以电子束为光源的**透射电子显微镜**（transmission electron microscope，TEM），电子束的波长要比可见光和紫外光短得多。目前 TEM 的最高分辨率可达 0.2nm，最高放大倍数可达近百万倍。

电子显微镜与光学显微镜的成像原理基本一样，所不同的是前者用电子枪发射的电子束作光源，用电磁场作透镜。电子显微镜由电子照明系统、电磁透镜成像系统、真空系统、记录系统、电源系统 5 部分构成（图 2-1）。

由于电子束的穿透力很弱，因此用于电镜的标本须制成厚度为 50nm 左右的超薄切片。这种切片需要用超薄切片机（ultramicrotome）制作。

透射电子显微镜主要用于观察和研究细胞内部微细结构。

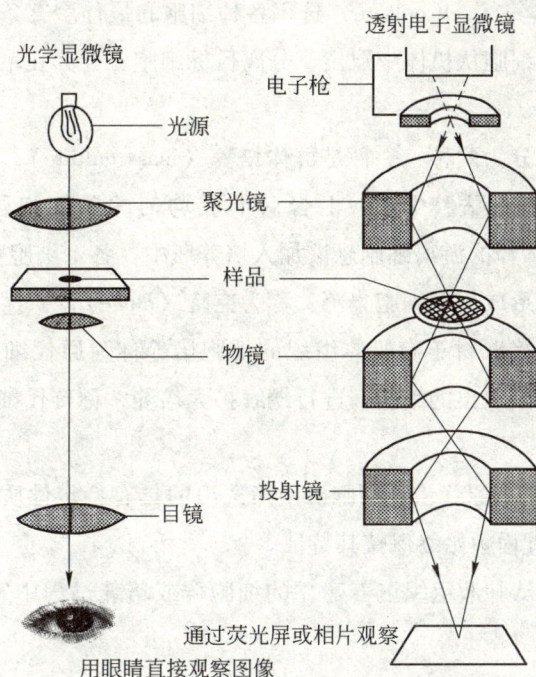

图 2-1 光学显微镜和透射电子显微镜比较

2. 扫描电子显微镜 扫描电子显微镜（scanning electron microscope，SEM）于 20 世纪 60 年代问世，用来观察细胞或组织的表面结构。其工作原理是用一束极细的电子束（一次电子）扫描样品，在样品表面激发出二次电子，二次电子的多少与电子束入射角有关，也就是说与样品的表面结构有关。二次电子信号被收集、转换、放大，在电视荧光屏上同步扫描成像。图像为立体形象，反映了标本的表面结构。为了使标本表面发射出二次电子，标本在固定、脱水后，要喷涂上一层重金属微粒，以增加二次电子信号。

目前扫描电镜的分辨率为 3~10nm，人眼能够区别荧光屏上两个相距 0.2mm 的光点，因此，扫描电镜的最大有效放大倍率为 0.2×10^6nm/10nm = 20000 倍。

二、细胞分离和培养技术

1. 制备单个细胞悬液 从多细胞的组织中分离出某一种细胞，主要是通过破坏细胞外基质和细胞间连接获得。经典的方法是用蛋白水解酶（胰蛋白酶或胶原酶）消化细胞间结合物质，或用金属离子螯合剂（如乙二铵四乙酸，EDTA）除去细胞互相黏着所依赖的 Ca^{2+}，然后用轻微的机械方法即可将组织分离成单个细胞的混悬液。

2. 分离不同类型细胞 从多种细胞的混悬液中分离特定类型细胞，主要有以下几种方法：

（1）利用细胞的不同物理性质，通过不同方法及不同转速离心沉降，可将大小、形状和密度不同的细胞分开。

（2）利用一些细胞对玻璃或塑料具有较强的黏附力，将之与其他细胞分开。如将抗体耦联在塑料、胶原或多糖小珠的表面，形成亲和表面，带有和抗体结合抗原的细胞才能黏附在亲和表面，被黏附的细胞可用轻微振荡或用酶（如胶原酶）将基质消化后回收。

NOTE

（3）利用流式细胞术对单个细胞进行快速定量分析与分选。

3. 细胞培养　细胞培养（cell culture）选用各种细胞的最佳生存条件，对活细胞进行培养和研究的技术。将组织或细胞从机体中取出，分离目标细胞，让其在培养瓶中或培养基上继续生长增殖与传代。

细胞培养方式大致可分为两种：一种是**群体培养**（mass culture），将含有一定数量细胞的悬液置于培养瓶中，让细胞贴壁生长，汇合后形成均匀的单细胞层；另一种是**克隆培养**（clonal culture），将高度稀释的游离细胞悬液加入培养瓶中，各个细胞贴壁后，彼此距离较远，经过生长增殖每一个细胞形成一个细胞集落，称为**克隆**（clone）。

在细胞培养中，将直接取材于有机体组织的细胞培养称为**原代细胞培养**（primary culture cell）；将从原代细胞培养中取出的细胞，进行继续扩大培养，称**传代细胞培养**（passage culture cell）。

细胞株（cell strain）：从原代培养细胞群中筛选出的具有特定性质或标志的细胞群，能够繁殖 50 代左右，在培养过程中始终保持其特征。

细胞系（cell line）：从肿瘤组织培养建立的细胞群或培养过程中发生突变或转化的细胞，在培养条件下可无限传代。

三、细胞组分的分级分离技术

分级分离（fractionation）是将细胞进行裂解，获得各种有功能的细胞器和生物大分子的相关技术。

1. 离心技术　是利用细胞内各种颗粒成分的大小、形状和密度不同，采用不同的离心力将之分离。离心是研究如细胞核、线粒体、高尔基体、溶酶体和微体，以及各种大分子的基本手段。一般认为，转速为 10000~25000r/min 的离心机称为高速离心机；转速超过 25000r/min，离心力大于 89000g 者称为超速离心机。目前超速离心机的最高转速可达 100000r/min，离心力超过 500000g。

（1）**差速离心法**（differential centrifugation）是在密度均一的介质中由低速到高速逐级离心，用于分离不同大小的细胞和细胞器。差速离心只用于分离大小悬殊的细胞，更多用于分离细胞器，通过差速离心可将细胞器初步分离，常需进一步通过密度梯度离心再行分离纯化。

（2）**密度梯度离心法**（density gradient centrifugation）是用一定的介质在离心管内形成一连续或不连续的密度梯度，将细胞混悬液或匀浆置于介质的顶部，通过重力或离心力场的作用使细胞分层、分离。

2. 非细胞体系　非细胞体系（cell free system）是从分级分离得到的具有生物功能的细胞抽提物，如各种细胞器和分子蛋白及酶类。它广泛应用于细胞生物学研究中，能将某个生物过程与细胞中其他复杂的反应分隔开来，从而研究其详细的分子机制。

四、流式细胞技术

流式细胞技术（flow cytometry，FCM）是用流式细胞仪（flow cytometer）对单个细胞进行高速定量分析和分类的新技术。流式细胞仪是集合了电子技术、激光技术、电脑技术、流体力学和细胞生物学等多个方面知识的高技术仪器，在细胞测量和分离方面具有快速、准确、灵敏等多种优点，能对游离状态的各种细胞进行大小、体积、DNA、RNA、总蛋白含量、细胞生长状态、细胞周期等多种指标进行测量。具有分离装置的流式细胞仪还能对多种细胞的混合物（如血液）进行有效分选，获取所需的某种细胞；甚至还能对一种细胞中的不同染色体进行分选。流式细胞仪还能实现对活细胞的精确分选和收集。近 20 年来，流式细胞技术已广泛应用于细胞生物学、体细胞遗传学、免疫学和基础医学研究的多个领域。同时，该技术也在临床诊断领域获得了重要的应用，如淋巴细胞亚群分析、白血病分型和免疫功能的测定等。

在细胞生物学研究中还有许多实验研究方法，尤其是近年分子生物学的飞速发展，更使细胞生物学的研究向纵深前进。

思考题

1. 什么是细胞生物学？它的研究内容有哪些？
2. 什么是医学细胞生物学？它的研究对象和研究目的是什么？
3. 细胞生物学的主要研究技术有哪些？这些技术分别有哪些用途？

第三章　细胞概述

　　细胞（cell）是生物体结构和功能的基本单位，已知除病毒之外的所有生物均由细胞所组成，但病毒生命活动也必须在细胞中才能体现。组成生物体的细胞虽然在外形上千差万别，但是它们的化学组成却极为相似，都是由无机化合物和有机化合物组成。有机化合物包括有机小分子和有机大分子，其中由有机小分子构成的蛋白质、核酸和多糖等又称为生物大分子。构成生物体的细胞分为原核细胞和真核细胞两大类，细胞的大小与形态总是与细胞的功能相适应的。

第一节　细胞的分子基础

　　原生质（protoplasm）是细胞内生命物质的总称。分析原生质的化学组成发现，不同细胞的化合物组成虽有差异，但是其元素组成基本相同。原生质的化学元素有 60 多种，这些元素中，以 C、H、O、N 含量最多，约占细胞总质量的 95%，其次为 S、P、Ca、Mg、K、Na、Cl，这 11 种元素约占细胞总质量的 99.9% 以上，称为大量元素，除此以外的其他元素含量较少或很少，但也非常重要，如 Fe、Mn、Zn、Cu、B、Mo 等，称为微量元素。由这些元素再构成有机化合物或无机化合物。

一、无机化合物

　　细胞中的无机化合物主要包括水和无机盐。

（一）水

　　细胞中水的含量最高，通常占细胞总量 70%~80%。细胞中的水以游离水和结合水两种形式存在，其中游离水占 95% 以上，以游离形式存在，可自由流动，是细胞代谢反应的良好溶剂，并能参与细胞内的生物化学反应，也参与细胞的物质运输，还可以为细胞提供液体内环境；结合水则是以氢键和蛋白质结合的水分子，约占细胞全部水的 4.5%，是构成细胞结构的重要组成部分。游离水和结合水之间可以相互转化。

（二）无机盐

　　无机盐在细胞中的含量较少，仅占 1%~1.5%，大多以离子形式存在。其中含量较多的阳离子有 Na^+、K^+、Ca^{2+}、Mg^{2+}、Fe^{2+}、Fe^{3+} 等，阴离子则以 Cl^-、SO_4^{2-}、PO_4^{3-}、HCO_3^- 等较多。这些离子在细胞中有重要的功能，有的游离于水中，维持细胞内外液的渗透压以及 pH 值，以保障细胞正常的生理活动；有的直接与蛋白质或脂类等物质结合，组成具有一定功能的蛋白质（如血红蛋白）或类脂（如磷脂）；很多无机离子还是酶的辅助因子，如多种激酶常需 Mg^{2+} 的参与；还有一些微量元素，如 Zn、I 等，对于维持细胞的正常生命活动都是必不可少的。

二、有机化合物

（一）有机小分子

1. 单糖 细胞中的糖类既有单糖，也有多糖，主要由 C、H、O 3 种元素组成，又称碳水化合物。最简单类型的糖即单糖，它是构成各种糖分子的基本单位，其通式为（CH_2O）$_n$，其中 n 是正整数，从 3 到 7。自然界已发现的单糖主要是五碳糖（戊糖）和六碳糖（己糖）。戊糖中核糖和脱氧核糖是核酸的组成成分，脱氧核糖与核糖相比，在 2′ 位碳上少了一个氧原子（图 3-1）。己糖中的葡萄糖是细胞内的主要供能物质，在葡萄糖氧化分解的过程中释放能量，用以合成 ATP，提供给细胞生命活动的需要。

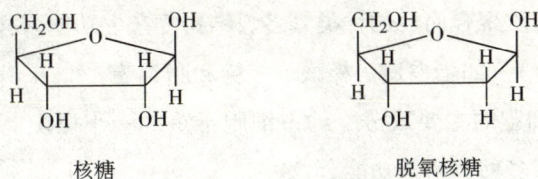

核糖   脱氧核糖

图 3-1 核糖和脱氧核糖的结构简式

2. 脂肪酸 是直链脂肪烃有机酸，一般含有一个羧基，其通式为 CH_3（CH_2）$_n$COOH。脂肪酸中的碳氢键是疏水性的，无化学活性；羧酸基团在溶液中电离，是亲水性的，易形成酯和酰胺。细胞内几乎所有的脂肪酸分子都是通过它们的羧酸基团与其他分子共价连接的。各种脂肪酸的碳氢链长度及所含碳-碳双键的数目和位置的不同，决定了它们不同的化学特性。

脂肪酸是营养价值较高的能源物质。但是脂肪酸在细胞内最重要的功能是构成生物膜，脂肪酸是生物膜中的磷脂的主要成分。

3. 氨基酸 是含有一个碱性的氨基和一个酸性的羧基的有机酸，所以是两性化合物，它的通式为：

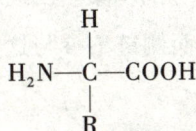

$$\begin{array}{c} H \\ | \\ H_2N-C-COOH \\ | \\ R \end{array}$$

细胞内的氨基酸主要有 20 种，它们的差别主要是 R 侧链不同，R 侧链决定了氨基酸的化学性质。氨基酸是组成蛋白质的基本单位，这些氨基酸通过一个氨基酸的羧基与另一个氨基酸的氨基之间脱水缩合形成的肽键而首尾相连，构成多肽链（图 3-2）。

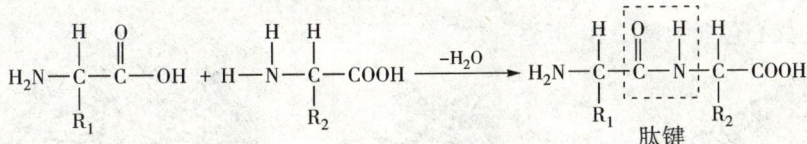

肽键

图 3-2 肽键的形成

4. 核苷酸 是组成核酸的基本单位，由一分子含氮碱基、一分子戊糖（核糖或脱氧核糖）和一分子磷酸组成。碱基和戊糖通过糖苷键相连形成的化合物称为核苷，核苷中戊糖 5′ 位碳上的羟基和磷酸上的氢脱水结合形成的化合物，称为核苷酸，其连接键为磷酸酯键（图 3-3）。

NOTE

戊糖+含氮碱基→核苷+H_2O

核苷+磷酸→核苷酸+H_2O

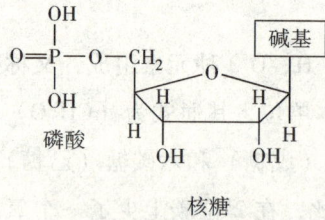

图 3-3 核苷酸的结构简式

细胞中的含氮碱基主要有 5 种：腺嘌呤（A）、鸟嘌呤（G）、胞嘧啶（C）、胸腺嘧啶（T）和尿嘧啶（U）。根据碱基和戊糖不同，可以形成八种核苷酸：腺苷酸（AMP）、胞苷酸（CMP）、鸟苷酸（GMP）和尿苷酸（UMP），以及脱氧腺苷酸（dAMP）、脱氧胸苷酸（dTMP）、脱氧鸟苷酸（dGMP）和脱氧胞苷酸（dCMP）。

（二）生物大分子

生物体内由小分子物质聚合而成的种类繁多、结构复杂、功能多样的大分子物质称为**生物大分子**（biomacromolecule），如蛋白质、核酸、多糖和脂类等。

1. 蛋白质 是构成细胞的主要成分，约占细胞干重的一半以上。蛋白质不仅决定细胞的形态和结构，而且还具有多种生物学功能。

（1）蛋白质的结构 不同的氨基酸通过氨基和羧基之间形成的肽键相连而成多肽链，多肽链是蛋白质的分子结构基础。

①蛋白质的一级结构：多肽链中氨基酸的种类、数量和排列顺序称为蛋白质的**一级结构**（primary structure），各种蛋白质中氨基酸排列顺序是由基因上遗传密码的排列顺序所决定的。一级结构是蛋白质的最基本结构，是决定蛋白质空间构象的基础。肽键是蛋白质一级结构的主键，另外有些肽链的一级结构还包括二硫键。

遗传密码突变会影响蛋白质的一级结构。如镰状红细胞型贫血即是由于构成血红蛋白的 β 珠蛋白链第 6 位氨基酸——谷氨酸被缬氨酸所替代，引起 β 珠蛋白链一级结构改变而发病的。

②蛋白质的二级结构：蛋白质的**二级结构**（secondary structure）是指多肽链中主链原子的局部空间排布即构象，不涉及 R 侧链部分的构象。二级结构是在一级结构的基础上，主链内有规则的形成氢键从而相互作用的结果，而侧链不参与这些结构的形成。二级结构主要有 α-螺旋和 β-折叠两种形式。

在 α-螺旋（α-helix）中，多肽链沿着螺旋轨道盘旋上升，每圈螺旋需要 3.6 个氨基酸残基，螺距为 0.54nm，多为右手螺旋。相邻的走向相同的多肽链（平行链）可以形成 **β-折叠**（β-pleated sheet），或者一条多肽链来回折叠，使每个部分与其相邻部分走向相反（反向平行链），也可以形成 β-折叠（图 3-4）。两种类型的 β-折叠都是由连接相邻链的氢键稳定结构。很多蛋白质的核心包含大量的 β-折叠。

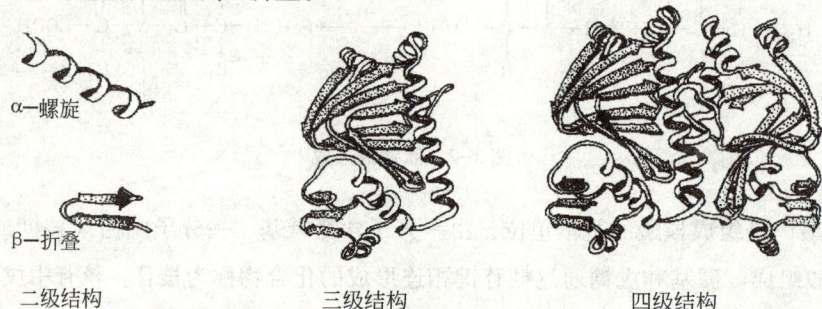

α-螺旋

β-折叠

二级结构   三级结构   四级结构

图 3-4 蛋白质的高级结构

人类的朊蛋白疾病即是蛋白质二级结构错误折叠而导致发病的。人和哺乳动物正常的朊蛋白（prion protein，PrP）主要由α-螺旋组成，当发生错误折叠α-螺旋转变成β-折叠时则成为致病型朊蛋白（scrapie prion protein，PrPsc），后者溶解度低，且抗蛋白酶水解，从而引起大脑细胞代谢异常。

③蛋白质的三级结构：蛋白质的多肽链在二级结构的基础上再进一步盘曲或折叠形成具有一定规律的三维空间结构，称为蛋白质的**三级结构**（tertiary structure），三级结构主要指氨基酸残基的侧链间的相互作用（图3-4）。稳定三级结构的因素包括氢键、离子键、疏水键等。只有一条多肽链构成的蛋白质，具有三级结构即可表现出生物学活性。

④蛋白质的四级结构：具有两条或两条以上独立三级结构的多肽链组成的蛋白质，其多肽链间通过次级键相互组合而形成的空间结构称为蛋白质的**四级结构**（quarternary structure）（图3-4）。在具有四级结构的蛋白质中，每一条具有三级结构的多肽链称为**亚基**（subunit）。缺少一个亚基或亚基单独存在都不具有活性。四级结构实际上是指亚基的空间排布以及亚基之间的相互作用。维系蛋白质四级结构的是氢键、离子键、疏水键等非共价键。在一定的条件下，四级结构的蛋白质可分离为其组成的亚基，而亚基本身构象仍可不变。以血红蛋白（hemoglobin，Hb）为例，正常成人Hb分子的四个亚基为两条α链和两条β链，每一亚基都具有独立的三级结构，各亚基间以多种次级键联系，使整个分子呈球形。

（2）蛋白质的功能　蛋白质是生命的物质基础，它不仅是细胞、组织的结构成分，而且参与机体的一切生命活动。其功能主要有：①构成细胞和生物体的结构物质，如膜蛋白、胶原蛋白、角蛋白；②酶的催化功能；③转运功能，如血红蛋白、载铁蛋白等；④运动功能，如肌动蛋白、肌球蛋白、动力蛋白等；⑤免疫球蛋白的防御功能；⑥调控功能，如某些调控基因表达的蛋白；⑦其他功能：营养功能、识别功能、凝血功能等。

2. 核酸　细胞内的**核酸**（nucleic acid）分为两类，即**脱氧核糖核酸**（deoxyribonucleic acid，DNA）和**核糖核酸**（ribonucleic acid，RNA）。DNA储存着全部的遗传信息，RNA则与信息的表达相关，所以核酸又称为信息大分子。

（1）DNA的分子结构与功能　组成DNA的核苷酸有4种，分别是dAMP、dTMP、dGMP和dCMP。这四种核苷酸通过磷酸二酯键聚合形成DNA，磷酸二酯键一端连着脱氧核糖基团中的3′位碳，另一端连着脱氧核糖基团中的5′位碳。

Watson和Crick于1953年提出了DNA分子的双螺旋结构模型。这个模型的主要内容包括：DNA分子是由两条相互平行，走向相反的多核苷酸链组成，其中一条链的方向是3′→5′，另一条链的方向是5′→3′；脱氧核糖和磷酸构成链的骨架，脱氧核糖位于外侧，碱基在内侧；内侧的碱基通过氢键形成互补的碱基对（A=T，C≡G）；相邻碱基对旋转36°，间距0.34nm，一个螺旋包含10个碱基对，旋转360°，螺距为3.4nm（图3-5）。

DNA不仅携带遗传信息，可以通过自我复制向后代细胞传递遗传信息，DNA上的基因还可以通过表达以控制细胞活动，并且DNA还能够发生突变并保留突变。

（2）RNA的分子结构与功能　RNA也是通过3′，5′-磷酸二酯键连接而成的，同样由4种核苷酸组成，组成RNA的核苷酸为AMP、CMP、GMP和UMP。所有类型的RNA均是单链结构。主要有信使RNA、转运RNA和核糖体RNA3种。**信使RNA**（messenger RNA，mRNA）是以DNA为模板，按照碱基互补配对原则，转录而成的一条单链，是蛋白质合成的模板。**转运**

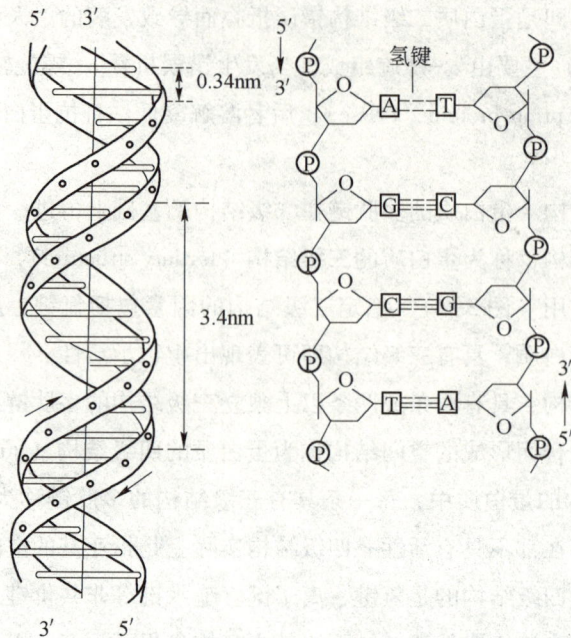

图 3-5   DNA 双螺旋结构模型

RNA（transfer RNA，tRNA）是氨基酸的转运工具，游离的 3′末端 CCA 三联体能以共价键与特定氨基酸结合，反密码环中的 3 个核苷酸残基为反密码子，按照碱基互补配对的原则与 mRNA 上的密码子相对应，从而决定运输氨基酸的种类，因此每种 tRNA 只能转运一种特定的氨基酸。**核糖体** RNA（ribosomal RNA，rRNA）是细胞中蛋白质的合成工厂——核糖体的组成部分。

此外，真核细胞中还有微小 RNA（microRNA，miRNA）和小核 RNA（smallnuclearRNA，snRNA）等多种类型的 RNA。

3. 多糖   是由单糖通过糖苷键连接而成。多糖在自然界分布极广，亦很重要。有的是作为细胞内贮存的营养物质，如糖原；有的具有特殊的生物活性，像人体中的肝素有抗凝血作用，肺炎球菌细胞壁中的多糖有抗原作用。

第二节   细胞的形态与类型

一、细胞的大小与形态

构成不同生物体的细胞以及同一生物体内执行不同功能的细胞，它们在大小上均有差异，但往往与它们所执行的功能相适应。卵细胞由于要储存胚胎发育所需要的营养物质，故一般都较大。鸟类的卵细胞是最大的细胞，如鸵鸟卵细胞的直径可达 12~15cm。人和动物的细胞直径一般在 10~100 μm 之间（彩图 3-1）。支原体是目前发现的最小的细胞，直径仅 0.1 μm。

细胞的形态也多种多样，往往与细胞所处的位置以及执行的功能有关。例如，游离的细胞大多呈球形或椭圆形（彩图 3-2），如人的红细胞、卵细胞。神经细胞一般有一个轴突和多个树突，轴突可长达数厘米，最长可达 1m，这与神经细胞的传导功能相适应（彩图 3-3）。组织细胞受相邻细胞的制约，常呈扁平形（彩图 3-4）、立方形（彩图3-5）、圆柱状（彩图 3-6）、长圆柱状（彩图 3-7）、扁平多突起（彩图 3-8）、蝌蚪状（彩图 3-9）、长梭形、星形等。

二、原核细胞与真核细胞

根据细胞的进化程度以及结构的复杂程度，可以将细胞分为原核细胞和真核细胞两大类。

（一）原核细胞

原核细胞（prokaryotic cell）因没有典型的细胞核而得名。原核细胞构成的生物称为原核生物，原核生物包括支原体、衣原体、细菌、蓝绿藻和立克次体等，都是单细胞生物。

在结构上，原核细胞体积较小，结构简单。没有核膜、核仁，只有原核或拟核，遗传物质聚成一团；DNA 只有一条，为裸露的环状双链分子，通常不与蛋白质结合形成染色体；转录和翻译同时进行；不进行**有丝分裂**（mitosis）和**减数分裂**（meiosis），DNA 复制后，细胞随即一分为二。原核细胞没有膜性细胞器，也没有细胞骨架等复杂结构，核糖体是其唯一的细胞器，为 70S。

（二）真核细胞

真核细胞（eukaryotic cell）有真正的细胞核，即有了由双层膜构成的核被膜，将遗传物质 DNA 与细胞质隔离开。一般认为，真核细胞是由原核细胞进化而来的，所以两者的基本结构是相同的，如都具有细胞膜、细胞质，都有遗传物质 DNA，都具有核糖体，能够进行蛋白质的合成，细胞都能通过分裂方式进行增殖等。但是，真核细胞更加先进，比原核细胞要复杂得多。由真核细胞构成的生物称为真核生物，包括原生生物、真菌、动植物和人。

光学显微镜下真核细胞的结构分为三部分，即细胞膜、细胞质和细胞核，通过对细胞进行处理，可在镜下观察到一些较大的细胞结构，如线粒体、高尔基复合体、中心体等。电子显微镜下，一些更微细的结构可被观察到，电子显微镜下观察到的真核细胞结构分为两大类：即膜相结构和非膜相结构（图 3-6）。

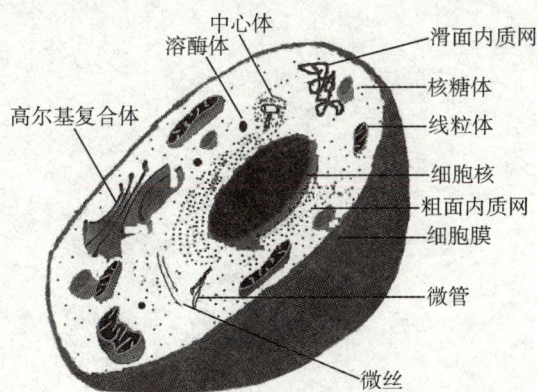

图 3-6 真核细胞模式图

真核细胞的膜相结构主要有细胞膜、内质网、高尔基复合体、溶酶体、过氧化物酶体、核膜、线粒体、小泡等；非膜相结构主要有核糖体、中心体、微管、微丝、中间纤维、核仁、染色质和核基质等。

（三） 原核细胞与真核细胞的区别

原核细胞与真核细胞的基本特征相同，表现在都有细胞膜、细胞质，都有遗传物质。但是在结构和功能上存在着显著的差异，主要区别在于：真核细胞出现了核膜，有了真正的细胞核；真核细胞出现了各种膜性细胞器，形成了内膜系统；真核细胞具有由蛋白质构成的细胞骨架系统；DNA与组蛋白等蛋白质共同组成染色体；真核生物进行有性繁殖，并进行有丝分裂或减数分裂（表3-1）。

表3-1   原核细胞与真核细胞比较

特征	原核细胞	真核细胞
细胞大小	较小，1~10 μm	较大，10~100 μm
细胞核	无核膜和核仁	有核膜和核仁
核糖体	70S（50S+30S）	80S（60S+40S）
细胞骨架	无	有
内膜系统	无	有
DNA	环状，无组蛋白与之结合，1条	线性，与组蛋白结合形成染色体，2条或以上
细胞分裂	无丝分裂	有丝分裂，减数分裂

思考题

1. 简述蛋白质的二级结构？
2. 试述DNA分子的双螺旋结构模型的主要内容。
3. 试比较原核细胞与真核细胞的异同。

第四章 细胞膜

细胞膜是构成细胞的基本结构之一。细胞膜最基本的功能是维持细胞内微环境的相对稳定，并与外界环境不断地进行物质交换、能量和信息的传递。细胞膜的出现是由非细胞形态的生物进化成细胞形态的生物的重要标志之一。

通常所讲的**细胞膜**（cell membrane），亦称细胞质膜（plasma membrane）（电镜图1），是指包绕在细胞最外层，主要由类脂、蛋白质和糖类3种有机类物质以复合物的形式构成的结构。

真核细胞除具有细胞质膜外，在其内部还有各种构成细胞器的膜，称为细胞内膜。所以在真核细胞中，细胞质膜和细胞内膜统称为生物膜。生物膜都具有相似的化学组成和基本结构，其在电子显微镜下观察的结果都是一种具有"暗-明-暗"三层结构的膜，称为**单位膜**（unit membrane）。

第一节 细胞膜的化学组成

在各种不同类型的细胞中，细胞膜的化学组成基本相同，都是由类脂、蛋白质和糖类三类有机物组成，并且3种物质常以复合物的形式存在（图4-1）。但在各种不同种类细胞的膜中、同一细胞不同细胞器，以及同一细胞器的不同膜层中，其比例相差很大。除有机类物质外，在膜的内、外两侧还含有水和金属离子等无机物。

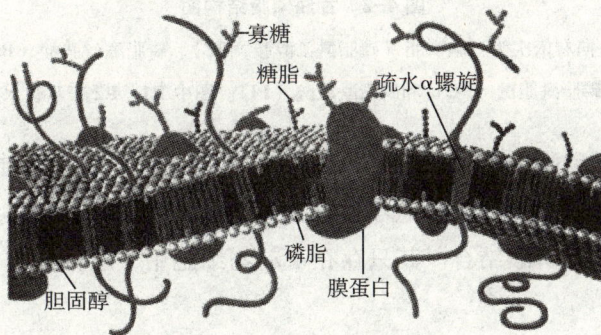

图4-1 细胞膜的化学组成

一、细胞膜类脂

细胞膜类脂是脂肪的衍生物，简称膜脂，是细胞膜的基本组成成分，细胞膜类脂约占整个细胞膜干重的 50%。

（一）组成

细胞膜类脂主要包括磷脂、糖脂和胆固醇 3 种。

1. 磷脂   磷脂（phospholipids）是膜脂的主体，占整个膜脂含量的 70% 左右，是一种兼性或双性分子，一端亲水，一端疏水。这种结构使得磷脂分子在水溶液中能自动排成脂质的双分子层或球形。在细胞膜中，磷脂分子形成脂双层结构，构成了整个细胞膜的结构基础。磷脂是一种含有磷酸基团的类脂，基本结构包括脂肪酸、醇、磷酸和碱基。根据构成磷脂的醇的种类不同，可将构成细胞膜的磷脂分为甘油磷脂和鞘醇磷脂两大类。

（1）种类   甘油磷脂是一类组成中含有甘油（丙三醇）的磷脂。基本组成包括脂肪酸、甘油、磷酸和碱基。根据组成中碱基的不同，常见的磷脂有脑磷脂（磷脂酰乙醇胺，PE）、磷脂酰丝氨酸（PS）、卵磷脂（磷脂酰胆碱，PC）和磷脂酰肌醇（PI）。通常，细胞膜中含量最高的磷脂是磷脂酰胆碱，其次是磷脂酰乙醇胺。各种甘油磷脂的结构见图 4-2。

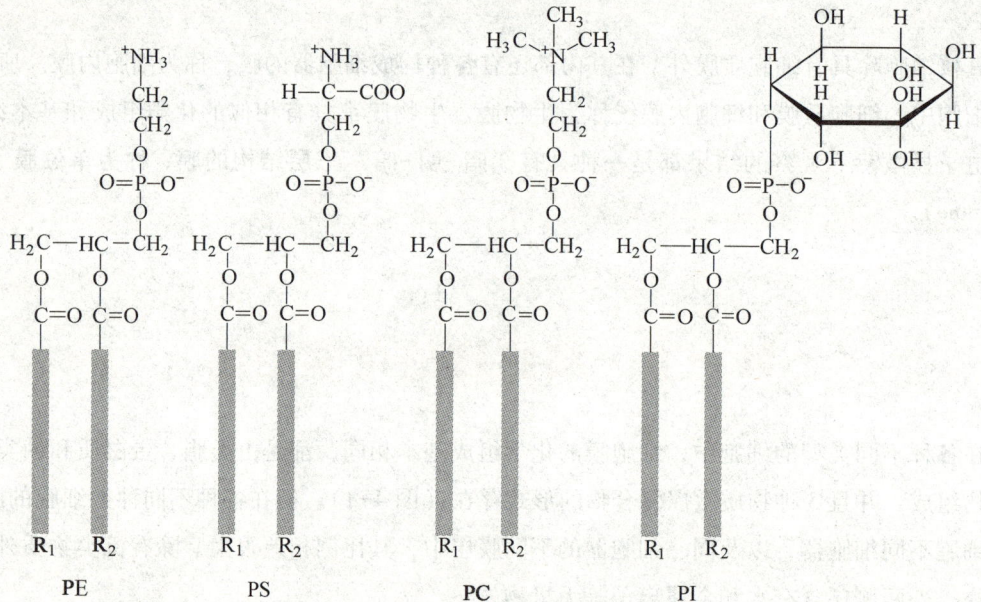

图 4-2   甘油磷脂结构图

从左向右依次为：脑磷脂（磷脂酰乙醇胺，**PE**）、磷脂酰丝氨酸（**PS**）、
卵磷脂（磷脂酰胆碱，**PC**）和磷脂酰肌醇（**PI**）。图中 **R1**、**R2** 表示疏水脂肪酸链

鞘醇磷脂，简称鞘磷脂，因在脑和神经细胞膜中特别丰富，故又称神经醇磷脂（SM）。它是以鞘胺醇（sphingoine）为骨架，取代了甘油磷脂当中的甘油，与一条脂肪酸链组成疏水尾部，亲水头部也含胆碱与磷酸结合。其只存在于动物细胞中，原核细胞和植物细胞中没有鞘磷脂。

（2）结构   以甘油磷脂为例。磷脂的结构可简单分为"头"和"尾"两部分。"头"部含碱基、磷酸和甘油基团，是亲水的部分，带不同电荷，在生理 pH 条件下，PS 和 PI 的头部基团总体带负电，而 PC 和 PE 的头部基团呈中性。各种磷脂头部基团的大小、形状、电荷的不同与磷脂和蛋白质的相互作用有关；磷脂分子的疏水端是两条长短不一的烃链，称为"尾"部，一般含有 16~20 个偶数碳原子。其中一条烃链常含有一个或数个双键，双键的存在造成这条不饱和链有一定角度的扭转。磷脂烃链的长度和饱和度的不同可以影响磷脂的相互位置，进而影响膜的流动性。

在水溶液中，亲水的"头"部分别朝向细胞的内外表面，而疏水的"尾"部则埋藏在双分子层中。磷脂分子一般都具有两条"尾"部，而存在于线粒体内膜上的心磷脂则含有四条"尾"部。

2. 胆固醇 胆固醇（cholesterol）是一种固醇类的脂类，也是一种两性分子。其仅存在于真核细胞膜上，含量一般不超过膜脂的1/3。在某些动物细胞质膜中，其含量可占膜脂的50%，而植物细胞膜中含量较少，酵母细胞膜中是麦角固醇。

胆固醇分子的结构包括羟基基团组成的极性头部、非极性的类固醇环结构和一个非极性的碳氢尾部三部分（图4-3）。胆固醇分子较其他膜脂要小，它的亲水头部朝向膜的外侧，疏水的尾部埋在脂双层的中央（图4-1）。胆固醇分子是扁平环状的，一般插在磷脂分子之间，其"头"部以亲水羟基与磷脂分子的"头"部靠近，而"尾"部呈游离状插在磷脂分子疏水尾部中间，对磷脂的脂肪酸尾部的运动具有干扰作用。所以，胆固醇对调节膜的流动性、加强膜的稳定性有重要作用。

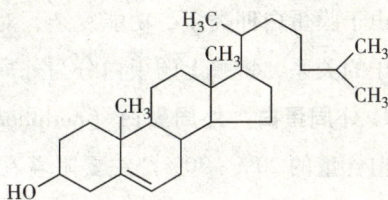

图4-3 胆固醇的结构

3. 糖脂 糖脂（glycolipid）是一种含糖而不含磷酸的类脂，普遍存在于原核和真核细胞的质膜上，其含量约占膜脂总量的5%以下；在神经细胞膜上糖脂含量较高，约占5%~10%。糖脂也是一种两性分子，其结构与鞘磷脂（SM）很相似，只是由一个或多个糖残基代替了磷脂酰胆碱而与鞘氨醇的羟基结合。位于细胞的外表层，是由外层脂肪分子与糖基结合而成。糖基暴露于细胞外表面，主要与膜受体有关。

（二）类脂的作用

不同类型的膜含有不同类型的脂分子，赋予膜不同的特性。由于膜结构的多样性，估计某些生物膜含有100多种不同化学性质的磷脂。虽然膜脂的结构较为简单，但是它们对膜的生物学功能具有重要的影响。膜脂的主要功能是构成膜的基本骨架，阻止水溶性物质的进入，并可作为膜表面的受体。有些膜脂能够影响膜蛋白的活性。常见膜脂的功能见表4-1。

表4-1 常见膜脂的功能

脂	存在的膜	功能
磷脂酰胆碱（PC）	存在于大多数膜中	形成脂双层，起界膜的作用，防止水溶性物质的自由扩散
磷脂酰乙醇胺（PE）	存在于大多数膜中	形成脂双层，起界膜的作用，防止水溶性物质的自由扩散
磷脂酰丝氨酸（PS）	存在于大多数膜中	形成脂双层，起界膜的作用，防止水溶性物质的自由扩散
磷脂酰肌醇（PI）	存在于大多数膜中	三磷酸肌醇的供体
心磷脂	线粒体内膜	激活染色体
鞘磷脂	大多数动物细胞，特别是神经元	屏障作用，可激活某些酶
糖脂	动植物细胞膜	细胞表面抗原，受体
胆固醇	大多数动物细胞	降低膜的通透性，调节膜的流动性

NOTE

二、细胞膜蛋白

如果说，膜脂是构成膜的基本结构框架，那么生物膜的特定功能则主要是由膜上的蛋白质决定的。膜蛋白占膜含量的 40%~50%，有 50 余种。在不同细胞中，膜蛋白的种类及含量有很大差异，含量从 25% 到 75%。一般来说，功能越复杂的膜，其上的蛋白质种类越多。据估计，核基因组编码的蛋白质中，约 30% 为膜蛋白。

（一）种类

由于膜蛋白种类多、功能复杂，对膜蛋白没有固定的分类标准，通常可根据膜蛋白与脂双层分子的关系，将膜上的蛋白分为外周蛋白、内嵌蛋白和脂锚定蛋白。

1. 外周蛋白   外周蛋白（peripheral protein）又称附着蛋白（attachment protein），一般占膜蛋白含量的 20%~30%。主要附着在质膜的内、外表面（图 4-4），是一种以 α 螺旋为主的球形蛋白，常以非共价键和离子键与膜脂的亲水基团或膜内嵌蛋白的亲水部分相连接，结合力较弱，因此只要通过改变溶液的离子强度，甚至提高温度就可以将其从膜上分离下来，而膜结构并不被破坏。但实际上，有时外周蛋白与内嵌蛋白是难以区分的，因为许多膜蛋白是由多亚基组成的，其中有的亚基插入在脂双层中，有的亚基则是外周蛋白。

外周蛋白在细胞的收缩、细胞运动、细胞分裂、细胞的吞饮、吞噬作用等方面发挥作用；在线粒体内膜上，可作为电子传递体（如细胞色素 C）。在质膜的外表面，通常是作为胞外基质的一部分；而在质膜的胞质面，可形成纤维网络样的膜"骨架"，提高细胞膜的机械支持力，并为内嵌蛋白提供锚定位点。

2. 内嵌蛋白   又称镶嵌蛋白、整合蛋白（integral protein）或跨膜蛋白，其含量约占整个膜蛋白含量的 70%~80%。内嵌蛋白也是一种兼性分子，既具有亲水部分，又具有疏水部分。内嵌蛋白的疏水部分埋在脂双层中，以疏水氨基酸与膜脂的疏水端共价结合，结合较紧密，故从膜上分离较外周蛋白困难；内嵌蛋白的亲水部分暴露于膜内、外表面，因而能与相对分子质量较小的水溶性物质（如激素）相互作用。内嵌蛋白可从膜的一侧（内侧、外侧）嵌入；也可整个嵌入在膜的内部；或采取跨膜的方式（图 4-4）。实际上，整合蛋白几乎都是完全穿过脂双层的蛋白质。跨膜蛋白根据跨膜次数的多少，可进一步细分为单次跨膜、多次跨膜、多亚基跨膜等。跨膜蛋白多为 α 螺旋，也有 β 折叠，如线粒体外膜和细菌质膜的孔蛋白就是 β 折叠。

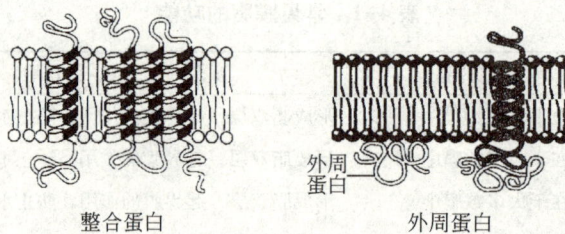

整合蛋白   外周蛋白

外周
蛋白

图 4-4   膜外周蛋白和整合蛋白

内嵌蛋白通常作为膜上的酶，如核苷酸酶；也可作为细胞膜进行物质转运过程中的各种载体蛋白或离子泵；或充当信息传递过程中的各种受体蛋白；也可形成膜表面的各种抗原或抗体。

3. 脂锚定蛋白   脂锚定蛋白（lipid-anchored protein）又称脂连接蛋白（1ipid-linked protein），通过共价键的方式同脂分子结合，位于脂双层的外侧。主要有两种结合方式：第一种脂锚定蛋白是蛋白质直接通过与脂双层中的碳氢链形成共价键进行锚定的。目前至少发现两种蛋白（Src 和 Ras）是通过这种方式被锚定在质膜的细胞质面，提示这种锚定方式与细胞从正常状态向恶性转化有关。第二种是通过与糖的连接被锚定在膜脂上的蛋白质。主要是通过短的寡糖与包埋在脂双层外层中的甘油磷脂酰肌醇（GPI）相连而被锚定在质膜的外侧。这类脂锚定蛋白通常是膜受体、酶和细胞黏附分子。

（二）功能

细胞质膜的许多重要的生物学功能大多是由膜蛋白来执行的，例如：作为运输蛋白，转运特殊的分子和离子进出细胞；作为催化相关反应的酶，催化相关的代谢反应；作为连接蛋白，起连接作用；作为膜表面的受体，起信号接收和转导作用等。

三、细胞膜糖类与细胞被

真核细胞质膜含有糖类，糖含量的多少依细胞的不同而异，一般占膜重量的 2%～10%。细胞质膜上的糖类（membrane carbohydrate）都位于质膜的外表面，内膜系统中的糖类则位于内膜的内表面。

（一）细胞膜糖的种类

自然界存在的单糖及其衍生物有 200 多种，但存在于膜上的糖类只有其中的 9 种，而在动物细胞质膜上的主要有 7 种，即 D-葡萄糖（D-glucose）、D-半乳糖（D-galactose）、D-甘露糖（D-mannose）、L-岩藻糖（L-fucose）、N-乙酰半乳糖胺（N-acetyl-D-galactosamine）、N-乙酰葡萄糖胺（N-acetyl-D-g1ucosamine）、唾液酸（sialic acid）。真核细胞质膜中的糖类通过共价键与膜上的脂类和蛋白质连接，以糖脂或糖蛋白复合物的形式存在于细胞质膜表面。质膜90% 以上的糖类与蛋白质连接形成糖蛋白，其他的糖则与膜脂结合形成糖脂。

（二）细胞被

细胞外表的糖链与该细胞分泌出来的糖蛋白等黏附在一起，形成一层厚约 200nm 的外被，称**细胞被**（cell coat）或糖萼（glycocalyx）。如小肠上皮细胞表面的细胞被可使细胞免受肠道内消化酶的侵袭。

（三）细胞膜糖的作用

细胞膜糖在细胞的生命活动中具有多方面重要作用。

1. 保护作用 膜糖可以提高膜的稳定性，防止细胞的机械性损伤，保护细胞免受体内消化酶的作用和增强膜蛋白对细胞外基质中蛋白酶的抗性，抵抗细菌的侵袭等。

2. 识别外来信号 糖蛋白或糖脂中的糖基可以作为某些细菌和病毒感染时的识别和结合位点。如神经细胞膜中所具有的糖脂——神经节苷脂即可作为受体识别破伤风毒素、霍乱毒素等细菌毒素或促甲状腺素、5-羟色胺等激素。

3. 细胞膜的黏合作用 膜糖有助于正常细胞之间的黏着。癌细胞因其表面糖蛋白与正常细胞相比减少或缺失，从而较正常细胞易于转移和扩散。

4. 膜抗原的分子基础 如决定人 ABO 血型的膜抗原的分子基础，即是红细胞质膜上糖蛋白中的糖链。A 型血的人体内有一种将 N-乙酰半乳糖胺加在糖链末端的酶，其红细胞膜表面的糖链末端是 N-乙酰半乳糖胺；B 型血的人体内有一种将半乳糖加在糖链末端的酶，其红细胞膜表面的糖链末端是半乳糖；AB 血型的人体内同时具有以上两种酶，故其红细胞膜表面的

NOTE

糖链末端同时具有 N-乙酰半乳糖胺和半乳糖；O 型血的人则缺乏上述两种酶，其红细胞膜表面的糖链末端是岩藻糖。

第二节　细胞膜的分子结构模型及基本特性

一、细胞膜的分子结构模型

在光学显微镜发现细胞后的几百年里，人们都没有见到过细胞膜。这一方面是因为光学显微镜的分辨率还不够高，另一方面也是受到细胞膜结构的影响。直到 20 世纪 50 年代电子显微镜出现以后，人们才第一次看到细胞膜的超微结构。但在此之前，对细胞膜结构的研究已经历了几十年时间。

1959 年，J. D. Robertson 用超薄切片技术获得了清晰的细胞膜照片，显示"暗-明-暗"三层结构，它由厚约 3.5nm 的双层脂分子和内外表面各厚约 2nm 的蛋白质构成，共厚约 7.5nm，膜蛋白是单层肽链以 β 折叠形式存在，通过静电作用与磷脂分子极性端相结合，从而形成"蛋白质-磷脂-蛋白质"的三层结构。这就是所谓的"单位膜"模型（unit-membrane model）。单位膜模型的不足之处在于把膜的结构描写成静止不变的，因而不能很好地解释膜的动态变化和各种重要的功能。

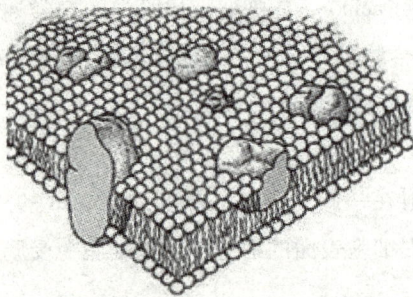

图 4-5　质膜的液态镶嵌结构模型

1972 年，桑格（Singer）和尼克森（Nicholson）根据免疫荧光技术、冰冻蚀刻技术的研究结果，在"单位膜"模型的基础上提出"液态镶嵌"模型（fluid-mosaic model）（图 4-5）。该模型的要点是：①膜脂形成双分子层。磷脂分子以疏水性尾部相对，极性头部朝向水相，组成生物膜骨架。②膜的两侧分布（膜脂、膜蛋白）不对称（不对称性）。③细胞膜是个动态的结构，膜脂、膜蛋白有各种方式的运动（流动性）。液态镶嵌模型比较合理地解释了膜中所发生的生理现象，特别是它以动态的观点分析膜中各种化学组分的相互关系，因此受到了人们的广泛关注，是目前被普遍接受的一种模型。

二、细胞膜的特性

"液态镶嵌"模型指出了细胞膜具有两个基本特性：不对称性和流动性。

（一）细胞膜的不对称性

细胞膜的不对称性是指质膜的内外两层的组分和功能有明显的差异。膜脂、膜蛋白和复合糖在膜上均呈不对称分布，导致膜功能的不对称性和方向性，即膜内外两层的流动性不同，使物质传递有一定方向，信号的接受和传递也有一定方向等。

（二）细胞膜的流动性

细胞膜的流动性是其基本特征之一，也是细胞进行生命活动的必要条件。根据液态镶嵌模型，细胞膜是一种动态的结构。膜上的各种成分都处于运动变化之中，如此，才使细胞膜具有信号转导和物质运输等基本功能。

膜的流动性主要体现在膜脂分子上。在生理条件下，细胞膜的脂质为液晶态，当温度下降至某一点时，液晶态转变为晶态；温度上升，晶态又变为液晶态。膜的这种状态改变称为相变（phase transition），引起相变的临界温度称为相变温度。

第三节　细胞膜与物质运输

细胞膜是防止细胞外物质自由进入细胞的屏障，它保证了细胞内环境的相对稳定，使各种生化反应能够有序运行。但是细胞必须与周围环境发生信息、物质与能量的交换，才能完成特定的生理功能。因此，细胞必须具备一套物质转运体系，用来获得所需物质和排出代谢废物。

细胞膜是一种特殊的选择性差异透性膜。一般来说，脂溶性大，分子量小，不带电荷的物质易通过细胞膜；反之，则不易透过细胞膜。根据物质进出细胞的形式，细胞膜的物质转运可分为跨膜运输和膜泡运输两大类。

一、跨膜运输

跨膜运输是物质直接通过细胞膜的一种运输形式，包括被动运输和主动运输两种方式，一般是小分子和离子的转运方式，也称穿膜运输。

1. 被动运输　被动运输（passive transport）物质从高浓度向低浓度的方向通过细胞膜，不消耗能量的运输方式。包括简单扩散和促进扩散两种方式。

（1）**简单扩散**（simple diffusion）　分子量小且不带电荷的脂溶性物质顺浓度梯度直接通过质膜的方式，也叫自由扩散。

在简单扩散的跨膜运动中，涉及跨膜物质溶解在膜脂中，再从膜脂一侧扩散到另一侧，最后进入胞质水相中，因此其通透性主要取决于分子大小和分子的极性。主要运输的物质如 O_2、CO_2、H_2O、及维生素（Vitamin）A、B、E 等。

通过简单扩散方式运输的物质，在进行转运时通常有如下规律：脂溶性越高通透性越大，水溶性越高通透性越小；非极性分子比极性分子容易透过；小分子比大分子容易透过。

（2）**促进扩散**（facilitated diffusion）　物质顺浓度梯度，不需消耗能量，但需膜上的特异蛋白协助才能完成运输过程的方式，也称协助扩散、帮助扩散或易化扩散。各种极性分子和无机离子，如葡萄糖、氨基酸、核苷酸以及一些金属离子的运输通常是采用促进扩散的方式。

促进扩散与简单扩散都属于被动运输，物质在运输过程中都是从高浓度往低浓度进行转运，因此都不需要外界提供能量。但促进扩散与简单扩散最大的区别就是：促进扩散需要膜蛋白的协助。细胞膜上存在两类主要的转运蛋白，即**载体蛋白**（carrier protein）和**通道蛋白**（channel protein）。

载体蛋白又称作载体（carrier）、通透酶（permease）和转运器（transporter），能够与被转运物质结合，通过自身构象的变化，将与它结合的物质转移到膜的另一侧。

通道蛋白（channel proteins）是一种横跨质膜的亲水性通道，允许适当大小的分子和带电荷的离子顺浓度梯度通过，又称离子通道。膜上充当通道的蛋白共有 100 多种，按照其开放的连续性，可分为持续开放通道和间断开放通道两类。

如存在于某些革兰阴性菌胞膜上或线粒体外膜上的通道蛋白（孔蛋白）即属于持续开放通道。其始终处于开放状态，起到分子筛的作用，可以允许符合其孔径大小的水分子和一些离子通过。

间断开放通道的通道蛋白不是一直处于开放状态，其通道的开、闭受到一定因素的影响。影响通道开关的因素通常是细胞外的一些化学物质、电荷或外界的刺激等，故间断开放通道又可分为配体门通道、电位门通道和压力激活通道等。

①配体门通道（ligand-gated channel）：膜表面受体与细胞外的特定物质（配体，ligand）结合，引起通道蛋白发生构象变化，结果使"门"打开，引起细胞内外物质（特别是一些离子）流动的一种通道蛋白，又称离子通道型受体。

如乙酰胆碱（Ach）受体，是由 4 种不同的亚单位（$\alpha\beta\gamma\delta$）组成的五聚体蛋白质（$\alpha_2\beta\gamma\delta$），总分子量约为 290kD；亚单位通过氢键等非共价键形成一个梅花状通道结构，而其中的两个 α 亚单位正是同两分子 Ach 相结合的部位。这种结合可引起通道的开放，使胞膜外高浓度的 Na^+ 内流，同时也能使膜内高浓度的 K^+ 外流，结果使原来存在于膜两侧的静息电位近于消失，于是完成了 Ach 这种化学信号的跨膜传递。

②电位门通道（voltage-gated channel）：是对细胞内外特异离子浓度发生变化，或对其他刺激引起膜电位变化时，致使其构象变化，结果使"门"打开，引起细胞内外物质流动的一种通道蛋白。常以选择性通过的离子而命名，如 Na^+、K^+、Ca^{2+} 通道等。

③压力激活通道：如存在于人内耳听觉毛细胞上的一种阳离子通道，可检测到声波的震动，而引起其通道的开放。

通过促进扩散方式运输的物质，在进行转运时通常有以下特点：有高度的选择性；有饱和现象；需一定的浓度梯度；运输过程通过膜蛋白的变构而实现；比自由扩散转运速率高。

2. 主动运输　主动运输（active transport）物质运输需要借助细胞膜上的特异性载体蛋白参与，并消耗代谢能，由低浓度通过膜向高浓度逆浓度梯度或电化学梯度的物质运输方式。在动物细胞中，根据其利用能量的方式，可分为直接利用能量（ATP）的主动运输和间接利用能量（ATP）的主动运输两种基本类型。

（1）直接利用能量（ATP）的主动运输——**离子泵**（ionic pump）　是一种细胞膜上主动运输离子的蛋白质，能直接利用水解 ATP 产生的能量将离子从低浓度向高浓度转移。

在细胞膜的两侧存在很大的离子浓度差，特别是阳离子的浓度。这种离子浓度差对细胞的正常生命活动具有多方面的意义。而这种浓度差的形成和维持，都与细胞膜上的离子泵有着密切的关系。细胞膜上常见的离子泵有 Na^+-K^+ 泵、H^+ 泵、Ca^{2+} 泵等。

（2）间接利用能量（ATP）的主动运输——**伴随运输**（co-transport）　物质跨膜运动所需要的能量来自膜两侧的离子浓度梯度。动物细胞主要是 Na^+ 梯度，植物和细菌主要是 H^+ 梯度，而维持这种离子浓度梯度或电化学梯度则是通过 Na^+-K^+ 泵或 H^+ 泵消耗 ATP 所实现的，是一种由 Na^+-K^+ 泵或 H^+ 泵与载体蛋白协同作用，ATP 间接提供能量完成的主动运输方式。根据所运输物质的方向与离子顺电化学梯度转移方向的关系，伴随运输可以分为同向伴随运输和异向伴随运输。

（3）主动运输的特点　与被动运输相比，主动运输具有的特点是：逆离子浓度梯度或逆电化学梯度运输；需要能量（ATP 或膜两侧离子浓度梯度或电化学梯度）；需载体蛋白。

二、膜泡运输

蛋白质等大分子和颗粒性物质不直接通过跨膜运输，必须通过膜的一系列膜泡融合来完成的运输方式。在转运过程中，物质包裹在脂双层膜形成的囊泡中，因此称膜泡运输。通过膜下微丝（肌动蛋白）控制膜的运动，使膜产生凹（内吞）、凸（外吐），入胞、出胞作用。该种运输方式可同时转运一种或一种以上数量不等的大分子和颗粒性物质，因此也称为批量运输（bulk transport）。

1. 入胞作用（内吞作用） 通过细胞质膜内陷形成囊泡（内吞泡）将外界物质裹进并输入细胞的过程。根据被吞入物质是否具有专一性，可分为受体介导的内吞作用和非特异性内吞作用。

受体介导的内吞作用（receptor-mediated endocytosis），是被转运的物质与细胞膜上特异性受体相结合后诱发的内吞作用。首先是大分子物质（配体）与细胞表面受体相结合处的质膜部位在网格蛋白参与下形成有被小窝（coated pits），然后是深陷的有被小窝脱离质膜形成有被小泡（coated vesicles），是大多数动物细胞从胞外摄取特定大分子的有效途径，与非特异性的内吞作用相比，可使细胞对特殊大分子的摄取效率提高 1000 多倍。如动物细胞对胆固醇的摄取、肝细胞摄入转铁蛋白、巨噬细胞对病毒、细菌和衰老细胞的摄取等，都是通过受体介导的内吞作用进行的。

非特异性内吞作用根据内吞物质的大小，又可分为吞饮作用和吞噬作用。

（1）**吞饮作用**（pinocytosis） 细胞对液体或微小颗粒的入泡作用称为吞饮作用。广泛存在于人类白细胞、肝细胞、小肠上皮细胞、肾细胞等。

（2）**吞噬作用**（phagocytosis） 细胞通过形成吞噬泡，对较大颗粒物质进行的一种入泡作用。吞噬作用可以吞噬一些颗粒化的物质（微生物）、衰老死亡的细胞碎片等。吞噬作用只限于少数特化的细胞，如巨噬细胞、单核细胞和多形核白细胞等。这些细胞广泛分布于组织和血液中，起着防御和保护的作用。

2. 出胞作用（胞吐作用） 细胞内合成的多肽物质或分泌物质运出细胞外的过程。通过形成分泌泡或其他膜泡，与细胞膜融合形成许多小孔，分泌物由此孔排出，可分为组成型胞吐途径和调节型胞吐途径两种。

（1）**组成型胞吐途径**（constitutive exocytosis pathway） 所有真核细胞都有一种通过称为default pathway 的方式从高尔基体反面管网形成囊泡，向细胞质膜移动并与之融合来完成蛋白质转运的过程。通过该途径，新合成的囊泡的蛋白和脂类可以不断地更新质膜，保证了细胞分裂前质膜的生长；囊泡内的可溶性蛋白分泌到细胞外，有的成为质膜外周蛋白，有的形成胞外基质组分，有的作为营养成分或信号分子扩散到胞液等。

（2）**调节型胞吐途径**（regulated exocytosis pathway） 真核细胞中，有些特化的分泌细胞可以将产生的分泌物，如激素、黏液或消化酶等，存储在分泌泡中，当受到胞外信号刺激时，分泌泡与质膜融合，将内含物释放出去。

无论是内吞作用还是外排作用，都涉及膜的融合过程。正常的细胞膜不能自发地融合，只有除去膜表面的水分子，使膜之间的距离近至 1.5nm，才有可能发生融合。因此，推测在细胞的内吞和外排过程中，有某种膜融合蛋白的参与。

第四节   细胞膜受体与细胞识别

一、细胞膜受体

（一） 细胞膜受体和配体

受体（receptor）多为糖蛋白（少数为糖脂），一般至少包括与配体结合的区域（结合域）和产生效应的区域（效应域）两个功能区。细胞对胞外特殊信号分子的反应能力取决于细胞是否具有相应的受体，同一种化学信号分子对不同的靶细胞可产生不同的效应。

根据受体在细胞上存在的部位，可分为细胞膜受体和细胞内受体，前者和胞外亲水性信号分子结合，后者受胞外亲脂性信号分子的激活。两者通过不同的机制介导不同的信号传递通路。本节主要介绍细胞膜受体及其介导的信号传递机制。

1. 细胞膜受体   细胞膜受体（membrane receptor）是细胞表面特异的，能够选择性地与胞外化学信号分子结合，并将此转变成内信号，以此诱导某种生理效应或调节某种代谢活动的生物大分子。

2. 配体   配体（ligand）能与细胞受体进行特异性结合的生物活性分子称作配体。细胞间信息物质就是一类最常见的配体。此外，某些药物、维生素和毒物也可作为配体而发挥作用。

受体与配体结合具有高度专一性、高度亲和力、可饱和性、可逆性等特点。

（二） 外信号和内信号

1. 外信号   外来的作用于受体的信号，也称第一信使。根据其溶解性，可分为两类：

（1）亲脂性信号分子   主要代表是甾类激素和甲状腺素，可穿过质膜进入细胞，与细胞质或细胞核中的受体结合形成复合物。

（2）亲水性信号分子   包括神经递质、生长因子和大多数激素。它们通常不能穿过靶细胞质膜，而是通过与细胞表面的受体结合，再经信号转换机制，在细胞内产生第二信使或激活蛋白激酶或蛋白磷酸酶的活性，跨膜传递信息。

此外，在20世纪80年代后期，发现和证实一氧化氮（NO）能进入细胞直接激活相关效应酶，参与体内众多的生理和病理活动。因其是迄今为止在体内发现的第一个气体信号分子，因而引起人们广泛的关注。

2. 内信号   在第一信使作用下，细胞内最初产生的信号，也称第二信使（second messenger）。如 cAMP、cGMP、IP_3（三磷酸肌醇）、DG（甘油二酯）等。

（三） 膜受体的类型及膜受体介导的跨膜信息传递

根据信号转导机制和受体蛋白类型的不同，膜受体分属三大家族：G 蛋白耦联的受体、离子通道耦联的受体、酶耦联的受体。

1. G 蛋白耦联的受体   G 蛋白耦联的受体（G protein-linked receptor）是一类配体-受体复合物与靶蛋白（酶或离子通道）的作用要通过与 G 蛋白的耦联，在细胞内产生第二信使，从而进行跨膜信号转导的膜受体。

G 蛋白（GTP binding protein）是一种鸟苷酸结合蛋白，同时也是位于细胞膜胞浆面的外周蛋白，介于膜受体与效应蛋白之间，能耦联膜受体并传导信息，其活性受 GTP 调节。G 蛋白由三个亚基组成，分别是 α 亚基（45kD）、β 亚基（35kD）和 γ 亚基（7kD），α 亚基是决定 G 蛋白功能的主要亚基，具有 GTP 酶的活性，β 和 γ 亚单位一般以 βγ 聚合体形式存在。近来的研究发现，除了 α 亚基有活性外，β、γ 亚单位同样作为一个功能单位参与信号传递过程，不仅能够介导独立的信号传递通路，而且可能是 G 蛋白与其他信号通路交互转导的调控点。

G 蛋白有两种构象，一种为非活化型，以 α、β、γ 三聚体存在并与 GDP 结合；另一种为活化型，通过 α 亚基与 GTP 结合，导致 β、γ 二聚体的解离。

由 G 蛋白耦联受体所介导的信号转导途径主要包括：环腺苷酸（cAMP）信号通路和肌醇磷脂信号通路。

（1）环腺苷酸（cAMP）信号通路 细胞外信号与相应受体结合，激活腺苷酸环化酶，使 ATP 分解为 cAMP，导致细胞内第二信使 cAMP 的水平变化，引起细胞反应的信号通路。

①组成：环腺苷酸（cAMP）信号通路由受体、耦联蛋白（G 蛋白）、腺苷酸环化酶三部分组成。受体分为活化型受体（Rs）和抑制型受体（Ri）。为跨膜七次的膜蛋白，有两个结构域：胞外结构域与胞外信号分子作用，胞内结构域与 G 蛋白作用。耦联蛋白（G 蛋白）分为与 GTP 结合的活化型调节蛋白（Gs）和与 GDP 结合的抑制型调节蛋白（Gi）。耦联于受体（Rs/Ri）与腺苷酸环化酶之间，使细胞外信号跨膜转换为细胞内信号（cAMP）。因为这种耦联蛋白通过与鸟苷酸结合发挥作用，所以称其为 G 蛋白。Gs 和 Gi 均由 α、β、γ 亚基组成，其 β、γ 亚基相同，而 α 亚基各不相同。腺苷酸环化酶（adenylatecyclase，AC）是一种分子量为 150kD 的糖蛋白。在 Mg^{2+} 和 Mn^{2+} 的存在下，能够催化 ATP 生成 cAMP。cAMP 信号通路的最后一步是通过特异地激活蛋白激酶 A（PKA），活化的蛋白激酶 A 即可使特殊的蛋白磷酸化，进而引起细胞应答。

②细胞信息的传导：配体分子（第一信使）与 G 蛋白耦联受体（Rs/Ri）结合，诱发受体分子构象改变，受体、腺苷酸环化酶、耦联蛋白相互作用，进行信号传导，使细胞内的 cAMP（第二信使）的水平升高，cAMP 激活蛋白激酶 A（PKA），活化的蛋白激酶 A 即可使核内特殊的基因调控蛋白磷酸化，从而引起细胞产生相应的生物效应。

（2）肌醇磷脂信号通路 配体与细胞表面 G 蛋白耦联受体结合，耦联 G 蛋白活化质膜上的磷脂酶 C（PLC），催化位于膜内层的 4,5-二磷酸磷脂酰肌醇（PIP_2）水解产生两个重要的细胞内信使：二酰基甘油（DG）和 1,4,5-三磷酸肌醇（IP_3）。DG 结合于质膜（脂溶性），可激活与质膜结合的蛋白激酶 C（PKC）。PKC（分子量 80kD），有两个功能区：一个是疏水的膜结合区，另一个是亲水的催化活性区。PKC 以非活性形式分布于细胞质中，当细胞接受外界信号时，PIP_2 水解，质膜 DG 累积，PKC 紧密结合到质膜内表面，被 DG 活化，进而使细胞质中的底物蛋白的丝氨酸和苏氨酸残基磷酸化。活化膜上的 Na^+/H^+ 交换通道，使 H^+ 出、Na^+ 入，引起细胞内 pH 升高。IP_3 动员细胞内源钙到细胞质，使胞内游离 Ca^{2+} 浓度上升，活化各种 Ca^{2+} 结合蛋白引起细胞反应，如钙调素。钙调素（calmodulin，CaM），分子量为 16.7kD，由 148 个氨基酸残基组成，含 4 个结构域，每个结构域可结合一个 Ca^{2+}，其本身无活性，当 Ca^{2+} 与之结合后，引起钙调素构象发生改变，形成活化的 Ca^{2+}-CaM 复合物，然后与受体酶结合形成活化的钙调素-酶复合物，继而调节了受钙调素调节的各种酶的活性，如腺苷酸环化酶、鸟苷酸环化酶、磷酸化酶等。

该信号通路最大的特点就是胞外信号被膜受体接受后，同时产生两个胞内信使，分别激活两个信号通路，即 DG-PKC 和 IP_3-Ca^{2+} 途径。因此，该信号系统又被称为"双信使系统"。

2. 离子通道耦联的受体 离子通道耦联的受体（ion-channel-linked receptor）是一类自身为离子通道的受体。这种离子通道的开启和关闭取决于该通道型受体与配体的结合状态，这类受体既是膜受体又是离子通道，由多个亚基共同围成离子通道，每个亚基是由单一多肽链反复多次穿过细胞膜形成，当受体与配体结合可直接导致通道开放，使 Na^+、K^+、Ca^{2+} 等产生跨膜流动，进行信息转导，无须中间步骤。这类受体主要存在于肌肉、神经等细胞，在神经冲动的快速传递中起作用。

3. 酶耦联型受体 又称催化性受体，当胞外配体与受体结合后，即激活受体胞内段的酶活性。通常包括五类：①受体酪氨酸激酶；②受体丝氨酸/苏氨酸激酶；③受体酪氨酸磷酸酯酶；④受体鸟苷酸环化酶；⑤酪氨酸蛋白激酶联系的受体。

二、细胞识别

细胞识别（cell recognition）是细胞通过其表面的受体与胞外的信号分子选择性的相互作用，从而导致胞内一系列生理生化变化，最终表现为细胞整体的生物学效应的过程。

早在 20 世纪初，威尔逊（Wilson）将自然界最简单的多细胞生物——海绵，机械性地分散为单个细胞。当把两种颜色不同的海绵单个细胞体外混合培养时，两种海绵细胞会各自聚集在一起，后来发现高等动物细胞也同样有这种现象。

细胞识别的机理比较复杂，各类细胞的识别也不完全相同。不过，人们普遍认为参与识别作用的主要分子基础是细胞表面的糖链。据估计，糖链结构的多样性超过了多肽链及核苷酸链，有足够大的贮存和识别信息的容量。上述两种海绵细胞能够同种细胞重新聚合，与海绵细胞表面两种糖蛋白有关。一种被称为聚合因子（aggregation factor），另一种是该因子的受体。在 Ca^{2+} 的作用下，聚合因子通过自身的聚合作用而将海绵细胞聚合在一起。分析海绵细胞的聚合因子后发现，不同细胞之间聚合因子氨基酸组成相似，但糖的组成则不同。只有同种海绵细胞表面的受体和聚合因子间才能互相结合。

第五节　细胞膜与疾病

细胞膜是细胞与环境间的界膜，是维持细胞内环境稳定、调节细胞正常生命活动的重要结构基础。它在细胞内外物质运输、细胞间识别、细胞免疫、信息传递和代谢调节等各种生命代谢活动中起着重要作用。因此，膜结构的任何成分改变和功能异常，都有可能导致细胞发生病理变化，乃至机体的功能紊乱，从而引起疾病。

一、膜转运系统异常与疾病

膜上存在许多与物质转运有关的转运蛋白（载体蛋白、通道蛋白、离子泵等），当这些蛋白结构发生缺陷或功能异常时，都会引起物质转运发生障碍，产生相应的遗传性膜转运异常的疾病，如胱氨酸尿症、肾性糖尿病等。

胱氨酸尿症是一种肾小管的遗传性缺陷病，系常染色体隐性遗传。患者由于肾小管对胱氨酸重吸收减少，导致尿中含量增加，胱氨酸于酸性尿中很少溶解，当它的浓度超过其溶解度时就发生沉淀，形成结晶或结石。它的病因是由于膜上载体蛋白的基因发生突变，导致载体蛋白功能部分的一个氨基酸改变，使转运功能降低，从而造成氨基酸的吸收障碍，是细胞膜上载体蛋白的先天性缺陷。

肾性糖尿病也是遗传性疾病，由于肾小管重吸收葡萄糖出现功能减退，因肾糖阈降低而出现糖尿，其主要原因是糖的载体功能降低。糖的再吸收也与氨基酸的再吸收一样，是 Na^+ 和糖的伴随运输，即 Na^+ 驱动的糖的主动运输。血浆葡萄糖可由肾小球完全滤过，正常人在近曲肾小管再吸收时，以 $250 \sim 350mg/min$ 为极量。而当这种吸收极量降低时，就发生肾性糖尿病。

近年来，实验性和临床高血压的科研资料证明，机体钠泵活性异常是导致原发性高血压的重要原因。

二、膜受体异常与疾病

膜受体数量增减和结构上的缺陷以及特异性、结合力的异常改变，都可引起疾病。常常将此类疾病称为受体病（receptor disease）。有的是受体先天异常，属于遗传病，如 LDL 受体缺损与家族性高胆固醇血症；有的是由后天因素引起的受体异常性疾病，如重症肌无力。

（一）LDL 受体缺损与家族性高胆固醇血症

家族性高胆固醇血症（familial hypercholesterolemia, FH）是一种最为常见且最为严重的常染色体显性遗传病。Goldstein 和 Brown 首先发现，FH 的病理基础是低密度脂蛋白受体（low density lipoprotein receptor, LDL-R）基因突变，引起细胞膜表面的 LDL-R 缺失或结构功能异常，导致肝脏对血循环低密度脂蛋白（low density lipoprotein, LDL）清除障碍，并在组织内过度淤积。有的患者是 LDL 受体数目减少，严重患者其 LDL 受体只有正常人的 3.6%。这些人血液中的胆固醇比正常人高 6 倍以上，常在 20 岁以前出现动脉硬化，死于冠心病（coronary artery disease, CAD）。轻的患者，LDL 受体也只有正常人的 60%，大约在 40 岁以前出现冠心病。有的患者受体数目虽然正常，但受体与 LDL 连接部位的缺失使其不能与 LDL 结合，或者受体有被小窝结合部位的缺失，不能被固定在有被小窝处，都会造成 LDL 的摄取障碍，出现持续的高胆固醇血症。

（二）重症肌无力

重症肌无力（myasthenia gravis）患者血清中存在可以和神经肌肉接头处突触后膜的乙酰胆碱受体（Ach R）相结合的抗体（即抗 Ach 受体的抗体）。这些抗体与乙酰胆碱受体结合，减少了有结合能力的受体，封闭了乙酰胆碱的作用。更重要的是抗体也促进 Ach 受体的分解，从肌肉细胞表面消失，使患者乙酰胆碱受体减少到一半以下，是一种典型的受体异常疾病。

思考题

1. 细胞膜的主要功能包括哪些？

2. 什么是细胞膜的"液态镶嵌模型"？其基本要点包括哪些？

3. 影响细胞膜脂流动性的因素主要有哪些？

4. 主动运输包括哪些方式？各有何特点？

5. 从"物质运输方向、能量需求、是否需要载体、主要运输哪些物质"等几方面来比较简单扩散、促进扩散和主动运输。

6. 比较 G 蛋白耦联受体所介导的两条信号转导途径的异同点。

7. 利用本章所学的知识，谈谈你对细胞膜异常与疾病之间关系的认识。

NOTE

第五章　细胞质

真核细胞的**细胞质**（cytoplasm）是指细胞膜以内除细胞核以外的一切半透明、胶状、颗粒状物质的总称。它包括细胞质基质、细胞器和内含物。**细胞质基质**（cytoplasmic matrix）也称胞质溶胶，为细胞质内除去有形成分以外的可溶性的胶状物质，能为各种生化反应提供适宜的环境和维持细胞内环境的稳定性，细胞的生命活动离不开细胞质的作用。在细胞质中，有各种重要的细胞器分布于细胞基质中，**细胞器**（organelle）是分布于细胞质内、具有一定形态、在细胞生理活动中执行一定功能的结构。它包括内质网、高尔基复合体、溶酶体、过氧化物酶体、线粒体、核糖体、细胞骨架等，各种细胞器均执行各自的重要功能，是细胞代谢的关键结构。**内含物**（inclusion）为细胞质内除细胞器以外的有形成分，这些物质有的是细胞的代谢产物，有的是贮存的营养物质，如糖原、脂滴、色素、蛋白质结晶等（彩图 5-1）。因此，细胞质是细胞代谢的中心。

第一节　细胞的内膜系统

细胞的**内膜系统**（endomembrane system）是细胞质内在结构和功能乃至发生上具有相互联系的膜性结构的统称，包括内质网、高尔基复合体、溶酶体、过氧化物酶体以及各种膜性小泡等。这些膜性细胞器都是封闭的区室，区室之间为细胞质溶胶。内膜系统是细胞进化过程中膜性结构高度分化和特化的产物，它的出现使细胞的结构复杂化，为细胞生命活动提供了丰富的膜表面，使细胞的功能活动区域化，生化反应互不干扰，大大提高了细胞的代谢活动效率。同时，各细胞器间以及细胞器与胞质间又彼此相互依存、高度协调地进行各种细胞内的代谢过程及生命活动。

一、内质网

内质网在细胞内膜系统中占有中心地位，占细胞内膜系统的 50% 左右，广泛存在于除哺乳动物红细胞以外的所有真核细胞的细胞质内。

（一）内质网的形态结构与类型

内质网（endoplasmic reticulum，ER）是由一层单位膜围成的小管、小泡和扁囊互相分枝吻合连通成三维网状膜系统。内质网膜与核膜外膜相连续，内质网腔与内外核膜之间的腔相通。

根据内质网膜外表面有无核糖体颗粒附着，将内质网分为粗面内质网和滑面内质网两大类（图 5-1）。

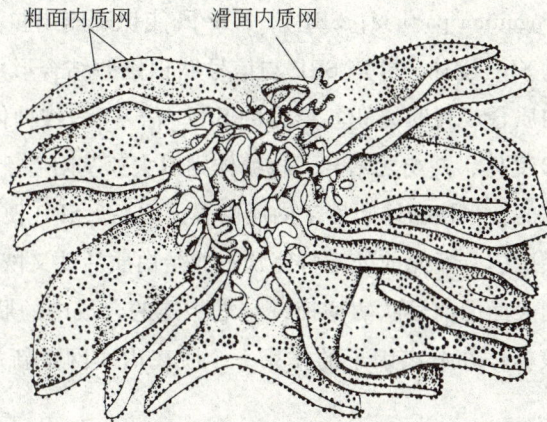

图 5-1 内质网立体结构图

1. 粗面内质网 粗面内质网（rough endoplasmic reticulum，RER）因其膜外表面有大量颗粒状核糖体附着而命名，粗面内质网多为互相连通的扁囊状，也有少数的小泡和小管。粗面内质网的形态在不同类型的细胞中有所不同。例如，胰腺外分泌细胞的粗面内质网由许多扁囊平行排列，软骨细胞的粗面内质网则为不规则的囊泡（电镜图 2~4）。

2. 滑面内质网 滑面内质网（smooth endoplasmic reticulum，SER）膜表面光滑，无核糖体颗粒附着。滑面内质网的结构常由分支小管和小泡构成，很少有扁囊状。如汗腺细胞、皮脂腺细胞以及分泌甾类激素的细胞滑面内质网比较丰富（电镜图 2、5）。

两种类型的内质网在不同细胞中的分布有所不同。在胰腺外分泌细胞中，全部为粗面内质网；在肌细胞中全部为滑面内质网；在肾上腺皮质细胞中则两种类型并存。

（二） 内质网的化学组成

对内质网化学组成方面的研究，需要把内质网从细胞质中分离出来。应用蔗糖密度梯度离心的方法，可以从组织细胞匀浆中分离出微粒体。**微粒体**（microsome）不是细胞内的一种固有结构，而是内膜系统中各组分的膜断片自然卷曲而成的封闭小泡。表面附有核糖体的为粗面微粒体；表面光滑没有核糖体附着的为滑面微粒体；通过进一步离心，可以把粗面微粒体和滑面微粒体分离开。因此，可以把微粒体作为研究内质网的材料。

通过对微粒体的生化分析，了解到内质网膜化学成分是由脂类和蛋白质组成。脂类约占1/3，蛋白质约占 2/3，其中滑面内质网的脂类要比粗面内质网多一些。

内质网膜含有大量的酶类，其中葡萄糖-6-磷酸酶作为内质网膜的标志酶。此外，内质网也含有参与解毒的各种酶系及脂类合成的酶系。

（三） 内质网的功能

1. 粗面内质网的功能 主要负责蛋白质的合成、修饰和加工、分选与转运。

（1）粗面内质网与蛋白质合成 粗面内质网合成的蛋白质主要为分泌蛋白、溶酶体蛋白、膜蛋白、驻留蛋白等。合成的蛋白质是如何进入粗面内质网腔或被整合到粗面内质网膜中？在这方面研究得比较深入，颇受支持的是 1975 年提出的信号肽假说（signal hypothesis）。该假说认为，①来自细胞核的 mRNA 带有合成蛋白质的密码，它进入细胞质以后，同若干核糖体结合，成为多聚核糖体，进行蛋白质合成活动。核糖体首先由 mRNA 上特定的信号密码翻译合成一短肽——信号肽（signal peptide），它由 15~30 个疏水氨基酸组成。②在细胞基质中存在着

NOTE

信号识别颗粒（signal recognition particle，SRP），SRP 既能识别露出核糖体之外的信号肽，又能识别粗面内质网膜上的 SRP 受体。③当 SRP 与信号肽识别并结合形成 SRP-信号肽-核糖体复合物时，核糖体的蛋白质合成暂时终止。结合的 SRP-信号肽-核糖体复合物由 SRP 介导引向粗面内质网膜上的 SRP 受体，并与之结合，核糖体则以大亚基附着于内质网膜上。④SRP 与 SRP 受体的结合是临时性的，当核糖体附着于内质网膜上之后，SRP 便离去。⑤核糖体的信号肽便经由内质网膜插入膜腔内，而先前处于暂停状态的蛋白质活动又恢复。进入内质网腔的信号肽，由位于内质网膜内表面的信号肽酶切掉，与之相连的合成中的肽链继续进入内质网腔，直至肽链合成终止。⑥核糖体在分离因子的作用下，脱离内质网重新加入下一个核糖体循环（图 5-2）。

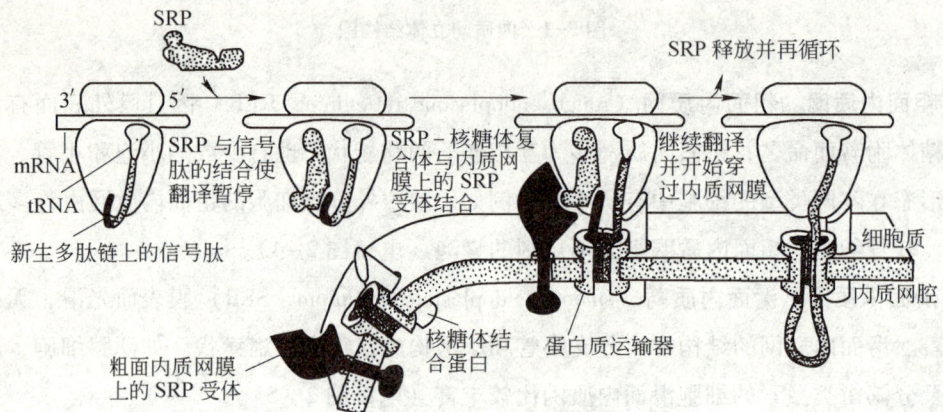

图 5-2 信号肽假说示意图

（2）粗面内质网与蛋白质糖基化 在糖基转移酶催化下，寡聚糖链与蛋白质的氨基酸残基共价连接的过程称为蛋白质糖基化。大多数分泌蛋白和膜嵌入蛋白等是糖蛋白，蛋白质的糖基化主要在高尔基复合体中进行，粗面内质网腔内也进行部分糖基化。粗面内质网腔中进行的糖基化主要是 N-连接糖基化，即寡聚糖链与蛋白质的天冬酰胺残基侧链上的 $-NH_2$ 连接。

（3）粗面内质网与分泌蛋白质运输 在粗面内质网核糖体上合成的分泌蛋白大多数经由高尔基复合体排出细胞。由核糖体合成的分泌蛋白进入内质网腔之后，经过折叠和糖基化作用，又被包裹于由内质网分离下来的小泡之内，再经由高尔基复合体，变为浓缩泡，之后再由浓缩泡发育成酶原颗粒而被排出细胞外，这是分泌蛋白质常见的排出途径。另一种途径是含有分泌蛋白质的小泡由内质网脱离后直接形成浓缩泡，再由浓缩泡发育成酶原颗粒而被排出。

2. 滑面内质网的功能 不同类型细胞中滑面内质网的功能各有不同。

（1）脂质和固醇的合成与运输 合成脂类和固醇激素是滑面内质网最明显的功能，可合成甘油三酯、磷脂和胆固醇等。在肾上腺皮质细胞、睾丸间质细胞、卵巢黄体细胞等分泌类固醇激素的细胞中，滑面内质网非常发达。滑面内质网还具有脂类运输的作用，如小肠上皮细胞的滑面内质网可以合成脂肪，并与蛋白质结合生成脂蛋白，通过高尔基复合体加工转运出胞。

（2）糖原的分解 在肝细胞内的滑面内质网膜上含有 6-磷酸葡萄糖酶，该酶可将肝糖原降解产生的 6-磷酸葡萄糖分解为磷酸和葡萄糖，然后将葡萄糖释放到血液中。

（3）解毒作用 肝细胞的解毒作用，主要通过滑面内质网膜上的氧化酶系对药物和毒物进行氧化和羟化反应，使药物转化或消除其毒性，并且易于排出体外。

（4）肌肉的收缩　滑面内质网在肌肉细胞中形成一种特殊结构称为肌质网（sarcoplasmic reticulum），肌质网的作用是调节肌细胞中 Ca^{2+} 的浓度而参与肌肉收缩。

（四）内质网的病理变化

内质网是比较敏感的细胞器，在各种因素如缺氧、射线、化学毒物和病毒等作用下，会发生病理变化。如内质网肿胀、肥大和某些物质的累积。

肿胀是粗面内质网发生的最普遍的病理变化，内质网腔扩大并形成空泡，继而核糖体从内质网膜上脱落下来，这是粗面内质网蛋白质合成受阻的形态学标志。可见于病毒性肝炎和四氯化碳引起的肝细胞中毒。

当某些感染因子刺激某些特定细胞时，会引起这些细胞的内质网变得肥大，这反映了内质网具有抗感染作用。例如，当 B 淋巴细胞受到抗原物质（如病菌）刺激时，可转变成浆细胞，此时，浆细胞内的内质网肥大，免疫球蛋白的分泌增加。巨噬细胞的内质网肥大，表现为溶解酶的合成增强。当细胞在药物的作用下，常会出现内质网的代偿性肥大，对药物进行解毒或降解。

二、高尔基复合体

高尔基复合体是 1898 年 C. Golgi 应用银染等方法首次在猫和猫头鹰的神经细胞中观察到的一种网状结构，命名为内网器（internalreticular apparatus），见彩图 5-2。后来在很多动植物细胞中都发现了这种结构，并称之为高尔基体（Golgi body）或高尔基器（Golgi apparatus）。20世纪 50 年代，电镜技术证实高尔基体是一组复合结构，故改称为高尔基复合体。

高尔基复合体（Golgi complex）普遍存在于真核细胞中，是细胞内一种固有的细胞器，它在细胞的蛋白质加工和分泌过程中有着重要的作用。

（一）高尔基复合体的形态结构

在电镜下，高尔基复合体是由扁平囊、小囊泡和大囊泡所组成的一种比较复杂的膜性结构，其显著特征是重叠的扁平囊堆积在一起构成了高尔基复合体的主体结构。高尔基复合体具有极性，扁平囊呈弓形，扁平囊凸面朝向细胞核或内质网为顺面，也称形成面（forming face），扁平囊凹面朝向细胞膜为反面，也称成熟面（mature face）（图 5-3）（电镜图 6、7）。

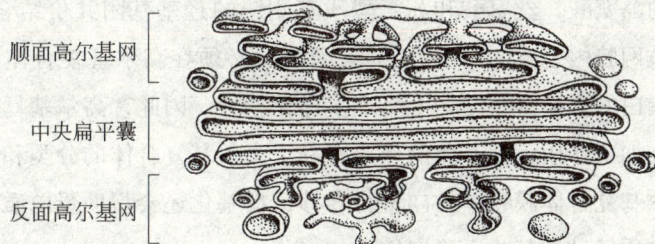

顺面高尔基网
中央扁平囊
反面高尔基网

图 5-3　高尔基复合体模式图

1. 顺面高尔基网　顺面高尔基网（cis Golgi network，CGN）在扁平囊的顺面，常可见到许多直径为 40～80nm 的小泡，称高尔基复合体**小囊泡**（vesicle），是由附近粗面内质网"芽生"而来，也称运输小泡（transfervesicle），载有内质网合成的蛋白质和脂类，通过膜融合将内含物转运到扁平囊中，并不断补充扁平囊的膜结构。

NOTE

2. 中央扁平囊　中央扁平囊（cisternae）为高尔基复合体中最富特征性的一种结构。扁平囊一般有 3~8 个平行排列在一起，相邻扁平囊相通连。目前认为，高尔基扁平囊片层至少可分为三个区隔，每个区隔含有不同的酶，主要进行蛋白质的糖基化修饰、糖脂形成及多糖合成。

3. 反面高尔基网　反面高尔基网（trans Golgi network，TGN）在扁平囊的反面，常有直径为 100~150nm 的大泡，称高尔基复合体**大囊泡**（vacuole），主要的功能是对蛋白质进行修饰、分选、包装，最后将其从高尔基复合体中输出。大囊泡是由扁平囊的末端或局部膨大形成，并带着扁平囊所形成的物质离去，在分泌细胞中，这种大囊泡又称分泌泡或浓缩泡，随着分泌物被排到细胞外，大囊泡的膜渗入细胞膜，因而细胞膜得到补充和更新。可见内质网、小囊泡、扁平囊、大囊泡和细胞膜之间存在着一种膜移动的动态平衡。

高尔基复合体的形态结构、数量、分布状态在不同细胞中有很大差异，这与细胞的生理功能有关。如分泌细胞有典型的扁平囊、小囊泡和大囊泡三种基本形态结构，分布在细胞核的附近并趋于细胞的一极并且数量多；但在肿瘤细胞和培养细胞则仅有少量的扁平囊结构。

（二）　高尔基复合体的化学组成

从大鼠肝细胞分离的高尔基复合体约含 60% 的蛋白质和 40% 的脂类。应用蛋白质凝胶电泳分析结果显示，高尔基复合体与内质网含有某些共同的蛋白质，但高尔基复合体的蛋白质含量比内质网膜少。高尔基复合体脂类含量介于内质网膜和细胞膜之间，说明高尔基复合体是一种过渡型的细胞器。

高尔基复合体含有多种酶，如催化糖及蛋白质生物合成的糖基转移酶、催化糖脂合成的磺基-糖基转移酶以及催化磷脂合成的转移酶、磷脂酶等，其中糖基转移酶被认为是高尔基复合体的特征性酶。

（三）　高尔基复合体的功能

高尔基复合体的主要功能是参与细胞的分泌活动，对来源于内质网合成的蛋白质进行糖基化等加工修饰，并将各种蛋白产物进行分选和运输。

1. 糖蛋白的加工与修饰　蛋白质糖基化有 N-连接糖基化和 O-连接糖基化。N-连接的糖基化发生在粗面内质网中，O-连接的糖基化主要或全部发生在高尔基复合体内。O-连接糖基化是寡糖与蛋白质的酪氨酸、丝氨酸和苏氨酸残基侧链的羟基基团共价结合，形成 O-连接的寡糖蛋白。而在内质网腔内合成的 N-连接的寡糖蛋白必须在高尔基复合体内进一步的加工修饰，由此形成的糖蛋白的寡糖链在结构上呈现多样化差异。因此，高尔基复合体在蛋白质糖基化中起着重要的修饰加工作用。糖基化的作用有利于高尔基复合体的分类和包装，保证糖蛋白从粗面内质网向高尔基复合体膜囊单方向进行转移；糖基化还会帮助蛋白质在成熟过程中折叠成正确的构象；蛋白质经过糖基化后稳定性增加。

2. 高尔基复合体与蛋白质的分选和运输　高尔基复合体的层状扁平囊结构具有不同的生化区隔，对蛋白质的寡糖链按顺序修饰，这种顺序修饰有利于糖蛋白的分选，使粗面内质网合成的蛋白质成为分泌蛋白、跨膜蛋白、溶酶体蛋白。

粗面内质网合成的分泌蛋白质运输到内质网腔，经过折叠和糖基化，由运输小泡把合成的蛋白质运送到高尔基复合体，在高尔基复合体进行浓缩、加工形成分泌颗粒，最后与细胞膜融合，把分泌物排到细胞外，可见高尔基复合体在细胞分泌活动中，起着重要的加工修饰和转运作用，同时，在细胞内膜泡蛋白运输中起着重要的交通枢纽作用。

3. 高尔基复合体参与溶酶体的形成 溶酶体是从反面高尔基复合体以出芽方式形成的。溶酶体的酶都是糖蛋白，这些酶在粗面内质网核糖体上合成并形成 N-连接的糖蛋白，而后移入内质网腔内，通过运输小泡转运到高尔基复合体内进行加工修饰。在高尔基复合体顺面膜囊内寡糖链上的甘露糖残基磷酸化形成 6-磷酸-甘露糖（M-6-P），M-6-P 是溶酶体水解酶分选的重要识别信号。在高尔基复合体的反面膜囊内有识别 M-6-P 的受体，能特异地与溶酶体酶糖链末端的 M-6-P 结合，引导溶酶体酶聚集以出芽方式与高尔基复合体分开形成溶酶体。

高尔基复合体是一个结构复杂和高度组织化的细胞器。每一个部分都有其独特的结构和酶系统，它们在高尔基复合体的功能活动中起着不同的作用。

（四） 高尔基复合体的病理变化

高尔基复合体在各种病理条件下会发生不同程度的形态和数量变化。如肥大或萎缩。高尔基复合体肥大见于功能亢进或代偿性功能亢进的情况，如大鼠实验性肾上腺皮质再生过程中，在垂体前叶分泌促肾上腺皮质激素的细胞内，高尔基复合体显著肥大，而当再生将完毕时，促肾上腺皮质激素水平下降，高尔基复合体又恢复正常大小。高尔基复合体的萎缩、破坏和消失，常见于中毒等病理情况下的肝细胞，这是由于脂蛋白合成及分泌功能障碍所致。

三、溶酶体

溶酶体几乎存在于所有的动物细胞中，只有极少数的细胞例外，如哺乳动物成熟红细胞。**溶酶体**（Lysosome）是细胞内消化的主要场所，内含多种酸性水解酶，能分解各种内源性或外源性物质，被称为细胞内的消化器官。

（一） 溶酶体的结构和化学组成

1. 溶酶体的形态结构 溶酶体是由一层约 6nm 的单位膜围成的球形或卵圆形囊状结构，大小不一，常见直径在 $0.2\sim0.8\mu m$ 之间，内含物的电子密度较高，故着色深，因此，易与其他泡状细胞器区别（电镜图 1）。溶酶体含有丰富的酸性水解酶。特别是所有的溶酶体中均含酸性磷酸酶，因而将酸性磷酸酶作为溶酶体的标志酶。在不同的细胞中，溶酶体的数量和形态有很大差异，即使在同一种细胞内，溶酶体的大小、形态也有很大区别。

2. 溶酶体的酶 溶酶体中含有 60 余种酸性水解酶，这些酶能将蛋白质、多糖、脂类和核酸等水解为小分子物质。不同类型细胞内溶酶体酶的种类和比例不同。即使在同一细胞内不同的溶酶体中，酶的种类和数量也不相同。

3. 溶酶体的膜 溶酶体膜以鞘磷脂居多，防止酸性水解酶的侵蚀。溶酶体膜上有多种载体蛋白，可将消化后的产物向外转运。溶酶体酶最适 pH 值为 5.0，pH 值大于 7 时溶酶体酶失去活性。溶酶体膜上含有一种特殊的转运蛋白——质子泵（proton pump），将 H^+ 泵入溶酶体内，从而维持腔内的酸性 pH 值。构成溶酶体膜的蛋白质是高度糖基化的，保护溶酶体膜免受溶酶体内蛋白酶的消化。

（二） 溶酶体的类型

根据溶酶体的形成过程和功能状态可将溶酶体分为初级溶酶体、次级溶酶体和残余小体。

1. 初级溶酶体 初级溶酶体（primary lysosome）是由高尔基复合体扁平囊边缘膨大而分离出来的囊泡状结构，不含作用底物，仅含水解酶，一般体积较小，直径为 $0.25\sim0.50\mu m$。

2. 次级溶酶体 次级溶酶体（secondary lysosome）是由初级溶酶体和将被水解的各种吞噬底物融合形成的，其中含有消化酶、作用底物和消化产物。细胞中所见的溶酶体大多数属于次级溶酶体。根据底物的来源和性质不同，次级溶酶体又可分为异噬性溶酶体（heterophagolysosome）体和自噬性溶酶体（autophagolysosome）。

异噬性溶酶体的作用底物来源于细胞外，包括细菌、异物及坏死组织碎片等。细胞首先以内吞方式将外源物质摄入细胞内，形成吞噬体或吞饮泡，然后与初级溶酶体融合形成异噬性溶酶体。

自噬性溶酶体是指作用底物来源于细胞内，如细胞内的衰老和崩解的细胞器以及细胞质中过量贮存的糖原颗粒等。这些物质可被细胞本身的膜如内质网膜包围，形成自噬体（autophagosome），自噬体与初级溶酶体融合而形成自噬性溶酶体。

3. 残余小体 残余小体（residual body）在次级溶酶体到达末期阶段时，还残留一些未被消化和分解的物质，并保留在溶酶体内，形成残余小体。在电镜下残余小体呈现为电子密度较高、色调较深的物质。常见的残余小体有脂褐质、多泡体、髓样结构和含铁小体等。这些残余小体有的能将其残余物通过胞吐作用排出细胞外，有的则长期存留在细胞内不被排出，如神经细胞、肝细胞、心肌细胞等的残余小体不被释放，仍蓄积在细胞质中形成脂褐质。

（三）溶酶体的功能

1. 消化作用

（1）自噬作用 溶酶体消化细胞自身衰亡或损伤的各种细胞器的过程称自噬作用（autophagy）。细胞内衰老或损伤的细胞器，首先被来自滑面内质网或高尔基复合体的膜所包围，形成自噬体，并与初级溶酶体的膜融合，形成自噬性溶酶体并完成消化作用（图5-4）。溶酶体对细胞内衰老破损的细胞器进行消化分解，可供细胞再利用，对细胞结构的更新具有十分积极的意义。

（2）异噬作用 溶酶体对细胞外源性异物的消化过程称为**异噬作用**（heterophagy）。这些异物包括作为营养成分的大分子颗粒，

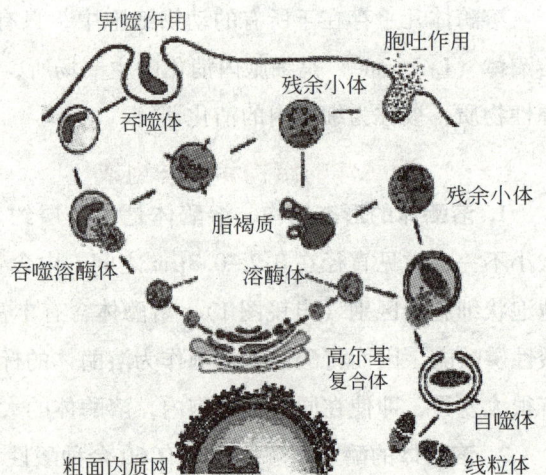

图5-4 溶酶体的消化作用过程示意图

以及细菌、病毒等。异物经吞噬作用进入细胞，形成吞噬体（phagosome）；或经胞饮作用形成吞饮泡（pinosome）。吞噬体或吞饮泡进入细胞后，其膜与初级溶酶体膜相融合，成为次级溶酶体，异物在次级溶酶体中被水解酶消化分解成小分子，透过溶酶体膜扩散到细胞基质中供细胞利用，不能被消化的成分仍然留在吞噬性溶酶体内形成残余小体。

（3）粒溶作用 溶酶体分解胞内剩余的分泌颗粒的作用称**粒溶作用**（granulolysis）或分泌自噬（crinophagy）。如母鼠在哺乳期，乳腺细胞机能旺盛，细胞中分泌颗粒丰富，一旦停止授乳，这种细胞内多余的分泌颗粒，即与初级溶酶体融合而被分解，重新利用。

2. 溶酶体的自溶作用与器官发育 在一定条件下，溶酶体膜破裂，水解酶溢出致使细胞本身被消化分解，这一过程称为细胞的**自溶作用**（autocytolysis）。如两栖类蛙的变态发育过程

中，蝌蚪尾部逐渐退化消失，这是尾部细胞自溶作用的结果。高等动物死亡后消化道黏膜很快就腐败，也是由于溶酶体膜破裂的结果。

3. 溶酶体参与机体的某些生理活动 某些情况下溶酶体可通过胞吐方式，将溶酶体酶释放到细胞之外，消化细胞外物质，这种现象体现在受精过程和骨质更新方面。例如，溶酶体能协助精子与卵细胞受精，精子头部的顶体（acrosome）实际上是一种特化的溶酶体，顶体内含有透明质酸酶、酸性磷酸酶及蛋白水解酶等多种水解酶类。当精子与卵细胞的外被接触后，顶体膜与精子的质膜融合并形成孔道，此时顶体内的水解酶可通过孔道释放出来，消化分解掉卵细胞的外被滤泡细胞，并协助精子穿过卵细胞各层膜的屏障而顺畅进入卵内实现受精。在骨骼发育过程中，破坏骨质的破骨细胞与造骨的成骨细胞共同担负骨组织的连续改建过程，其中破骨细胞的溶酶体放出来的酶参与陈旧骨基质的吸收、消除，是骨质更新的一个重要步骤。

（四） 溶酶体与疾病

溶酶体异常与许多疾病的发生有着密切的关系。

1. 先天性溶酶体病 溶酶体中酸性水解酶的合成是由基因决定的，若基因缺陷可引起酶蛋白合成障碍，缺乏某种溶酶体酶，导致相应的作用底物不能被分解而积累于溶酶体内，造成溶酶体过载，从而引起各种病理变化。这种先天性代谢病称为溶酶体积累病，现已发现有 40多种先天性溶酶体病是由于溶酶体缺乏某些酶而引起的。例如，Ⅱ型糖原累积病（glycogen storage disease type Ⅱ）是人类最早发现的先天性代谢病，这种病是由于患者的常染色体隐性基因缺陷，不能合成 α-葡萄糖苷酶，致使糖原无法被分解而大量积累于溶酶体内，造成代谢障碍，此种情况可出现于患者肝、肾、心肌及骨骼肌中，严重损伤这些器官的功能，此病多见于婴儿，症状为肌无力，进行性心力衰竭等，病孩一般在 2 周岁内死亡。台-萨氏病（Tay-Sachs disease）又称黑蒙性先天愚病，是由于患者神经细胞溶酶体内缺少 β-氨基己糖苷酶 A，致使神经节苷脂无法降解而积累在溶酶体中，患者表现为渐进性失明、痴呆和瘫痪。

2. 溶酶体与矽肺 矽肺是工业上的一种职业病，其形成原因主要是由于溶酶体膜的破裂。当人体的肺吸入空气中的矽尘颗粒（二氧化硅）后，矽尘颗粒便被肺部的巨噬细胞吞噬形成吞噬小体，吞噬小体与初级溶酶体融合形成次级溶酶体，二氧化硅在次级溶酶体内形成硅酸分子，与溶酶体膜结合而破坏溶酶体膜的稳定性，造成大量水解酶和硅酸流入细胞质内，引起巨噬细胞死亡。由死亡细胞释放的二氧化硅再被正常巨噬细胞吞噬，如此反复，巨噬细胞的不断死亡诱导成纤维细胞的增生并分泌大量胶原物质，而使吞入二氧化硅的部位出现了胶原纤维结节，导致肺的弹性降低，肺功能受到损害。克矽平类药物能治疗矽肺，治病机制是该药中的聚 α-乙烯吡啶氧化物能与硅酸分子结合，代替了硅分子与溶酶体膜的结合，从而保护了溶酶体膜不发生破裂。

四、过氧化物酶体

过氧化物酶体（peroxisome）又称微体（microbody），普遍存在于高等动物和人体细胞内，常见于哺乳动物的肝细胞和肾细胞中，内含氧化酶和过氧化氢酶，是真核细胞中的一种细胞器。

（一） 过氧化物酶体的形态结构和化学组成

过氧化物酶体是由一层单位膜包裹的球形或卵圆形小体，直径约 $0.5\mu m$，小体中央常含有

NOTE

电子密度较高、呈规则结晶状的结构，**称类核体**（nucleoid）。类核体为尿酸氧化酶的结晶。人类和鸟类的过氧化物酶体不含尿酸氧化酶，故没有类核体。在哺乳动物中，只有在肝细胞和肾细胞中可观察到典型的过氧化物酶体。如大鼠每个肝细胞中有 70~100 个过氧化物酶体。

过氧化物酶体中含有 40 多种酶，如尿酸氧化酶、D-氨基酸氧化酶，以及过氧化氢酶等。每个过氧化物酶体所含氧化酶的种类和比例不同，但是过氧化氢酶则存在于所有细胞的过氧化物酶体中，所以过氧化氢酶可视为过氧化物酶体的标志酶。

（二）过氧化物酶体的功能

各种过氧化物酶体的功能有所不同，但氧化多种作用底物，催化过氧化氢生成并使其分解的功能却是共同的。在氧化底物的过程中，氧化酶能使氧还原成为过氧化氢，而过氧化氢酶能把过氧化氢还原成水。过氧化物酶体可使相应作用底物以氧为受氢体，通过两步反应将底物氧化，过氧化氢为中间产物，其最终被过氧化氢酶分解。

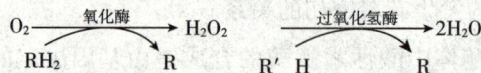

$$O_2 \xrightarrow{\quad 氧化酶 \quad} H_2O_2 \xrightarrow{\quad 过氧化氢酶 \quad} 2H_2O$$
$$RH_2 \qquad\qquad R \qquad\quad R'H \qquad\qquad R$$

第一步反应中，氧化酶的作用底物（RH_2）如尿酸、L-氨基酸、D-氨基酸等作为供氢体而被氧化、产生中间产物 H_2O_2。H_2O_2 对细胞有毒害作用，故第二步由过氧化氢酶分解 H_2O_2 而解毒，反应过程中供氢体（$R'H'_2$）为甲醇、乙醇、亚硝酸盐或甲酸盐等小分子。因此，过量饮酒造成的酒精中毒，约有一半是经过过氧化物酶体的氧化分解来解毒的。所以过氧化物酶体在肝、肾细胞内主要的功能是防止产生过量的过氧化氢，以免引起细胞中毒，对细胞起着保护作用。

综上所述，细胞内膜性结构的细胞器彼此有一定的联系，并可相互转变。如内质网的膜与核膜相连，高尔基复合体的膜与内质网膜又有密切联系。活细胞的膜系统处于一种积极的动态平衡状态，也就是说，细胞的膜性成分可以更新，可以相互转移。这种细胞膜性结构中膜性成分的相互移位和转移的现象称为**膜流**（membrane flow）。细胞通过膜流，进行物质分配和运输。例如，某种膜嵌入蛋白（如膜受体）最初以特定的方式插入内质网膜，通过膜流也就是内质网以"芽生"方式产生小囊泡，使嵌有该膜受体的膜片转移至高尔基复合体，然后经高尔基复合体形成分泌泡，在完成分泌时将其并入质膜，成为质膜的受体蛋白。相反，细胞通过吞噬、吞饮作用也可将质膜的一部分带进细胞内，当与溶酶体融合时成为内膜系统的一部分。膜流现象不仅说明细胞膜系统经常处于运动和变化状态，使膜性细胞器的膜成分不断得到补充和更新，并与外界相适应，以维持细胞的生存和代谢，而且在物质运输上起着重要的作用。

第二节　核糖体

核糖体（ribosome）是核糖核蛋白体的简称，又称核蛋白体，是由核糖体 RNA（rRNA）和蛋白质组成的一种非膜性的细胞器，它是细胞中蛋白质合成的中心场所。除了病毒和哺乳动物的成熟红细胞等极个别的高度分化的细胞外，核糖体存在于一切细胞内。此外，线粒体和叶绿体中也存在着核糖体。

一、核糖体的类型和化学组成

生物体内含有两种基本类型的核糖体：一种是 70S（S 为沉降系数单位）的核糖体，存在于原核细胞和真核细胞的线粒体与叶绿体内；另一种是 80S 的核糖体，存在于真核细胞。核糖体均由大小不同的两个亚基组成。核糖体大小亚基在细胞内一般以游离状态存在，只有当小亚基与 mRNA 结合后，大亚基才与小亚基结合，形成完整的核糖体。

在真核细胞和原核细胞中，核糖体的主要化学成分都是蛋白质和 rRNA，但是各自 rRNA 分子的长度、蛋白质数量以及所形成的大小亚基是不相同的（表 5-1）。rRNA 约占核糖体的 60%，蛋白质约占 40%。蛋白质分子主要分布在核糖体的表面，而 rRNA 则位于内部，二者靠非共价键结合在一起。

表 5-1　真核细胞与原核细胞核糖体成分比较

核糖体类型	大小	亚基	rRNA	蛋白质（种）
真核细胞	80S	大亚基 60S	28S+5.8S+5S	49
		小亚基 40S	18S	33
原核细胞	70S	大亚基 50S	23S+5S	34
		小亚基 30S	16S	21

二、核糖体的结构

在电镜下，核糖体呈颗粒状（电镜图 2~4），直径为 15~25nm，由大、小两个亚基构成。对肝核糖体做负染色显示，大亚基略呈半圆形，直径约为 23nm，在一侧伸出三个突起，中央为一凹陷；小亚基呈长条形，在约 1/3 长度处有一细的缢痕，将小亚基分为大小两个区域。当大小亚基结合在一起成核糖体时，其凹陷部位彼此对应，从而形成一个隧道，为蛋白质翻译时 mRNA 的穿行通路。此外，在大亚基中还有一垂直于该隧道的通道，在蛋白质合成时，新合成的肽链由此通道穿出，可保护新生肽链免受蛋白水解酶的降解。

三、核糖体的功能

（一）核糖体在细胞内的分布

细胞质中的核糖体可以游离于细胞质基质中，称为游离核糖体（free ribosome），也可附着在内质网膜或核膜的外表面，称为附着核糖体（attached ribosome）。无论是附着的或游离的核糖体，在蛋白质合成过程中，都常常是几个甚至几十个集结在一起参加活动，由 mRNA 细丝将它们串联在一起，这样的一个功能单位称为**多聚核糖体**（polyribosome），是蛋白质合成的标志。多聚核糖体中核糖体的数目是由 mRNA 分子的长度与它所合成的蛋白质分子的大小来决定的。蛋白质分子越大，所需多聚核糖体的核糖体数目就越多，串连它们的 mRNA 分子就愈长。

游离核糖体主要合成结构蛋白质（内源性蛋白质），多分布在细胞质基质中或供细胞本身生长代谢所需要；附着核糖体主要合成输出蛋白质（分泌蛋白质）和膜蛋白，分泌蛋白质可从细胞中分泌出去，如抗体、酶原和蛋白质类激素。

（二）蛋白质的生物合成

核糖体是细胞内合成蛋白质的细胞器，当核糖体沿着 mRNA 分子链移动时，就按 mRNA 上

NOTE

的遗传密码，将 tRNA 运来的各个氨基酸连接成多肽链，最终完成蛋白质的合成。

蛋白质的生物合成机制十分复杂，涉及 mRNA、tRNA、rRNA 及一系列酶、蛋白质因子（起始因子、延长因子、释放因子），此外，还要有能量物质 ATP 和 GTP，整个过程分为四个阶段，即氨酰-tRNA 的合成、肽链合成的起始、肽链的延长以及肽链的终止与释放。第一阶段在细胞质完成，后三个阶段在核糖体上进行。

核糖体合成蛋白质的功能与其上的六个活性部位有着密切的关系。①供体部位：又称 P 位或肽酰基部位，位于大亚基上，是肽酰-tRNA 结合的位置。②受体部位：又称 A 位或氨酰基部位，位于大亚基上，是接受氨酰-tRNA 的部位。③E 部位：位于大亚基上，是 tRNA 脱离核糖体的部位。④T 因子位：是肽基转移酶位，位于大亚基上，其作用是催化氨基酸与氨基酸间形成肽键。⑤G 因子位：是 GTP 酶位，位于大亚基上，能分解 GTP 分子并将肽酰-tRNA 由 A 位移到 P 位。⑥与 mRNA 的结合位点：位于小亚基上。

1. 氨酰-tRNA 的合成 由于 mRNA 上的密码子不能直接识别氨基酸，所以作为蛋白质合成原料的氨基酸只有与相应的 tRNA 结合形成氨酰-tRNA 复合物后运输到核糖体，才能通过 tRNA 反密码子环上的反密码子解读 mRNA 上的相应密码子。氨酰-tRNA 的合成是在特异的氨酰-tRNA 合成酶的作用下完成的，这种酶能激活氨基酸，使之与 tRNA 结合，这个过程需要消耗 ATP 以提供能量。

2. 肽链合成的起始 游离于细胞质中的小亚基在 3 种起始因子（IF）的参与下形成起始复合物。mRNA 上的起始密码子 AUG 可为特定的 tRNA 的反密码子所识别，这种特定的 tRNA 在原核生物可携带甲酰甲硫氨酸，而在真核生物中则携带甲硫氨酸。这样就形成由小亚基、起始因子、mRNA 和甲酰甲硫氨酸 tRNA（或甲硫氨酸 tRNA）所构成的起始复合物。在这之后，50S 的大亚基与起始复合物中的 30S 亚基结合，形成 70S 的完整核糖体与 mRNA 的起始复合物。同时，GTP 水解释放 3 种起始因子。

3. 肽链的延伸 ①氨酰-tRNA 进入 A 位：在多肽链合成起始时，甲酰甲硫氨酰-tRNA 已结合到 P 位，A 位尚空闲。A 部位暴露出的 mRNA 上的三联体密码子，决定第二个氨酰-tRNA 的种类。核糖体所接纳的第二个氨酰-tRNA 是以与延伸因子（EF）和 GTP 形成的复合物的形式存在的，在延伸因子的作用下将相应的氨酰-tRNA 安置到 A 部位，到位后 GTP 水解，EF 连同结合在一起的 GDP 离开核糖体。此时，P 部位和 A 部位均被相应的氨酰-tRNA 所占据。②肽链的形成：在核糖体上肽基转移酶作用下把 P 部位的氨酰-tRNA 的羧基与 A 部位的第二个氨酰-tRNA 的氨基酸的氨基结合，形成肽键。肽键形成后，P 部位上的氨酰-tRNA 卸下氨基酸而成为无负载的 tRNA，这时 A 位点上的 tRNA 负载的是一个二肽。③移位和肽链的延伸：在移位酶和 GTP 的参与下核糖体沿着 mRNA5′到 3′的方向相对移动一个三联体密码子的距离。二肽酰-tRNA 从 A 部位移到 P 部位，空载的转运 RNA 从 P 部位移到 E 部位，并从核糖体 E 部位脱离下来。A 位点被空出。新空出的 A 位点再接纳下一个新来的氨酰-tRNA，肽链以同样的方式不断延伸。

4. 肽链合成的终止及释放 当 A 部位出现 mRNA 上三个终止密码（UAA、UAG 和 UGA）中的任何一个时，它不能被任何氨酰-tRNA 所识别。终止因子识别 mRNA 分子上出现在核糖体 A 部位上的终止密码子，并与之结合，并活化肽基转移酶，使肽链从 tRNA 上水解下来，tRNA 离开核糖体，核糖体此时也与 mRNA 分离，并解离为大、小两个亚基，多肽链停止了增长。合成后的多肽链在终止因子作用下从核糖体上释放出来，被释放出来的多肽链按照各自的遗传特定方式加工，折叠成为一定空间结构的蛋白质分子。

以上叙述的仅是单个核糖体上蛋白质合成的情况，其实细胞内蛋白质的生物合成是由多聚核糖体合成的。当一个个核糖体先后从同一个 mRNA 的起始密码子开始移动，一直到终止密码子为止时，就可合成一条条相同的多肽链，这样可提高蛋白质的合成效率。

（三） 蛋白质的加工修饰

细胞内核糖体所合成的蛋白质，大多数还需经过加工修饰后才具有生物活性，如某些酶蛋白，刚合成时是不具催化活性的酶原分子，当经过加工修饰后才成为具有催化活性的酶。另一些蛋白质如胰岛素为一种蛋白激素，刚合成时不具活性，为胰岛素原，当经修饰去掉一部分肽段后，才形成有活性的胰岛素分子。

四、核糖体的病理变化

由于细胞的功能状态不同，核糖体的单体和多聚体总是处于不断结合与分解的动态变化之中。附着在粗面内质网上的核糖体脱落下来，游离于胞质中，而其中的多聚核糖体往往同时解聚为单个核糖体，这是粗面内质网蛋白质合成受阻的形态学标志，可见于病毒性肝炎和四氯化碳引起的肝细胞中毒。

核糖体的化学组成是 rRNA 和核糖体蛋白。近年研究认为，若核糖体蛋白基因发生突变或异常表达，与人类某些遗传病和肿瘤的发生、发展、转移和肿瘤抑制密切相关，其作用包括调节癌基因和抑癌基因而参与转录、翻译及凋亡等方面。对细菌、肿瘤耐药性的形成也有重要的影响。

第三节　线粒体

线粒体（mitochondrion）是细胞内能量转换的重要细胞器，它为细胞的生命活动提供所需的能量。除了哺乳动物的成熟红细胞以外，所有的真核细胞都具有线粒体。

一、线粒体的形态结构

（一） 线粒体的形态和大小

光镜下线粒体的形态是多种多样的，最常见的基本形态是粒状或线状（彩图 5-3）。线粒体形态常与细胞的种类及生理状态有关。在高度分化的细胞中，线粒体具有独特的外形，如在胰实质细胞中，它们形如指环，围绕着类脂小滴，而在哺乳类精子尾部，它们则排列成一个螺旋。细胞处于低渗环境下，线粒体膨胀如泡，呈颗粒状，在高渗环境下，线粒体又伸长为线状。线粒体的大小也不一致，一般直径为 $0.5 \sim 1.0 \mu m$，长度为 $3 \mu m$ 左右，但由于细胞的类型和生理状态不同也有变化，如骨骼肌细胞中，有时可出现巨大线粒体，长达 $8 \sim 10 \mu m$。在各种不同类型细胞、不同生理状态、不同渗透压、不同 pH 值和温度变化的条件下，线粒体的形态和大小是多变和可塑的。

（二） 线粒体的数量和分布

一个细胞中线粒体的数量可因细胞种类不同而相差很大，如哺乳动物的肝细胞中 2000 个左右，肾细胞中约 300 个，精子中约 25 个。一般来说，生理活动旺盛的细胞线粒体数目较多，反之较少，动物细胞比植物细胞的线粒体多。

线粒体在细胞内的分布因细胞的类型和生理活动状态不同而异，通常是均匀地、无规则地分布在细胞质内，但更具特点的是线粒体分布在需能较多的区域，如在横纹肌细胞中，线粒体沿肌原纤维规则排列，分泌细胞的线粒体被包围在粗面内质网中，处于分裂中的细胞，线粒体集中在纺缍丝的周围，当细胞分裂终了时，线粒体又均分到两个子细胞中。

二、线粒体的超微结构

在电镜下，线粒体是由两层单位膜围成的封闭的囊状结构（电镜图 5、8、9），主要由外膜、内膜和基质三部分组成（图 5-5）。内外膜并不相连，外膜和内膜组成线粒体的支架。

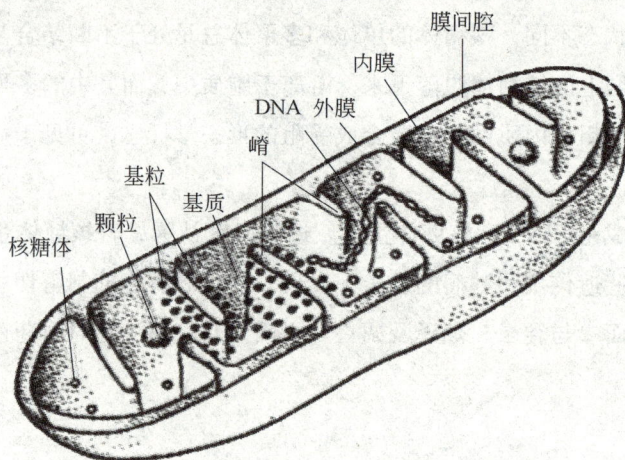

图 5-5 线粒体超微结构模式图

（一） 外膜

线粒体**外膜**（outer membrane）指包围在最外面的一层单位膜，厚度约 6nm。采用磷钨酸负染时，可见膜上有排列整齐的筒状圆柱体，高 5~6nm，直径 6nm，筒状体中央有小孔，孔径 1~3nm，这些小孔便于分子量低于 1 万的小分子透过外膜。

（二） 内膜

内膜（inner membrane）位于外膜的里面，厚度为 6~8nm，由一层单位膜组成。内膜对物质的通透性很低，严格控制分子和离子的通过。内、外膜之间的空隙称**外腔**（outerchamber）或**膜间腔**（intermembrane space），宽 6~8nm，其间充满液体。内膜皱褶向内突起形成线粒体**嵴**（crista），嵴间的空隙称**内腔**（innerchamber），里面充满了基质。

线粒体嵴是线粒体最富有标志性的结构，不同类型的细胞，嵴的形状和排列方式不同，嵴的形状有板层状嵴和小管状嵴两种。嵴的形成使得线粒体内膜的表面积大大增加，提高内膜代谢效率，因此，嵴的数量与细胞类型和生理状态密切相关，需能较多的细胞，不仅线粒体数量多，嵴的数目也多，如心肌细胞。

线粒体内膜和嵴的内表面有许多与其垂直的有柄小球体，称为**基本微粒**或**基粒**

（elementary particle），也称 ATP 酶复合体，是耦联磷酸化的关键装置，它由头、柄和基片组成（图 5-6）。

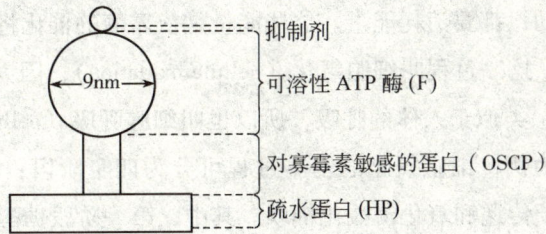

图 5-6　ATP 酶复合体结构

基粒的头部含有一种酶，即可溶性 ATP 酶（F_1），也称耦联因子 F_1，分子量为 36 万，它是氧化磷酸化最终合成 ATP 的关键酶。另外，在头部还有一个分子量为 1 万的多肽，称为 ATP 酶复合体的抑制剂，可能具有调节酶活性的功能。

基粒柄部是对寡霉素敏感的蛋白（OSCP），柄部的作用是调控质子通道，不仅起着连接头部与基片的作用，也是细胞呼吸过程中 O_2 与物质氧化产生的 H 合成水，把所释放的能量交给 ADP 生成 ATP 的中转站。

基片为疏水蛋白（HP 或 F_0），其功能可能是质子（H^+）的通道。

基粒既是线粒体的基本结构单位又是基本功能单位。有人估计每个线粒体上有 $10^4 \sim 10^5$ 个基粒。

线粒体内膜是完整而封闭的结构，对许多物质的通透性很低，仅允许 H_2O、CO_2、尿素、甘油等小分子自由通过。内膜上有许多特异性运输蛋白，各种代谢底物和产物均借助于内膜上的这些运输蛋白选择性地进行膜内外间的转移。

（三）　基质

线粒体**基质**（matrix）是充满在嵴间腔中比较致密的物质，不同类型细胞线粒体基质的密度是不同的。其中含有催化三羧酸循环、脂肪酸氧化、氨基酸分解和蛋白质合成等有关的酶系，还拥有一套完整的转录和翻译体系，包括 mtDNA、核糖体、tRNA、rRNA、DNA 聚合酶、氨基酸活化酶等。此外，还含有电子密度较高的基质颗粒（matricalgranule），是二价阳离子如 Ca^{2+}、Mg^{2+}、Fe^{2+} 等聚集的场所，具有调节线粒体内部离子环境的功能。

三、线粒体的主要功能

线粒体是细胞内能量储存和供给的场所，它的主要功能是对能源物质的氧化和能量的转换。细胞生命活动中需要的能量，约 95% 来自线粒体，因此，线粒体被称为细胞的氧化中心和能量工厂。

（一）　功能定位——酶的分布

线粒体含有多种复杂的酶系，这些酶有规律地分布于线粒体不同部位，决定其功能活动的场所，使各种代谢反应互不干扰、有条不紊地进行。线粒体内与氧化磷酸化有关的重要酶系主要分布在内膜和基质中，如丙酮酸脱氢酶系、三羧酸循环酶系、ATP 合成酶系、呼吸链酶系等。其中最复杂的是内膜上的呼吸链酶系，它是一组酶的复合体，这些酶和辅酶又分别按一定的方式组合为四种复合物，在电子传递过程中相互协调，组成两条呼吸链，即 NADH 和琥珀酸氧化呼吸链。

（二）细胞氧化与能量转换

细胞的一切生命活动，都要消耗能量。这些能量是依靠酶的催化将细胞内各种供能物质氧化、分解、释放出来的，这一过程叫**细胞氧化**（cellularoxidation），因为细胞氧化过程中，要消耗 O_2，放出 CO_2 和 H_2O，类似于人体的呼吸，所以也叫**细胞呼吸**（cellular respiration）。

以葡萄糖有氧氧化为例，细胞氧化的基本过程可分为四个阶段：糖酵解、乙酰辅酶 A 生成、三羧酸循环以及电子传递和氧化磷酸化耦联。其中，第一阶段糖酵解是在细胞质基质中进行，其余三个阶段均在线粒体内进行（图5-7）。

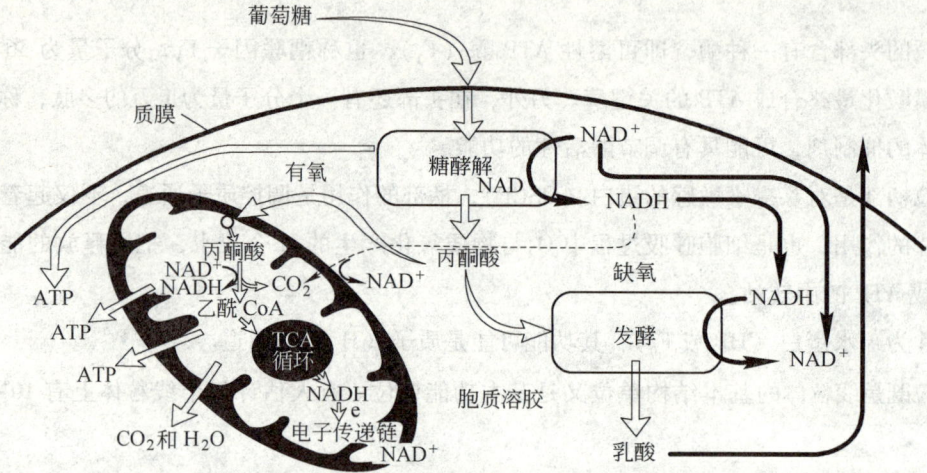

图5-7 真核细胞线粒体中代谢反应图解

1. 糖酵解　1分子的葡萄糖（6C）在细胞质基质中糖酵解酶系的作用下，分解为2分子的丙酮酸（3C），消耗2个ATP，化学合成4个ATP，实际净生成2个ATP分子。脱下的2对H原子（$4H^+ + 4e^-$），由受氢体 NAD 携带，反应过程不需要氧，是无氧呼吸过程，故也称为无氧酵解。

2. 乙酰辅酶 A（乙酰 CoA）生成　丙酮酸进入线粒体后，在内膜丙酮酸脱氢酶系的作用下，进行脱氢脱羧并与辅酶 A 结合生成乙酰辅酶 A。在这个过程中，1分子的丙酮酸经反应后，生成1个 CO_2，脱下1对H（$2H^+ + 2e^-$），这对H仍由受氢体 NAD 传递。

3. 三羧酸循环　在线粒体基质中由三羧酸循环酶系催化完成。从乙酰辅酶 A 与草酰乙酸缩合成含有3个羧基的柠檬酸开始，进行一系列的氧化脱氢、脱羧后，又恢复转变为草酰乙酸，又与另一个乙酰辅酶 A 结合，再生成柠檬酸，称这样的循环为三羧酸循环或柠檬酸循环，它是供能物质彻底氧化的共同途径。1分子乙酰 CoA 进行一次三羧酸循环产生1个 GTP，2个 CO_2，脱下的4对H（$8H^+ + 8e^-$），其中3对H以 NAD 为受氢体（3个 NADH），另一对以 FAD 为受氢体（1个 $FADH_2$），分别进入电子传递系统逐级传递。

4. 电子传递和氧化磷酸化耦联　以上各阶段中脱下的氢原子（$H^+ + e$）通过一系列内膜上的呼吸链酶系的逐级传递，最后与氧化合生成水，同时在电子传递中伴随着能量的释放和 ATP 的合成。

呼吸链（respiratory chain），又称电子传递呼吸链，是由一系列递氢体、递电子体依次排列组成的氧化还原体系。它由烟酰胺脱氢酶类、黄素脱氢酶类、铁硫蛋白类、辅酶 Q 类和细胞色素类（Cyta、a3、b、c、c1 等）组成。在氧化及电子传递过程中每一步释放的能量使 ADP 磷酸化形成 ATP，这一过程氧化和磷酸化相伴进行，所以称为氧化磷酸化耦联作用，简称为氧化磷酸化。在由 NADH 到分子氧的电子传递呼吸链中，有三个部位的自由能变化较大，是呼吸链中能量释放和 ATP 形成的耦联部位。

1 分子葡萄糖完全氧化成为 CO_2 和 H_2O 的过程中总共生成 30 或 32 分子 ATP，其中 2 分子 ATP 是在细胞质糖酵解过程中生成的，28 或 30 分子是在线粒体内形成的，其比值为 2∶28 或 2∶30，所以说线粒体是细胞氧化供能中心。

关于氧化磷酸化耦联的机制，目前比较流行的、广为人们接受的是米切尔（Mitchell）于 1961 年提出的化学渗透假说，其主要内容是：呼吸链的各组分在线粒体内膜中不对称分布，当电子在膜中迂回传递时，所释放的能量将质子（H^+）从内膜基质侧泵至膜间腔，从而使膜间腔的质子（H^+）浓度高于基质，因而在内膜的两侧形成了电化学质子梯度，在这个梯度的驱动下，质子穿过内膜上的 ATP 酶复合物流回到线粒体基质，其能量促使 ADP 与 Pi 合成 ATP。线粒体内膜中的电子传递呼吸链起着质子泵的作用，大量的 ATP 是在化学渗透耦联磷酸化过程中合成的。

四、线粒体的半自主性

线粒体基质中有环状的 DNA 分子，也有蛋白质合成系统以及自我繁殖所需的基本组分。但是，只有少数线粒体蛋白质是由线粒体 DNA 编码，在线粒体核糖体上合成的，而大多数线粒体蛋白质是由核 DNA 编码，在细胞质核糖体上合成后再运进线粒体的。所以线粒体蛋白质的生物合成是核-质两套遗传系统共同控制的结果。

（一）线粒体 DNA（mtDNA）

在真核细胞内，mtDNA 为双链环状分子，裸露而不与组蛋白结合。不同类型细胞的 mtDNA 分子大小不同，数目依细胞种类和线粒体大小不同而异，一个线粒体中可有一个至数个 DNA 分子。

人的 mtDNA 也为双链环状分子，含 16569 bp，共 37 个基因，包括 22 种 tRNA 基因，2 种 rRNA（12S 和 16S）基因和 13 种蛋白质编码基因。这些基因在 mtDNA 上排列紧密，基因之间几乎没有非编码的核苷酸。

mtDNA 可以自我复制，也是以半保留方式进行的，它的复制周期与线粒体增殖是平行的。线粒体的平均寿命只有 1 周左右，因此，无论是不断增殖的细胞还是高度分化的细胞，线粒体总是不断增殖，其 mtDNA 的合成总是活跃地进行，而且 mtDNA 合成的调节完全独立于核 DNA 合成的调节。mtDNA 这种复制特性有利于保证线粒体本身的 DNA 在生命过程中的延续性。

（二）线粒体的蛋白质合成体系

线粒体中不仅存在 DNA 分子，而且还含有进行蛋白质生物合成所必需的 mRNA、tRNA、rRNA。这三种 RNA 都由 mtDNA 编码，在线粒体中合成并用于线粒体蛋白质的合成。这些 RNA 分子在分子量、沉降系数、核苷酸组成等方面，都与核遗传系统不同。哺乳类线粒体内的核糖体近似于原核细胞的核糖体，其沉降系数为 70S，大亚基为 50S，小亚基为 30S。

线粒体的遗传密码与通用遗传密码不完全相同，就是不同种类生物的线粒体的遗传密码表之间也有差异。如哺乳动物线粒体遗传密码 UAG 编码色氨酸，而不是通用遗传密码中的终止

NOTE

密码。

由于 mtDNA 遗传信息量小，其编码的蛋白质为数不多，迄今为止，已知的人线粒体 DNA 编码的蛋白质有 13 种。包括 NADH 脱氢酶的 7 个亚单位、细胞色素 b 的 1 个亚单位、细胞色素 C 氧化酶的 3 个亚单位以及 ATP 酶复合体的两个亚单位。这些蛋白质是呼吸链和 ATP 酶的重要组分，在细胞氧化磷酸化活动中起关键作用。

（三）　核 DNA 和 mtDNA 两套遗传系统的相互作用

线粒体所含遗传信息量很小，仅占核 DNA 的 1%，由 mtDNA 编码合成的蛋白质很少，人 mtDNA 编码的 13 种多肽，只构成线粒体极少数蛋白质的亚基，其他多数亚基和蛋白质是由核 DNA 编码，也就是说，线粒体蛋白质组分的构成是靠核基因和线粒体基因两套遗系统编码的蛋白质相互作用的结果。例如，细胞色素 C 氧化酶是由 7 条多肽链组成的蛋白质，其中 4 条多肽链是由核基因编码，另外 3 条多肽链是由线粒体基因编码的。这说明细胞色素 C 氧化酶来自两个遗传系统的遗传信息，它们共同协作才能使该酶有正常的生理功能。

另一方面，线粒体 DNA 虽然能够进行自我复制、转录和翻译，但是 DNA 和 RNA 聚合酶、转录因子、氨基酸活化酶等 mtDNA 复制和基因表达的有关酶类，线粒体都不能合成，必需高度依赖于核遗传系统。换言之，离开了细胞核、mtDNA 就不能复制、转录和翻译，核糖体也不能组装，且 90% 以上的线粒体蛋白是核 DNA 编码，在细胞质的核糖体上合成，然后转移到线粒体中，所以线粒体的自主性是非常有限的，线粒体遗传系统是在细胞核遗传系统调控下发挥作用的。因此，线粒体只是一种半自主性的细胞器。

五、线粒体与疾病

线粒体是一个结构和生化功能复杂而敏感多变的细胞器，细胞内、外环境因素的改变，可引起线粒体结构和功能的异常，从而导致疾病的发生，因此，往往把线粒体作为对疾病诊断和测定环境因素的指标。同时线粒体的某些组分又可治疗一些疾病。所以说，线粒体与疾病的关系极为密切。

（一）　线粒体与药物及毒物的反应

有些药物作用机制，与线粒体有关。如甲状腺素能活化 Na^+-K^+-ATP 酶，加速 ATP 分解为 ADP 和 Pi，ADP 进入线粒体的数量增加，氧化磷酸化耦联作用加强。一些毒物的作用，主要是它们对线粒体功能的影响，如氰化物、一氧化碳可以使人中毒死亡，其主要作用机制是阻断呼吸链上的电子传递，停止产生 ATP，使细胞内生理活动受到破坏，最终导致细胞和个体死亡。

（二）　线粒体与肿瘤的关系

肿瘤组织代谢上，一个明显的特点就是无氧糖酵解。肿瘤细胞呼吸能力弱、细胞内线粒体较相应组织为少，线粒体内嵴减少，电子传递链组分及 ATP 酶含量均减少。

（三）　线粒体某些组分与药物治疗的关系

线粒体上的某些组分，可以治疗一些疾病。例如，细胞色素 C 为治疗组织缺氧的急救用药和辅助用药，如治疗一氧化碳中毒、新生儿窒息、高山缺氧、肺功能不全、心肌炎及心绞痛等；辅酶 Q 和辅酶 I（NAD^+）可用于治疗肌肉萎缩症、牙周病、高血压和肝脏疾病等。

除上述外，还有线粒体对代谢变化的反应，对射线和微波照射的反应，对缺血性损伤的反应。在这些反应中，不仅线粒体的数目、形态发生变化，有的结构和功能也发生变化。

第四节　细胞骨架

在真核细胞的细胞质内有三类网状纤维结构，即微管、微丝、中间纤维，这三类网状纤维结构总称为**细胞骨架**（cytoskeleton）。细胞骨架是一个复合细胞结构系统，在维持细胞形态、细胞运动、细胞分裂、信息传递以及能量转换等方面具有重要作用，而且能将各自游离的细胞内部结构网络起来，如核糖体固定在网络的交叉点上，而细胞内膜系统也同时得到它的支撑。细胞骨架的研究是当今细胞生物学中最活跃的领域之一。

一、微管

微管（microtubule，MT）普遍存在于真核细胞中，是细胞中具有一定功能的细胞器，同时也是鞭毛、纤毛、中心体等细胞器的主要成分。

（一）微管的超微结构及其化学成分

微管呈中空圆管状结构，外径为 22～25nm，内径约 15nm，在大多数细胞中，它们仅有几微米长，但在特化细胞，如中枢神经系统的运动神经元，可长达几厘米。微管的主要化学成分是**微管蛋白**（tubulin），它有 α 和 β 两种球形亚单位，微管中的微管蛋白一般以 α 和 β 的异二聚体形式存在。异二聚体有与 GTP、GDP 分子作用的位点，是微管蛋白组装成微管的动力学基础；异二聚体另有两个位点，是与秋水仙素和长春花碱作用的位点，这两种药物均可抑制微管的聚合。

（二）微管的组装

α 和 β 微管蛋白首先形成异二聚体，异二聚体首尾相接（即 αβ→αβ→αβ→），组装成直径为 5nm 的原纤维，接着二聚体在其两端和侧面增加使之扩展成片状带，当片状带加宽至 13 根原纤维时，即合拢成一段微管。微管具有极性，α-微管蛋白端为负端（头），β-微管蛋白端为微管的正端（尾）（图5-8）。

体外实验表明，微管可以不停地聚合和解聚，处于组装和去组装的动态平衡中。目前较为流行的**微管"踏车"模型**（microtubule treadmilling model）认为：一定条件下，微管正端发生组装，使微管延长，而负端则通过去组装，使微管缩短。当一端组装的速度和另一端解聚的速度相同时，微管的长度保持稳定。细胞的微管是从**微管组织中心**（microtubule organizing center，MTOC）生长出来的，这个中心控制细胞质中微管的数量、位置及方向。细胞内的微管组织中心通常有中心体（粒）、基体、纺锤极。

微管的组装是一个耗能的过程。每个游离的微管蛋白二聚体有 GTP 和 GDP 分子的结合位点。带有 GTP-微

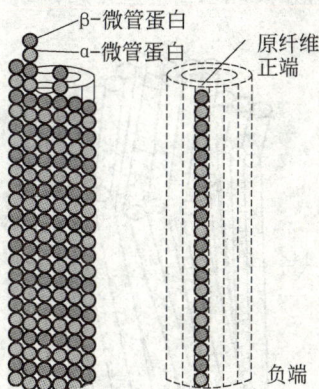

图 5-8　微管的超微结构

NOTE

管蛋白亚基之间结合牢固，形成 GTP 帽结构，促使微管组装延长；携带有 GDP 的亚基对微管聚合体结合不紧密而很快不停地解聚缩短。

在体外聚合实验中，许多因素可以影响聚合与解聚的反应平衡及反应速度。如秋水仙素与长春花碱引起分解；温度超过 20℃，有利于组装，低于 4℃ 引起分解；氧化氘（D_2O）能促使其组装；Ca^{2+} 浓度也可能是组装的调节因素，Ca^{2+} 浓度低时促进组装，高时促使分解。

（三）微管的种类

细胞中的微管有单管、二联管和三联管 3 种类型。

单管的管壁由 13 条直径为 4~5nm 的原纤维集合而成，它们分散或成束于细胞质中，细胞的大部分微管是单管微管，单管微管不稳定，极易解聚。

二联管由 A 和 B 两条管组成，A 管有三条原纤维与 B 管共有。二联管比单管稳定，一般不易发生结构的改变。二联管存在于鞭毛和纤毛的杆状部分。

三联管由 A，B，C 三条管组成，其 A 与 B，B 与 C 各有 3 条原纤维共有，三联管不容易解聚，它存在于中心粒以及鞭毛、纤毛的基体之中。

（四）微管的功能

1. 维持细胞形态　在多数细胞中微管起一种机械支架作用，维持细胞形态，固定与支持细胞器的位置。

2. 参与细胞内物质运输及细胞器的位移　微管参与细胞内物质运输、参与细胞器的位移，如细胞核、线粒体位置的固定；内质网、高尔基复合体和其他小泡都需要微管的帮助完成位移；微管还是病毒、色素颗粒运输的轨道。这些任务主要由微管摩托蛋白完成。

摩托蛋白有驱动蛋白和动力蛋白两种。驱动蛋白负责向正极即背离中心体方向进行运输，动力蛋白负责向负极即朝向中心体方向进行运输。

3. 参与染色体的运动，调节细胞分裂　微管是构成有丝分裂器的主要成分，可介导染色体的运动。

4. 构成纤毛、鞭毛和中心粒的主体结构，参与细胞运动

（1）**中心粒**　在光学显微镜下看到的中心体（centrosome）（彩图 5-4）实际上是一种复合体，由**中心粒**（centriole）和**中心球**（centrosphere）组成。电镜下中心粒是圆柱形小体，而且成对并彼此相互垂直排列，故又称双心体。中心球是存在于中心粒周围，具有较高电子密度的一些无定型基质。

中心粒的结构是九束三联管有规则地排列成环状，每九束环状结构之间是斜向排列，好似风车的旋翼，故称为**中心粒小轮**（centriole pin wheel）（图 5-9）。

中心粒的功能：①由于中心粒存在 ATP 酶，表明它与细胞的能量代谢有关，为细胞运动和染色体运动提供能量。②中心粒与细胞的有丝分裂有关。一般情况下，每个细胞只有一对中心粒。在细胞分裂前期，成对的中心粒进行自我复制变成两对，分别向细胞两极移动，与纺锤丝相连。在细胞

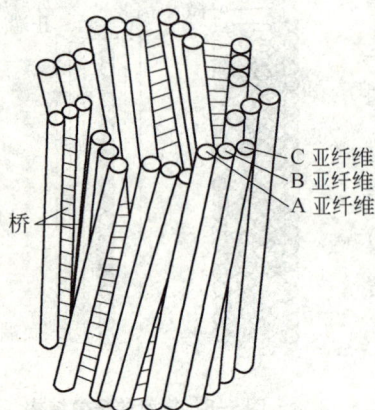

C 亚纤维
B 亚纤维
A 亚纤维
桥

图 5-9　中心粒的超微结构

分裂中期，中心粒之间的纺锤丝牵引染色体，导致染色体移动。因此，中心粒被认为是细胞分裂时的内部活动中心。③中心粒是动物细胞微管组织中心。

（2）鞭毛与纤毛　鞭毛（flagellum）、纤毛（cilia）是专司运动的细胞特化结构，它们由二联管有规则地排列、组合而成。鞭毛和纤毛是细胞质向表面突起而形成的形态细长的一类细胞器。通常将少而长的称鞭毛，约150μm；短而多的称纤毛，5～10μm。它们的直径为0.15～0.50μm。

纤毛器的基本结构包括：①纤毛，是细胞表面突出的细长柱状部分；②基体（basal body）是深入到细胞质中的部分，与中心粒结构相似的细胞器，从它发出纤毛或鞭毛。若在纤毛或鞭毛中部作一横切面，可见轴丝的中心有一对由中央鞘包围的微管，两条微管单独分开，它们之间有桥梁相连，称为中央微管。中央鞘的四周有9束二联管，其中有一条微管电子致密度高，称为A管；另一条为B管，电子密度低。A管有两个短臂伸向邻近一对微管的B管，带有钩的为外臂，不带有的为内臂。这两个短臂称为动力蛋白臂（dynein arms），具有ATP酶活性，为纤毛或鞭毛的运动提供能量。二联管向中央微管的突起称为辐条，辐条的末端膨大部分称为辐条头。9对二联管之间有管间联结丝，它通过内臂将9组二联管紧紧地扎为一体（图5-10）。

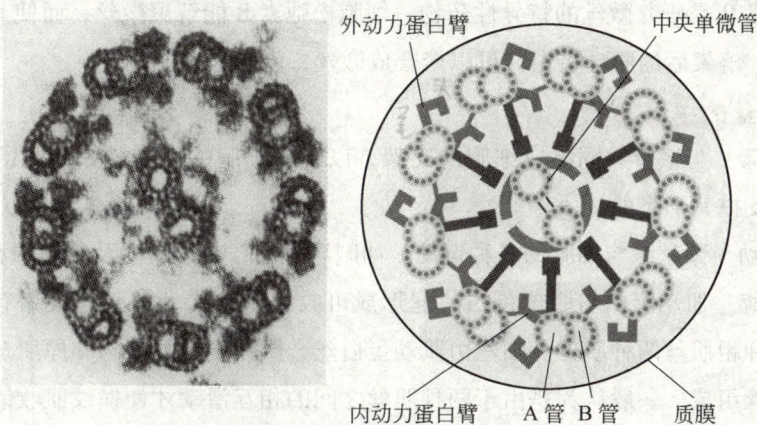

图5-10　鞭毛和纤毛横切面模式图

关于鞭毛和纤毛的运动机制，目前认为是由于轴丝中二联管之间的相互滑动而产生的，而动力蛋白臂是微管滑动必不可少的结构，因为动力蛋白臂具有ATP酶活性，能水解ATP，将化学能转化为机械能，为鞭毛和纤毛的运动提供能量。所以在鞭毛和纤毛的基体附近有许多线粒体分布，提供ATP。

二、微丝

微丝普遍存在于各种真核细胞中，在具有运动功能或非对称性的细胞中尤为发达。在体外培养的上皮细胞和成纤维细胞基质中，可见到线状的微细纤维，即称微丝。它分散或成束状，或交织成网状存在于细胞中。微丝根据细胞周期和运动能量的需要改变其在细胞内的形态和空间位置，这说明微丝也是一个可变的结构，能根据所在细胞的不同需要而聚合或解聚。

（一）微丝的结构及化学组成

微丝（microfilament，MF）是一种实心的纤维状结构，是肌动蛋白的螺旋形聚合体。它们具韧性，直径为5～7nm。通常形成各种各样的纤维束、二维的网状结构或是三维的凝胶体。虽

NOTE

然细胞中各处都有肌动蛋白，但它们主要集中在细胞质膜下的皮层中。

微丝的主要化学成分是**肌动蛋白**（actin）。在细胞中肌动蛋白的存在方式有两种：一种是游离状态的球状肌动蛋白单体，称为 G-肌动蛋白；另一种是由 G-肌动蛋白聚合后形成的纤维状长链，又称为 F-肌动蛋白。F-肌动蛋白构成微丝的主体。肌动蛋白分子具有明显的极性，分子的一端为正端，另一端为负端，它们首尾相接后形成的肌动蛋白丝也像微管一样在结构上有极性，有一个正端和一个负端。

（二） 微丝的组装及影响因素

肌动蛋白丝可以在任何一端添加肌动蛋白单体而增长，不过在正端的速度要比在负端快。裸露的肌动蛋白丝就像不带结合蛋白的微管一样而呈固有的不稳定性，而且两端都可以去组装。游离的肌动蛋白单体带有一个紧密结合的 ATP，一旦肌动蛋白单体聚合到肌动蛋白丝上它就水解成为 ADP，减弱了单体之间的结合力，也就降低了聚合体的稳定性。因此，核苷酸的水解促进了解聚，帮助细胞中已形成的微丝去组装。

在含有 ATP 和 Ca^{2+} 以及很低浓度 Na^+、K^+ 等阳离子的溶液中，微丝趋向于解聚或成球形肌动蛋白，而在 Mg^{2+} 和高浓度的 K^+ 或 Na^+ 的溶液中，球形肌动蛋白则组装成微丝。

细胞松弛素 B 是研究微丝的特异性药物。细胞松弛素 B 能解聚微丝，而使其功能丧失；当除去该药物后，解聚后的肌动蛋白又可以聚合成微丝，恢复其功能。

（三） 微丝的主要功能

1. 细胞骨架　与微管共同组成细胞的支架，以维持细胞的形状。如细胞的特化结构微绒毛是靠微丝来支撑其形态的。

2. 细胞运动　微丝参与细胞的各种运动，如胞质流动、变形运动及细胞的吞噬活动等。

3. 肌肉收缩　肌动蛋白与肌球蛋白一起形成可收缩的结构，与肌肉收缩有关。动物的横纹肌有细肌丝和粗肌丝两种肌丝。细丝由肌动蛋白丝、肌钙蛋白复合物和原肌球蛋白组成。粗丝由肌球蛋白丝组成。一般认为是由于两种肌丝之间的相互滑动才使横纹肌收缩。

4. 细胞分裂　在细胞分裂时，由肌动蛋白丝和肌球蛋白 II 组成的缢缩环的紧缩，使细胞缢成分裂沟，最后细胞一分为二。胞质分割结束时微丝解聚，缢缩环消失。

5. 细胞连接　构成细胞间的连接装置。

三、中间纤维

细胞骨架的第三种成分是**中间纤维**（intermediate filament，IF），是最复杂的一种骨架成分。构成中间纤维的基本蛋白质是由同一基因家族编码的，在不同的细胞和组织内进行表达。

（一） 中间纤维的结构与化学组成

中间纤维是由中间丝蛋白组成的，直径介于微管与微丝之间，约 7~12nm 的绳状纤维。化学成分比微管和微丝复杂，性能及结构均比微管、微丝稳定，既不受秋水仙素类药物的作用，也不受细胞松弛素 B 的影响。

中间纤维蛋白家族很大，有多种不同的成员。每一种中间丝蛋白在分子量、等电点和氨基酸序列等方面存在明显不同，但它们的分子结构却非常相似。所有的中间丝蛋白单体都有共同的基本结构，即都由 311~314 个氨基酸构建成一个中央 α 螺旋杆状区，两侧是大小和化学性能不同的头部（N-端）和尾部（C-端）。因此，中间纤维外形及性质的差异几乎完全归因于两端区的多样性。

（二）中间纤维的组装

中间纤维的组装过程较复杂，有些中间纤维仅由一种单体蛋白组成，有些则由两种甚至三种不同的蛋白单体组装而成，但它们组装成中间纤维的过程都较相似，其过程如图 5-11 所示。

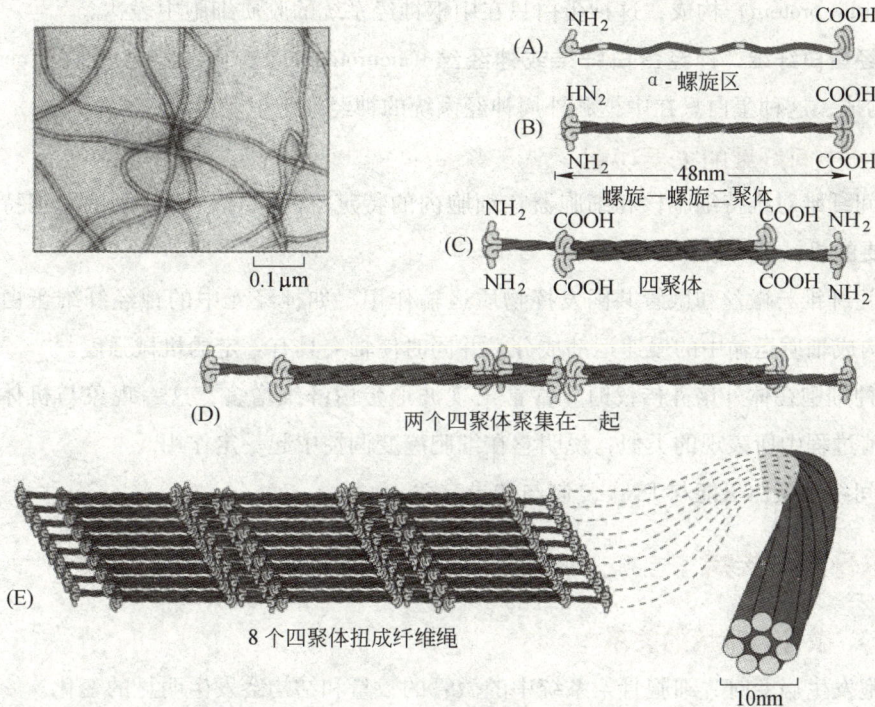

图 5-11　中间纤维的结构

1. 首先各型中间纤维的蛋白单体，以平行且相互对齐的方式形成双股超螺旋二聚体（图 5-11A、B）。

2. 两个二聚体排列形成错开的四聚体（图 5-11C），四聚体是在水溶液中最小稳定单位。

3. 每个四聚体首尾相连起来，形成**原纤维**（protofilament）（图 5-11D）。

4. 8 条原纤维再组装成螺旋状的绳状中间纤维丝，结果在横切面上可见到 32 条多肽，杆状中心区域作为纤维的核心，头尾部则突出纤维之外（图 5-11E）。

5. 超螺旋中 α-螺旋是反向平行的，因此是非极性的。

（三）中间纤维的类型

有一类中间纤维形成紧贴在核被膜内面的网筛状核纤层，其他类型在细胞质中伸展，使细胞具有固定机械强度，并通过一个细胞连接穿越细胞质到另一个细胞连接，使整个上皮组织具有机械应力。细胞质中的中间纤维丝可分为 5 种。

1. 角质蛋白纤维　角质蛋白纤维（keratin filament）只分布在上皮细胞或外胚层起源的细胞中。角质蛋白纤维可能有 30 种不同的角蛋白亚丝，其中包括头发、指甲等"硬"质角蛋白。这类纤维含有不同分子量的多肽角蛋白，在不同种类的细胞内，它们的排列不完全一致。

2. 波形蛋白纤维　波形蛋白纤维（vimentin filament）只分布在间质细胞和中胚层起源的细胞中如结缔组织中的细胞、红细胞以及淋巴管内皮细胞、成纤维细胞、软骨细胞等。同时无论何种细胞在体外培养时一般也会出现这种纤维。波形蛋白纤维很难溶解，在细胞中可能起支

NOTE

撑作用，实验证明它的分布常常终止于核膜或与核膜紧密相连。

3. 结蛋白纤维 结蛋白纤维（desmin filament）只分布在成熟肌肉细胞中，也称连接蛋白或肌间线蛋白纤维，常见于骨骼肌、心肌、平滑肌。

4. 胶质蛋白纤维 胶质蛋白纤维或胶质丝（glial filament）由胶质原纤维酸性蛋白（glial fibrillary acidic protein）构成，这种蛋白只在中枢神经系统的胶质细胞中表达。

5. 神经蛋白纤维 神经蛋白纤维或神经丝（neurofilament）由神经丝蛋白（neurofilament protein）构成，这种蛋白只在中枢和外周神经系统的神经细胞中表达。

（四） 中间纤维的主要功能

1. 中间纤维对维持细胞核和细胞器在细胞内的特定空间位置，以及保持细胞特定形态均发挥了重要的机械性支架作用。

2. 中间纤维与微丝和微管共同发挥物质运输作用。如神经元中的神经纤维蛋白与微管相连，共同构成轴质运输中的慢速运动成分，并同时使轴突具有一定的机械强度。

3. 多种细胞在体外培养传代时，常常出现波形蛋白纤维增多，这一现象与机体肿瘤细胞在演变增殖过程中所表现的类似，说明它在细胞癌变调控中起一定作用。

4. 中间纤维蛋白可能与 DNA 复制与转录有关。

四、细胞骨架与疾病

（一） 微管与疾病的关系

当细胞发生病变时，细胞骨架系统中的微管的数量和结构会发生明显的变化。

1. 微管遗传性疾病 微管与细胞病理的关系是十分显著的，有几种疾病已被报道属于微管遗传性疾病，如阿尔茨海默病（Alzheimer disease，AD），即早老年性痴呆病，在脑神经元细胞里发现有大量扭曲变形的微管，只有个别的微管保持正常。

2. 急性肝炎 肝炎病患者肝细胞内部的微管数量明显增多，尤其是高尔基复合体区。这可能与肝细胞分泌血浆蛋白的功能增强有关。

3. 不运动纤毛综合征 是一种先天性纤毛异常，在婴儿表现为呼吸道疾病，在成年期表现为男性精子不育，这是因为，患者的精子及呼吸道上皮细胞纤毛的轴丝中 9 束二联微管的动力蛋白臂先天缺失。

（二） 微丝与疾病的关系

镰刀型红细胞贫血症（sicklemia）是一种典型的遗传性分子病，患者的血红蛋白 β 肽链上的单一谷氨酸被缬氨酸置换而发生异常，使患者体内缺氧，钙离子增加，ATP 含量显著减少。这就引起肌动蛋白纤维发生变化，导致微丝发生改变，细胞膜变形，整个血红蛋白细胞盘状扭曲呈镰刀状。在炎症的修复过程中，新生的肉芽组织由肌纤维母细胞组成，其中含有肌动蛋白和肌球蛋白组成的收缩性细丝，对创伤愈合有重要作用。病毒在细胞内复制时，组装和成熟过程中微丝的变化也特别明显。

（三） 中间纤维与遗传性疾病

遗传性疾病单纯性大疱性表皮松解症（epidermolysisbullosa simples，EBS）患者，表达有缺陷的细胞角质蛋白，而使它们对机械性损伤非常敏感，轻微的挤压就可使突变的基底细胞破坏，使患者皮肤出现水疱。

知识拓展

个性化医疗

个性化医疗（Personalized medicine）以个人基因组信息为基础，结合蛋白质组和代谢组等相关内环境信息，为患者量身设计出最佳治疗方案，以期达到最大疗效和最小副作用的医疗模式。个性化医疗将全面改变人类医疗理念和医疗模式，改变千人用一药的传统治疗方式，将对"症"下药变为对"人"下药，可以提高治疗效果和安全性。随着基因组学研究的不断深入，个体通过检测基因来预知自己的未来健康状况，有针对性地进行未病先治，通过了解人类基因的个体差异，有助于医生为患者选择并设计更加个性化、准确的治疗方法。人类基因组计划和国际人类基因组单体型图计划以及疾病易感基因的研究成果，将成为确定人类遗传多态性和疾病的关系，通过对个体若干基因多态位点的测定，就可以了解个体的健康状况和潜在的疾病倾向，并建立起一套人类健康的个性化基因检测方案，进而定制个性保健和生活方案。如肿瘤的个性化医疗就是采用国际最先进的基因检测技术将肿瘤突变基因定位，确定其机体药物代谢能力，制定最佳治疗方案，如分子靶向药物，药物剂量和生物免疫治疗等先进治疗方法。尽管个性化医疗正在逐步成为现实，但在大规模推广和应用前，它还需要克服很多阻碍，如经济层面和科研方面的挑战，以及相关配套设施的完善。

思考题

1. 内质网分为几种？在形态和功能上各有何特点？
2. 简述蛋白质合成的信号肽假说的内容。
3. 高尔基复合体具有哪些主要生理功能？
4. 溶酶体具有哪些生理功能？
5. 溶酶体是如何形成的？
6. 人类哪些疾病与溶酶体密切相关？
7. 何谓膜流？膜流对细胞的生命活动有何影响？
8. 简述蛋白质生物合成的基本过程。
9. 细胞中的核糖体有几种存在形式？所合成的蛋白质在功能上有什么不同？
10. 为什么说线粒体是细胞氧化供能中心？
11. 为什么说线粒体是一个半自主性的细胞器？
12. 线粒体与人类疾病有何关系？
13. 简述化学渗透假说的内容。
14. 微管有几种类型？在细胞中作用如何？
15. 简述鞭毛或纤毛的超微结构。
16. 细胞骨架与医学有何关系？

NOTE

第六章　细胞核

细胞核（nucleus）是真核细胞最显著和最重要的细胞器，含有控制细胞生命活动的最主要的遗传物质——DNA，进行 DNA 复制和转录，是细胞生命活动的调控中心。细胞核使细胞功能区域化，核膜将遗传物质包围在核内，使之与细胞内的其他生命活动分隔开，保证了细胞的遗传稳定性。细胞核的出现是生物进化历程中的一次飞跃，是真核细胞结构完善的主要标志。

17 世纪，Leeuwenhoek（荷兰）在自制的显微镜下首次发现了细胞核。1831 年，Brown（苏格兰）第一次使用"nucleus"一词，并认为所有细胞均有细胞核。细胞核普遍存在于除哺乳动物成熟红细胞和高等植物成熟筛管外的所有真核细胞。

第一节　细胞核的形态

一、细胞核的形态和大小

细胞核的形态多种多样，一般与细胞的形态相适应。球形、柱状形、多边形细胞的核多为圆形或近圆形，如卵细胞、肝细胞（彩图 6-1）及神经元（彩图 6-2）；扁平细胞的核则为椭圆形，如食道复层扁平细胞（彩图 6-3）；人血液的中性粒细胞为分叶形或弯曲杆形（彩图 6-4）；小肠柱状上皮细胞核为杆状或者椭圆形（彩图 6-5）；巨噬细胞的核形状常常会变化；梭形细胞的核呈长杆状，如平滑肌细胞（彩图 6-6）等。

细胞核的大小在不同生物、不同生理状态下有所不同，幼稚细胞的细胞核相对体积较大，如淋巴细胞、胚胎细胞、肿瘤细胞；成熟细胞的细胞核相对体积较小，如表皮角化细胞和衰老细胞；高等动物细胞核直径一般为 $5\sim10\mu m$。常用细胞核与细胞质的体积比，即核质比（NP）来表示细胞核的相对大小。

$$NP = \frac{Vn}{(Vc-Vn)}$$

其中，Vn 为细胞核体积，Vc 为细胞体积。一般情况下，当细胞体积增大时，细胞核也随着增大，以保持核质比不变。

二、细胞核的数目和位置

每个细胞通常只有一个核（彩图 6-2、6-3），但肝细胞（彩图 6-1）、肾小管细胞和软骨细胞有两个核，有的细胞甚至有多个细胞核，如骨骼肌细胞有几十个核（彩图 3-7），破骨细胞的核可达数百个；也有的细胞没有核，如哺乳动物的成熟红细胞（彩图6-4）。细胞核一般位于细胞的中心位置或稍偏向一侧，有的细胞，如脂肪细胞由于脂滴较多，核常被挤于一侧。

第二节　细胞核的结构

细胞核的形态结构随细胞的增殖过程呈周期性变化，在细胞分裂期，核被膜裂解，细胞核没有明显的形态结构，只有在细胞分裂间期时才能观察到核的完整结构，其基本结构包括：核被膜、染色质、核仁及核基质四部分（电镜图1、4、7）。

一、核被膜

核被膜（nuclear envelope）又称核膜（nuclear membrane）是内膜系统的一部分，其内包含着遗传物质而形成了真正独立的核。在电镜下观察，核被膜由内、外两层单位膜构成，靠向细胞质的一层为外核膜，靠向核质的一层为内核膜，内、外核膜之间是宽为20~40nm的腔隙，称为核周间隙，核膜上分布有很多核孔复合体（图6-1）（电镜图1、4、7）。

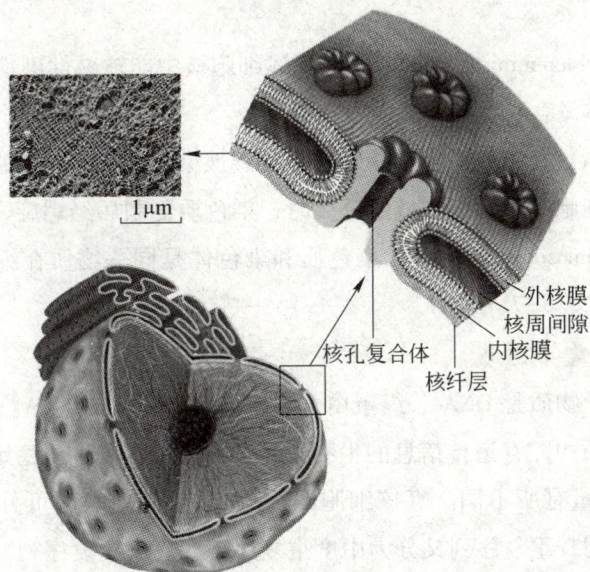

1μm

外核膜
核周间隙
内核膜
核孔复合体
核纤层

图6-1　细胞核及核膜的结构示意图

1. 外核膜　外核膜（outer nuclear membrane）朝向细胞质，厚4~10nm，外表面附有核糖体，外核膜与粗面内质网相连。

2. 内核膜　内核膜（inner nuclear membrane）朝向核质，内表面有一层由纤维蛋白组成的纤维网络结构，称为**核纤层**（nuclear lamina）。核纤层与中间纤维、核基质相互连接，并与核内膜上的镶嵌蛋白质相连，起到维护核膜形态及固定核孔的位置的作用，核纤层还与核内的染色质的特异性部位相结合，为染色质提供附着位点。在细胞周期中，核纤层与核膜的裂解与重建有关。

3. 核周间隙　内、外核膜之间有宽为20~40nm的腔隙，称为**核周间隙**（perinuclear space）。核周间隙与粗面内质网腔相通，内含有呈溶解状态的各种蛋白质和酶。在各种生理活动中，核周间隙是核与质之间的生理缓冲区。

4. 核孔复合体　核膜上存在着由内、外核膜局部融合形成的环形孔道，直径约为 80～120nm，是细胞核与细胞质间物质交换的通道，称为核孔。核孔的数目、大小与细胞的种类和代谢状态有关。一般在分化较低、合成功能旺盛以及核仁大的细胞中，核孔数目较多。电镜下的核孔并非简单的孔洞，而是一个复杂的盘状结构体系，由一组蛋白质颗粒以特定方式排列而成的结构，称为**核孔复合体**（nuclear pore complex）。核孔复合体的结构为：每个核孔由柱状亚单位（column subunit）形成核孔壁，其内侧、靠近核孔复合体中心有环状亚单位（annular subunit），由 8 个颗粒状结构环绕而成核孔复合体核质交换的通道；接触核膜部分的蛋白称为腔内亚单位（luminal subunit），由大的跨膜糖蛋白组成，有利于核孔复合体锚定在核膜上。另外，核孔胞质面边缘和核质面边缘分布有胞质环和核质环，环上分别有 8 条细纤维对称分布并伸向胞质和核质，其中伸向核质的纤维末端形成一个小环。

核膜作为核、质之间的屏障，不仅可将细胞核物质与细胞质物质限定在各自特定的区域内，对稳定核内遗传物质和 RNA 转录后有效的加工有十分重要的意义，而且对细胞核、质间的物质交换起着重要作用，决定着物质交换的类型与方式。

二、染色质与染色体

染色质是 1879 年 Flemming 提出的，用于描述细胞核中能被碱性染料染色的物质，1888 年 Waldeyer 提出了染色体概念。

染色质（chromatin）是指间期细胞核内容易被碱性染料染成深色的物质，是间期核内遗传物质的存在形式。当细胞有丝分裂或减数分裂时，染色质复制后经螺旋、折叠卷曲形成的棒状结构称为**染色体**（chromosome）。因此，染色质和染色体是同一物质在细胞间期和分裂期的不同形态表现（彩图 6-2、6-7、6-8）。

（一）染色质的化学组成

染色质的主要化学物质是 DNA、组蛋白、非组蛋白和少量的 RNA。

1. DNA　是染色质中贮存遗传信息的生物大分子，其结构、性质稳定，数量恒定，不同生物染色质中的 DNA 含量有所不同。真核细胞的 DNA 碱基排列顺序可分为单一序列和重复序列，根据重复次数不同，重复序列又分为中度重复序列和高度重复序列。

2. 组蛋白　组蛋白（histone，H）是染色质中富含赖氨酸和精氨酸的碱性蛋白质，总量约与 DNA 相当。根据精氨酸、赖氨酸的比例不同，可将组蛋白分为五种即：H1、H2A、H2B、H3 及 H4。除 H1 外，其他 4 种组蛋白在进化上高度保守，没有种属和组织的特异性，其中尤以 H3、H4 最为保守。组蛋白可与 DNA 紧密结合，对维持染色质结构和功能的完整性起关键作用。组蛋白和 DNA 结合可抑制 DNA 的复制和转录。

3. 非组蛋白　非组蛋白（nonhistone）是染色质中除组蛋白以外所有蛋白质的统称，富含带负电荷的天冬氨酸、谷氨酸等氨基酸，是酸性蛋白质。非组蛋白在细胞内的含量比组蛋白少，但种类繁多，且功能各异。主要包括与核酸的合成、分解及染色质化学修饰有关的酶类以及部分结构蛋白和调节蛋白。

非组蛋白与组蛋白结合，能特异性地解除组蛋白对 DNA 活性的抑制作用，促进复制和转录，调控基因的表达。

4. RNA　染色质中 RNA 含量很低，而且在不同物种中含量变化较大，大部分是新合成的各类 RNA 前体。

（二）常染色质和异染色质

根据螺旋化和折叠程度的不同，间期细胞核内的染色质可分常染色质和异染色质。

1. 常染色质　常染色质（euchromatin）是指间期核内结构较疏松的、螺旋化程度小、不易被碱性染料着色的染色质纤维部分。常染色质多分布于细胞核的中央，少量分布于核仁内。常染色质的 DNA 主要由单一序列和中度重复序列构成，这部分染色质代表有活性的 DNA 分子部分，在一定条件下可进行转录，但并不是所有的常染色质都能转录。

2. 异染色质　异染色质（heterochromatin）是间期核内一种结构紧密、高度螺旋化、用碱性染料染色深的染色质纤维。异染色质多分布于核内膜边缘，核孔的周围。这部分染色质功能上很不活跃，没有转录活性。异染色质又分为结构异染色质和兼性异染色质两种。结构异染色质是指那些在所有细胞和不同发育阶段中始终处于凝集状态的、无转录活性的染色质。结构异染色质由高度重复的 DNA 序列构成，在中期染色体上，多分布于着丝粒、端粒、次缢痕等部位。兼性异染色质是由常染色质凝缩、丧失转录活性后形成的异染色质，在一定条件下能向常染色质转换并恢复其转录活性。

一般而言，常染色质可大量出现于快速增殖的细胞，如胚胎细胞、骨髓细胞和肿瘤细胞；而在分化程度高的细胞中，异染色质往往含量较高。在复制时间上常染色质先复制，异染色质后复制。在化学本质上，常染色质和异染色质是同一种物质的两种不同存在状态，而且在一定条件下二者还可以互相转换。

（三）染色质的包装

人体一个细胞中的 DNA 总长度为 1.74m，细胞核的直径仅为 $5\mu m$，因此，DNA 必须进行高度有序的折叠，才能在狭小的核空间内保存和行使功能，并且在细胞分裂中将遗传物质平均分配到两个子细胞中去。1974 年 Kornberg 等人根据染色质的酶切降解和电镜观察，发现染色质的基本结构单位是核小体，提出了染色质结构的"串珠"模型。核小体彼此串联在一起，再进行多次螺旋形成高级结构，最终组装成染色体。

1. 核小体（nucleosome）　由长约 200bp 的 DNA 和 5 种组蛋白组成核小体。其中组蛋白 H2A、H2B、H3、H4 各一对组成八聚体蛋白，DNA 分子以 147 个碱基对长度在其表面缠绕 1.75 圈形成直径 10nm、高 6nm 的核心颗粒，其余 60bp 左右的 DNA 连接相邻的核心颗粒叫作连接 DNA（linker DNA），组蛋白 H1 位于连接 DNA 上，锁住 DNA 的进出端起稳定核小体的作用。

若干个核小体重复排列形成直径约 10nm 的串珠状纤维。由于核小体的形成，DNA 分子被压缩了大约 7 倍。

2. 螺线管（solenoid）　核小体串珠围绕一个空心轴，螺旋化形成外径 30nm、内径 10nm、螺旋间距 11nm 的中空线状结构，称为螺线管。螺线管的内壁由核小体组成，每一螺旋含 6 个核小体，使得 DNA 又压缩了 6 倍。组蛋白 H1 位于螺线管内侧，对螺线管的形成和稳定起着重要作用。

3. 超螺线管（super-solenoid）　螺线管进一步螺旋盘绕形成直径为 400nm 的圆筒状结构，称为超螺线管。由螺线管到超螺线管，DNA 的长度又压缩了近 40 倍。

NOTE

4. 染色单体（chromatid）　由超螺线管再进一步螺旋和折叠形成染色单体，使得 DNA 的长度又压缩了 5 倍。这样，从线性 DNA 分子到染色单体，DNA 共压缩了约 8400 倍。

在间期的细胞核内，常染色质以核小体和螺线管结构为主，异染色质则主要是超螺线管结构。当细胞分裂时，几乎所有的染色质都凝集成染色单体。由于在间期 DNA 已完成了复制，所以，分裂期在显微镜下观察到的染色体是由两条染色单体构成的。

多级螺旋模型虽然在一定程度上解释了染色体组装的复杂现象，但缺乏充分的实验证据。20 世纪 80 年代以来，染色体"袢环"模型（loop model）引起了人们的重视。这个模型认为，在染色体中，有一个由非组蛋白纤维网组成的染色体支架，两条染色单体的非组蛋白支架在着丝粒区域相连接。直径 30nm 的螺线管折叠形成袢环，每个袢环长 520nm，含 30 000 万 ~ 100 000 万个碱基对。每 18 个袢环以染色体支架为轴心呈放射状排列一圈形成微带（miniband），微带是染色质的高级结构单位。大约 10^6 个微带沿轴心支架纵向排列构成染色单体。（图 6-2）

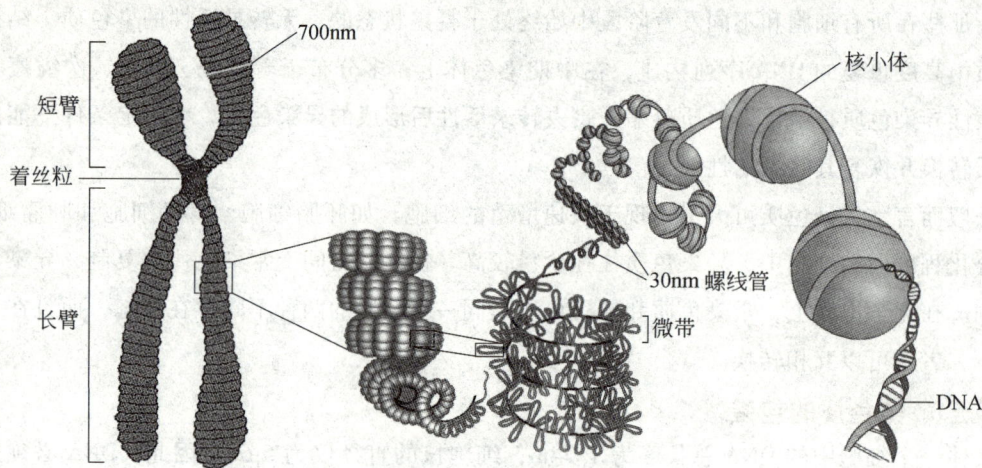

图 6-2　微带与染色体模式图

三、核仁

核仁（nucleolus）是真核细胞间期核中最明显的结构之一，在光镜下为深染均质的圆形小体，其大小，数目随着细胞类型及生理状态不同而异，一般为 1 个或几个（彩图 6-2）。蛋白质合成旺盛的细胞，如卵母细胞、分泌细胞及肿瘤细胞，核仁很大；而不具蛋白质合成能力的细胞，如精子细胞、肌肉细胞，核仁则很小，甚至没有核仁。

核仁通常位于核的一侧，也可移到核膜边缘。在细胞有丝分裂前期核仁消失，末期重新出现。

（一）核仁的化学组成

核仁的化学成分主要为蛋白质、RNA 和 DNA，其中蛋白质为核仁的主要成分，占核仁干重的 80%，种类很多，约 100 余种，如核糖体蛋白、组蛋白、非组蛋白、RNA 聚合酶、ATP 酶等多种酶系。RNA 约占干重的 10%，以核蛋白形式存在。DNA 占核仁干重的 8%，主要位于核仁相随染色质部分。

（二）核仁的结构

电镜下核仁是一个无界膜包围的，由纤维丝等多种成分构成的海绵状结构。根据电镜观察和各种酶消化实验的结果，核仁的超微结构包括以下 3 部分。

1. 纤维中心　在电镜下观察，**纤维中心**（fibrillar center，FC）为核仁中央的低电子密度浅染区，实验表明在纤维中心存在着 rDNA。rDNA 上有 rRNA 基因串联排列，可进行高速转录，产生 rRNA，组织形成核仁。因此，称之为核仁组织者区或核仁形成区（nucleolar organizing regions，NORs）。人类的 NORs 位于 13、14、15、21 和 22 号 5 对染色体上的次缢痕处。在间期核中，这些核仁形成区相互间发生融合，形成一个体积较大的核仁，它们共同构成的区域称为核仁组织区。

2. 致密纤维组分　**致密纤维组分**（dense fibrillar component，DFC）是核仁中电子密度最高的部分，染色深，由致密的纤维组成呈环形或半月形包围纤维中心，通常见不到颗粒。主要含有正在转录的 rRNA 分子、核糖体蛋白及某些特异性的 RNA 结合蛋白。

3. 颗粒组分　**颗粒组分**（granular component，GC）是一些直径为 15～20nm 的致密颗粒，分布于核仁纤维结构的外侧，并延伸到核仁边缘。颗粒组分由 rRNA 和蛋白质组成。一般认为它是正在加工、处于不同成熟阶段的核糖体大、小亚基的前体。

除以上 3 种组分外，核仁中还可见到核仁相随染色质和核仁基质等结构。核仁相随染色质包括包围在核仁周围的一些异染色质，称为核仁周围染色质（perinucleolar chromatin）和伸入核仁内部的核仁内染色质（intranucleolar chromatin）。核仁内染色质是核仁相随染色质的主要部分，是常染色质，具有转录活性。核仁基质为无结构、无定形的液体，主要成分是组蛋白。核仁基质是核仁其他组分存在的环境，并可与核骨架相连。

（三）核仁的功能

核仁是 rRNA 合成、加工和组装核糖体大、小亚基的重要场所。真核细胞中，分布于核仁中的 rDNA 在 RNA 聚合酶 I 的作用下转录出 45S rRNA，45S rRNA 与来自细胞质的 80 多种蛋白质结合形成核蛋白复合体，在酶的催化下，裂解形成 5.8S rRNA、18S rRNA 和 28S rRNA。其中 5.8S rRNA、28S rRNA 和 5S rRNA（来自核仁外）与 49 种蛋白质装配成核糖体大亚基；18S rRNA 与 33 种蛋白质装配成核糖体小亚基。大、小亚基经过核孔运输到细胞质中，成为有功能的核糖体（图 6-3）。

四、核基质

核基质（nuclear matrix）是指细胞核内除核膜、染色质和核仁外的蛋白质纤维网架结构系统。1974 年 Berezney 和 Coffey 等人用核酸酶（DNase 和 RNase）和高盐溶液处理细胞核，抽提 DNA、组蛋白和 RNA 后发现核内仍残留有纤维蛋白的网架结构，并称其为核基质。又因为核基质与胞质骨架有一定联系，并且形态也很相似，所以，也将核基质称为核骨架（nuclear skeleton）。

核基质成分复杂，由一些直径 3～30nm 粗细不等的蛋白质纤维和一些颗粒状结构相互联系构成。核骨架成分比较复杂，主要是非组蛋白性的纤维蛋白，其中相当一部分为含硫蛋白。二硫键对稳定核基质起着至关重要的作用，破坏二硫键将引起核基质的解体。核骨架含有的蛋白质达 200 多种，分子量为 40～60kD，分为核基质蛋白以及核基质结合蛋白。

核基质在真核细胞染色体的构建、基因表达调控、DNA 复制、DNA 损伤修复、RNA 转录及转录后的加工和运输过程都起着极为重要的作用。

NOTE

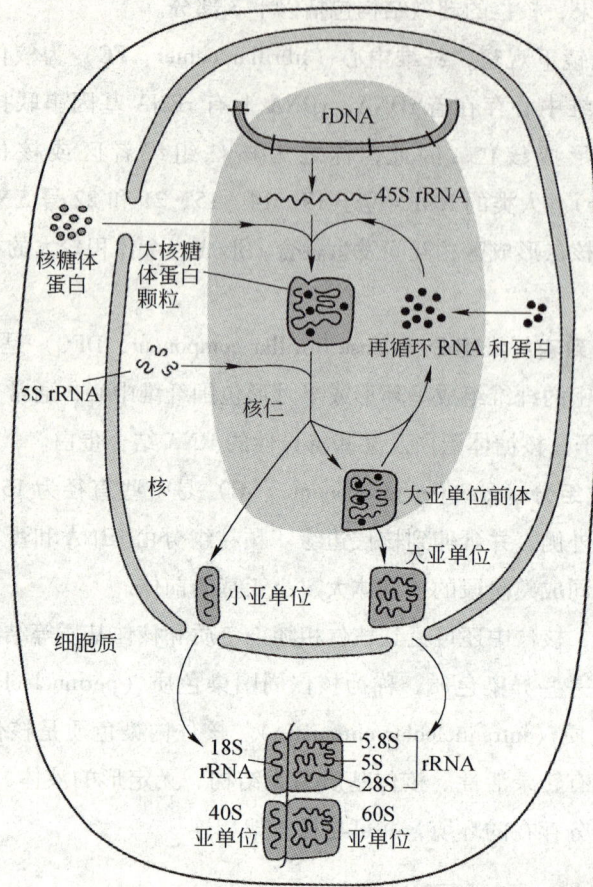

图 6-3 核仁的功能

第三节 细胞核的功能

细胞核是遗传物质 DNA 存在的主要部位,其功能主要是参与 DNA 相关的一系列活动,是遗传信息贮存、DNA 复制、各种 RNA 转录的场所,对维持细胞遗传稳定性及细胞的代谢、生长、分化、增殖等生命活动起着控制作用。

一、遗传信息的贮存

DNA 分子上的遗传信息蕴藏在 4 种组成 DNA 分子的核苷酸的排列顺序中,核苷酸的数量和排列顺序的变化,使遗传信息呈现出多样性与复杂性。若 DNA 分子由 n 个核苷酸组成,则这些核苷酸将以 4^n 种方式加以排列。因此,遗传信息的量与组成 DNA 的核苷酸的数量呈正相关,核苷酸数量越多,其排列组合的方式就越复杂,DNA 分子所包含的遗传信息也就越丰富。人体细胞基因组的 DNA 分子上有 3.2×10^9 个核苷酸对,其所含遗传信息可达天文数字。

DNA 分子中含有特定遗传信息的一段核苷酸序列称作**基因**(gene),是遗传信息的结构单位,控制着生物某些特定的性状。有些基因能编码蛋白质,有些基因编码的产物是各种 RNA。

二、DNA 复制

DNA 复制是指以 DNA 为模板,在酶的作用下,亲代 DNA 分子合成与自身相同的子代 DNA

NOTE

分子的过程。复制的结果使核内 DNA 分子的含量增加了 1 倍，进而促使细胞分裂，将复制的遗传物质传给子代细胞，从而保持了遗传物质的稳定性。

（一） 复制起点和方向

DNA 复制是从 DNA 分子内部的特定位置开始的，这个特定位置称为**复制起点**（origin point）。DNA 复制从起点开始向两侧双向延伸形成的复制单位称为**复制子**（replicon）。真核细胞的每个 DNA 分子上有多个复制起点，形成多个复制子，每个复制子包含约 3~300kb。复制子只有起点没有终点，当两个相邻的复制子相连时，就汇合在一起，多个复制子汇合后终止复制。

（二） 复制的过程

DNA 复制过程非常复杂，由多种酶和蛋白质共同完成，主要包括引发、延伸和终止三个阶段。

1. DNA 复制所需的酶 DNA 复制过程需要几十种酶催化。在 DNA 复制开始时，需要 DNA 解旋酶和 DNA 单链结合蛋白。DNA 解旋酶（helicase）是一类对 DNA 模板依赖的 ATP 酶，在对 DNA 双螺旋进行解旋时，需要 ATP 提供能量。当 DNA 分子解旋形成单链后，单链结合蛋白（single strand DNA binding protein，SSBP）就与 DNA 单链结合，防止单链 DNA 重新螺旋化，并保护其免受核酸内切酶的水解。

在 DNA 复制过程中，DNA 聚合酶起着主要作用。DNA 聚合酶能把单核苷酸加到多核苷酸链游离的 3′端的羟基上，使新链的合成具有方向性，只能是沿着 5′→3′方向进行。由于 DNA 聚合酶不能自行从头合成 DNA 链，所以必须由引物酶（primase）合成一小段含十几个至数十个核苷酸的 RNA 作为引物。还需要 DNA 连接酶（DNA ligase）将 DNA 聚合酶合成的 DNA 片段共价连接起来。

2. DNA 复制过程 DNA 局部解螺旋后形成两个复制叉（replication fork），每个复制叉的 DNA 分子的两条单链方向相反，一条是 3′→5′端，另一条是 5′→3′端，所以 DNA 两条链的合成方式不同。

以 3′→5′方向链为模板，在 RNA 引物及 DNA 聚合酶的作用下，沿 5′→3′方向边解旋边复制，复制是连续进行的，速度较快，因此把沿 5′→3′方向合成的子链称为**前导链**（leading strand）。

以 5′→3′方向链为模板，在 RNA 引物和 DNA 聚合酶作用下，先按 5′→3′方向合成一些短的、不连续的 DNA 片段，再经 DNA 连接酶的作用形成完整新链，由于这条链合成是分段进行的，所以复制速度慢，被称为**后随链**（lagging strand）。一段引物只能引导合成一个 DNA 片段，所以，在 5′→3′模板链上会同时出现许多片段，称为**冈崎片段**（Okazaki fragment）。真核生物的冈崎片段长度为 100~200 个核苷酸（图 6-4）。

像这样，在一个复制叉内，一条链的复制是连续的，另一条链的复制是不连续的，故称**半不连续复制**（semi-discontinuous replication），复制后的子代 DNA 分子保留了原来分子的一条链，称作**半保留复制**（semi-conservative replication）。

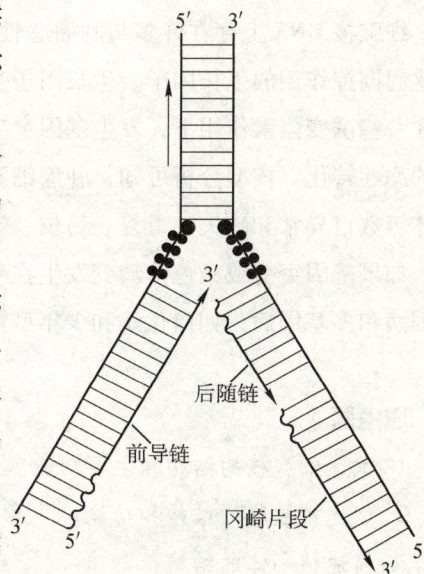

图 6-4 DNA 的复制

（一个复制叉中，示前导链与后随链的合成）

NOTE

由于真核细胞的 DNA 分子链是盘绕在组蛋白八聚体构成的核心颗粒上的，所以，在 DNA 复制时首先是 DNA 从组蛋白核心颗粒上脱下来，当 DNA 复制完毕，又与组蛋白核心颗粒结合。

三、遗传信息的转录

转录（transcription）是指以 DNA 分子为模板，根据碱基配对原则，合成 RNA 的过程，是蛋白质生物合成所必需的重要环节。真核生物 RNA 转录及转录后加工、转运是在细胞核各组成结构的相互配合和共同作用下完成的。在核基质中，RNA 聚合酶 Ⅱ 催化合成 hnRNA（mRNA 的前体），RNA 聚合酶 Ⅲ 合成 tRNA 和 5S rRNA；在核仁内，RNA 聚合酶 Ⅰ 催化合成 45S rRNA。转录出的 RNA 经过加工成熟后经由核孔复合体转运至细胞质中指导合成蛋白质。

第四节　细胞核与疾病

细胞核是遗传信息贮存、复制、转录及加工的场所，是细胞生命活动的控制中心，因此，细胞核结构与功能的改变，常会引起细胞生长、分化、增殖等行为的异常，从而引起某种疾病。

一、细胞核形态异常

肿瘤细胞核质比明显提高，细胞核形态会发生出芽、凹陷、弯曲等不规则变形，核呈现分叶状、弯月状及桑葚状等，核孔数目增多有利于核内、外物质的转运。核仁体积增大，数目增多，表现为 rRNA 合成活动增强，反映出肿瘤细胞代谢活跃、生长旺盛的特点。常染色质比例增大，染色质颗粒化，聚集在核膜处，分布不均匀。

二、细胞核的遗传物质异常

细胞核 DNA 上存在许多与肿瘤恶性转化相关的基因，其产物主要为对细胞生长、分裂和分化起调控作用的生长因子、生长因子受体、转录调节因子、细胞周期调节蛋白等。当这些基因在一些诱变因素作用下，发生基因突变，其蛋白产物将被超活化或失去控制，最终将引起肿瘤的恶性转化。核型分析可知，肿瘤细胞常发生染色体异常改变，如超二倍体、亚二倍体、多倍体等数目异常和缺失、重复、易位、端粒长度缩短、端粒融合及双着丝粒等结构异常。

如果基因突变或染色体畸变发生在生殖细胞，则会引起遗传病，前者引起基因病，包括单基因病和多基因病，如白化病和少年型糖尿病；后者引起染色体病，如 21 三体综合征等。

思考题

1. 试述细胞核的结构和主要功能。
2. 试述核被膜的结构和功能。
3. 简述核小体的结构。
4. 染色质有哪些类型，各有何特征？
5. 简述核仁的结构及其功能。
6. 试述染色质结构与基因转录的关系。

第七章　细胞增殖、分化、衰老和死亡

早在 19 世纪，德国细胞病理学家 Virchow 就指出"一切细胞来自细胞"，新的细胞都是由原来的细胞增殖来的。**细胞增殖**（cell proliferation）是指细胞通过生长和分裂获得和母细胞一样遗传特性的子细胞，从而使细胞数目成倍增加的过程。细胞增殖是有机体生长发育、繁殖后代、创伤修复、新陈代谢和细胞分化的基础。

第一节　细胞的增殖方式

细胞增殖方式主要有 3 种：无丝分裂、有丝分裂和减数分裂。

一、无丝分裂

无丝分裂（amitosis）又称直接分裂，细胞分裂时核伸长，从中部缢缩，然后胞质分裂，没有染色体组装和纺锤体形成。无丝分裂是低等生物增殖的主要方式，最早在鸡胚红细胞中发现，在高等动植物中也有发现。人体中只发生在某些迅速分裂的组织，如口腔上皮及创伤修复等组织中。

二、有丝分裂

有丝分裂（mitosis）又称间接分裂，是真核细胞最主要的增殖方式。因在细胞分裂过程中形成专门执行细胞分裂功能的临时性细胞器——有丝分裂器而得名（分裂过程见本章第二节）。

三、减数分裂

减数分裂（meiosis）又称成熟分裂，是有性生殖生物的生殖细胞（又称配子）在形成过程中发生的一种特殊的有丝分裂，其特点是：遗传物质复制 1 次，而细胞连续分裂两次，形成单倍体的配子（分裂过程见本章第三节）。

第二节　细胞的增殖周期

细胞增殖周期（cell generation cycle）指从亲代细胞分裂结束到子代细胞分裂结束之间的间隔时期，简称**细胞周期**（cell cycle）。细胞周期是生物繁殖的必要机制，在这一过程中，细胞数目增加 1 倍，细胞的遗传物质复制一次并均等地分配到两个子细胞中。根据光学显微镜所观察到的细胞分裂时的活动，将细胞周期分为两个主要的时期：分裂间期（interphase）和分裂期（M）。

NOTE

分裂间期（彩图 7-1、7-7、7-8）是新细胞的生长期，显微镜下虽然只看到细胞增加大小而无任何其他事件发生，但实际上，间期细胞非常繁忙，该期又分为三个时期：S 期（DNA synthetic phase），以及 S 期前后两个连续生长的时期 G_1 期（Gap 1 phase）和 G_2 期（Gap 2 phase）。细胞分裂过程中细胞核的形态发生急剧变化，根据细胞核的变化特征，将 M 期分为前期（prophase）、中期（metaphase）、后期（anaphase）和末期（telophase）（图7-1）。

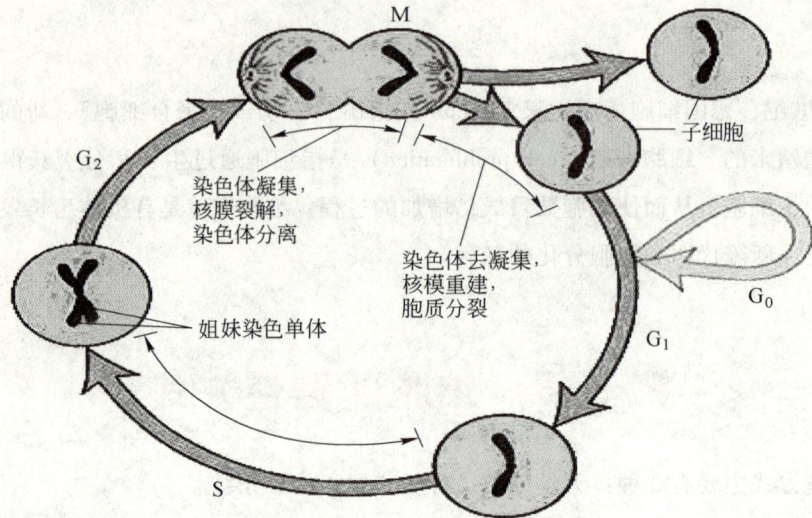

图 7-1　细胞增殖周期示意图

细胞周期时间（cell cycle time，Tc）指从第一次细胞分裂结束到第二次细胞分裂结束所经历的时间。不同种类的细胞周期时间可以有很大差别，一般来说不同细胞 G_1 期持续的时间差异可能很大，而 S+G_2+M 三个时期的时间变化较小，因此细胞周期时间的差异主要取决于 G_1 期的长短。有的只需几十分钟（如早期胚胎细胞），有的要几十小时（如离体培养的细胞），也有的要 1~2 年（如人的肝细胞）甚至更长时间（表 7-1）。但对同一种细胞来说，在一定条件下，细胞周期时间是相对稳定的。

表 7-1　不同细胞的周期时间（小时）

细胞类型	T_{G1}	T_S	T_{G2+M}	T_C
人宫颈癌细胞	10	7	5	22
人直肠上皮细胞	33	10	5	48
大鼠肝细胞	28	16	3.5	47.5
蛙单倍体胚	11	16	9.9	37.8
小鼠结肠上皮细胞	9	8	2	19
蚕豆根尖细胞	4.9	5.5	6.9	19.3

根据细胞增殖的行为，将高等动物的细胞分为三类：①连续分裂细胞，又称周期细胞，即在细胞周期中连续运转的细胞。如表皮生发层细胞、部分骨髓细胞，这类细胞的分裂周期正常，有丝分裂活性很高。②休眠细胞，又称 G_0 细胞。此类细胞暂时脱离细胞周期，但在某些条件诱导下可重新进入细胞周期。如肝细胞，在外科手术切除部分肝脏后可诱导进入细胞周期。③不分裂细胞，又称终端细胞，如成人心肌细胞、神经细胞等。此类细胞终生停留在 G_0 期而不再增殖，身体对此类细胞更新的需求主要依赖干细胞（stem cell）。

一、细胞增殖周期各时相的特点

在细胞周期进程中，细胞在结构和功能方面均发生着复杂的变化，细胞周期各时相均有各自的特点，为了便于对细胞周期活动的理解，仅对细胞周期中有关遗传物质的复制和细胞分裂活动进行叙述。

（一）G_1期（DNA 合成前期）

G_1期是指从上一次细胞分裂结束到 S 期之间的一段时间，该期在细胞周期中所占时间最长，是细胞生长的关键时期。此期内细胞进行剧烈的生物合成，产生大量的 RNA 和蛋白质。G_1期中后期，细胞内参与 DNA 合成的有关酶活性增高，为 S 期 DNA 合成准备必要的物质基础。G_1期后期，细胞还合成 S 期活化因子（S-phase factor），它们在细胞运行到 G_1期就已经开始合成，到达 S 期中期含量最高，S 期结束时瞬即消失。

G_1期时间变化大的最根本原因是具有 1 个或 2 个特殊的调节细胞增殖周期开和关的"阀门"，称为**限制点**（restriction point，R 点），酵母中称检查点（checkpoint）。细胞是继续增殖还是进入静息（G_0）状态，关键看细胞是否通过 R 点来决定。G_1期晚期，是药物等因素作用于细胞周期的敏感时期。

（二）S 期（DNA 合成期）

此期细胞主要进行 DNA 的复制、组蛋白和非组蛋白等染色质成分的合成及染色质的组装。DNA 合成和组蛋白合成在时间上是同步的，在密度上是相应的，从而使新合成的 DNA 得以及时包装成核小体。DNA 复制是细胞增殖的关键。

中心粒复制开始于 G_1期末，一直延续到 S 期晚期，细胞中已含有两对中心粒。

（三）G_2期（DNA 合成后期）

G_2期细胞主要进行分裂前的物质准备，合成 M 期所需的物质。在这一时期，细胞合成一些蛋白质，如构成纺锤丝的微管蛋白；细胞还合成一些可溶性蛋白激酶，该酶可使核纤层蛋白磷酸化，引起核膜破裂；它还可催化 H_1蛋白磷酸化，促进核小体包装，引起染色质的凝集。

（四）M 期（有丝分裂期）

M 期是一个复杂的连续的动态过程，细胞周期中 M 期占用的时间最短，但细胞的形态结构变化最大。此期细胞主要的生化特点是 RNA 合成停止、蛋白质合成减少以及染色体高度螺旋化。M 期中细胞核的分裂和细胞质的分裂在时间和空间上配合密切，相互依赖、相互制约。

1. 前期 前期（prophase）的主要事件是：①染色质逐渐凝集形成染色体；②纺锤体逐渐形成；③核仁解体；④核膜消失。（彩图 7-2、7-7、7-8）

（1）**染色质逐渐凝集形成染色体** 染色质逐渐凝集形成染色体是 M 期开始的第一个可见的标志。此时，细胞核膨大，核内染色质凝聚，逐渐变短变粗，形成光镜下可以分辨的染色体。每条染色体在 S 期都经过复制，因而含有两条姐妹染色单体（sister chromatids）。

（2）**纺锤体逐渐形成** 两对中心粒在此期分别移向细胞的两极，它们之间微管加速聚合，形成纺锤形结构，称为**纺锤体**（mitotic spindle）。纺锤体微管包括：①**动粒微管**（kinetochore microtubule）：由中心粒周围物质发出，连接在染色体的动粒上，负责将染色体牵引到纺锤体上。②**星体微管**（astral microtubule）：由中心粒向外放射出，负责两极的分离，同时确定纺锤体纵轴的方向。③**极微管**（polar microtubule）：由中心粒发出，在纺锤体中部重叠，负责将两极推开。

NOTE

植物没有中心粒和星体，其纺锤体叫作无星纺锤体，分裂极的确切机理不明确。

（3）核仁解体、核膜崩解　到晚前期，核仁消失，核膜崩解。高等真核细胞常以细胞核膜消失作为有丝分裂前期结束的标志。核膜破裂是由于核孔蛋白和核纤层蛋白磷酸化的结果，完整的核膜裂解成无数小的膜泡。

2. 中期　中期（metaphase）是从核膜消失到有丝分裂器完全形成的时期（彩图7-3、7-4、7-7、7-8）。中期特征是：纺锤体和赤道板形成。该期染色体最大限度地被压缩，呈现出典型的中期染色体形态特征。由动粒微管牵引排列在纺锤体的中央形成**中期板**（metaphase plate），也叫赤道板。

由纺锤体、中心粒和染色体共同组成的临时性结构称为**有丝分裂器**（mitotic apparatus）。它专门执行有丝分裂功能，确保两套染色体均等地分配给两个子细胞，避免发生差错，使细胞分裂进行完善。

此期如果用药物（如秋水仙碱）抑制微管聚合，破坏纺锤体形成，细胞就阻断在有丝分裂中期。因此，利用药物阻断的方法可获得大量中期细胞，进行细胞染色体组分析。

3. 后期　后期（anaphase）主要特征是：着丝粒分开，两条染色单体移向两极（彩图7-5、7-8）。由于某种特殊信号的触发，几乎所有的姐妹染色单体都同时分裂，每条染色体上成对的动粒开始分离。

后期染色体的动力来自于纺锤体微管的两个独立的运动过程：一种是动粒微管去组装产生的拉力，另一种是极微管聚合产生的推力。根据所使用的力，后期可分为两个阶段：后期A和后期B。后期A指染色体向两极移动的过程。染色体运动的力主要由动粒微管的去组装产生，此时染色体的运动称为向极运动。后期B指细胞两极间距离拉大的过程，染色体运动的力主要是由极微管的聚合产生的，此时的运动称为染色体极分离运动（图7-2）。

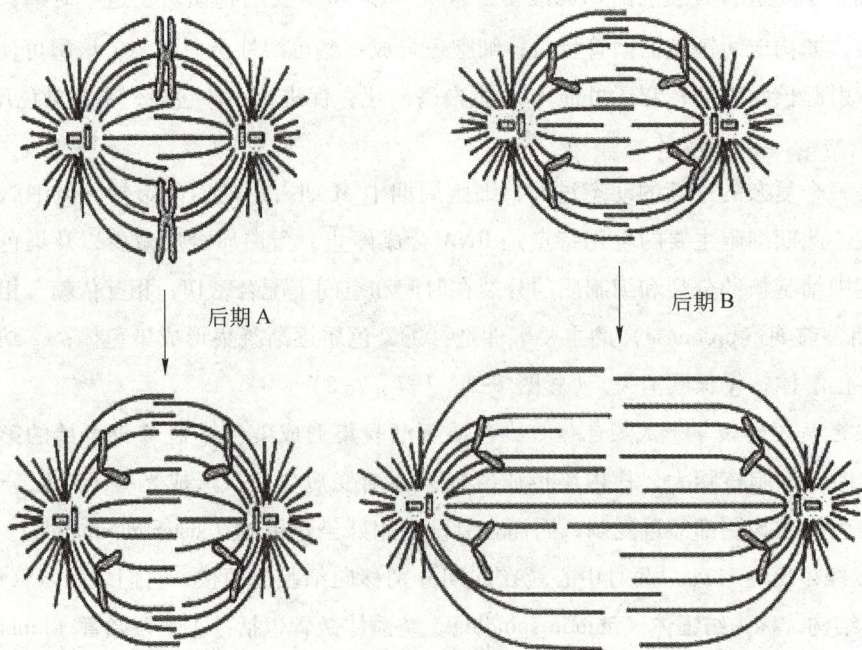

后期A　　后期B

图7-2　后期姐妹染色单体被分开的两个过程

动物细胞中常先发生后期 A，再后期 B，也有的只发生后期 A，还有的后期 A、B 同时发生。植物细胞没有后期 B。

4. 末期　末期（telophase）是从染色单体到达两极开始，至形成两个新细胞为止的一段时期（彩图 7-6、7-9）。此期细胞的主要特征是：染色体解螺旋重新变成染色质，核仁、核膜重新形成。核仁由染色体上核仁组织者区（nucleolus organizer regions，NORs）形成。在有丝分裂末期，前期核崩解时形成的核膜小泡此时又围绕染色体聚集和融合形成子代细胞的核膜。同样，前中期磷酸化的核孔蛋白和核纤层蛋白，经脱磷酸化后重新形成核膜（图 7-3）。

末期另一个重要事件是细胞质分裂。动物细胞的胞质分裂是以形成收缩环（contractile ring）的方式完成的。研究发现胞质分裂是由星体微管传递信号诱导的一个过程，表明胞质分裂是由星体微管决定的。星体微管传递的信号决定肌动蛋白在分裂细胞中间装配形成收缩环。收缩环在后期开始形成，由平行排列成一束的肌动蛋白组成，肌动蛋白之间有肌球蛋白 II 的存在。用细胞松弛素及肌动蛋白和肌球蛋白抗体处理均能抑制收缩环的形成。收缩环依靠肌动蛋白与细胞膜发生连接，通过微丝滑动，收缩环直径变小，使细胞膜内陷，产生与纺锤体垂直的分裂沟（cleavage furrow）。分裂沟逐渐加深，直到与中间体相接触，细胞便一分为二。

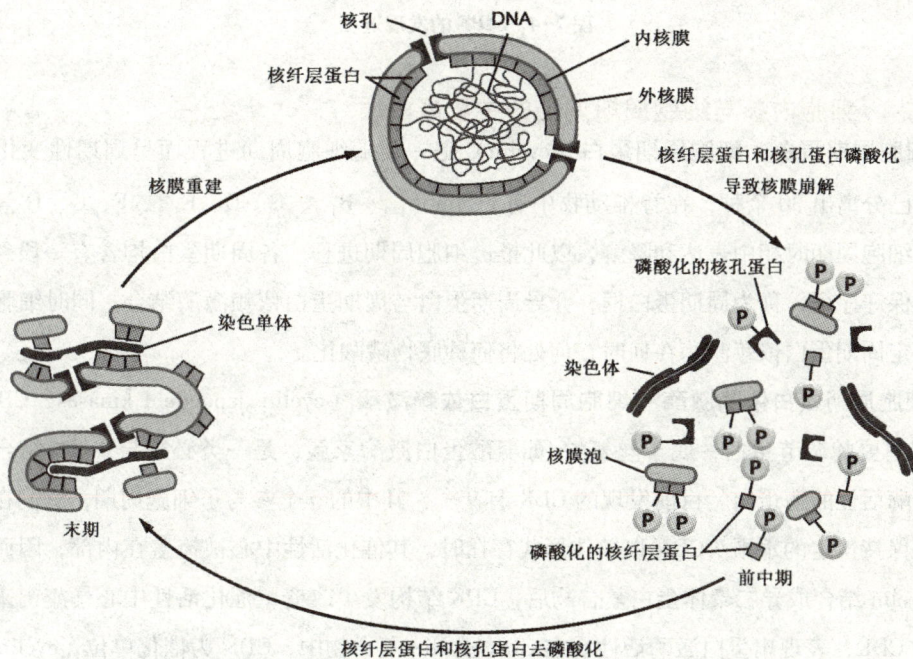

图 7-3　核膜的破裂和重建

二、细胞周期的调控

细胞周期的精确调控对肌体的生长、繁殖、发育都是极为重要的。

（一）　细胞周期蛋白和细胞周期蛋白激酶的发现

真核细胞都具有一个复杂、精密的细胞周期调控网络系统，称为细胞周期控制系统（cell

cycle control system），它保障了细胞周期按一定程序进行，并且每一个步骤都在下一个步骤之前完成。系统的基本构成在从酵母到人类的所有真核细胞中是高度保守的。

爪蟾卵细胞受精后迅速分裂进入细胞周期，且只有 S 期和 M 期，几乎没有 G_1 和 G_2 期。在这些早期分裂的细胞中不出现细胞增长，所有细胞呈现同步分裂，因此可以分别制备细胞周期中 M 期和间期的胞质提取物。将 M 期胞质提取物注射入卵母细胞，则卵母细胞立即进入 M 期；反之，将间期细胞胞质提取物注射入卵母细胞，则卵母细胞不进入 M 期（图 7-4）。因此，将M 期胞质提取物内能促进细胞进入 M 期的物质称为 MPF（M-promoting factor）。MPF 纯化后，发现一种蛋白激酶，其活性受到另一种蛋白质——细胞周期蛋白的调控，因此蛋白激酶也称为细胞周期蛋白依赖的蛋白激酶。

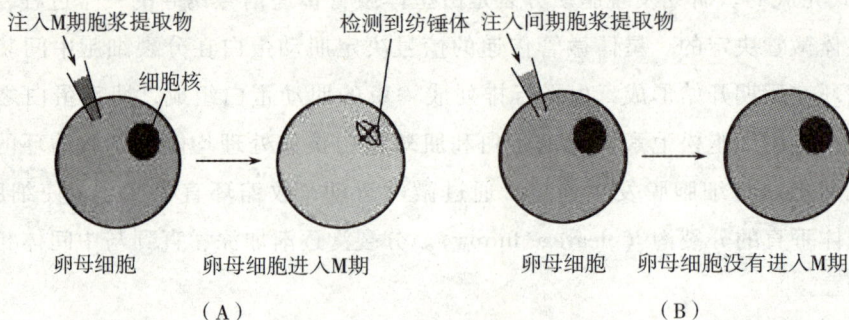

图 7-4　MPF 的发现过程

（二）　细胞内参与细胞周期调控的主要蛋白质

1. 细胞周期蛋白　细胞周期蛋白（cyclin）是一类随细胞周期进程而呈周期性变化的蛋白质。目前已分离出 30 余种，在脊椎动物中有 cyclin A_{1-2}、B_{1-2}、C、D、E_{1-2}、F、G、H 等。它们在不同的细胞周期时相中表达和降解，以此推进细胞周期进程。各周期蛋白均含有一段约 100 个氨基酸的保守序列，称为周期蛋白框，介导周期蛋白与周期蛋白依赖激酶结合。同时细胞周期蛋白还可决定周期蛋白依赖激酶在何时、何处将何种底物磷酸化。

2. 细胞周期蛋白依赖激酶　细胞周期蛋白依赖激酶（cyclin dependent kinases，CDKs）是细胞周期主要的调节蛋白，属于丝氨酸/苏氨酸蛋白激酶家族，是一类必须与 cyclin 结合后才具有蛋白激酶活性的酶蛋白。目前发现的 CDK 有 9 个，其中的 5 个参与了细胞周期，它们在整个细胞周期中保持恒定的水平。CDK 以单体形式存在时，其催化活性中心被掩盖在内部，因而没有活性；与 cyclin 结合成异二聚体蛋白复合物后，CDK 结构发生改变，催化活性中心暴露出来，形成有活性的 CDK，表现出蛋白激酶活性。在 CDK-cyclin 复合物中，CDK 为催化单位，cyclin 为调节单位。不同的 CDK 仅在不同的时相被分别激活：G_1 期 CDK4、CDK6、CDK2 被激活，S 期 CDK2被激活，G_1 期和 M 期 CDK1 被激活。CDKs 被激活后，分别诱导各自下游靶蛋白质磷酸化，从而推进细胞周期的进行。

3. 细胞周期蛋白依赖激酶抑制因子　细胞中的细胞周期蛋白依赖激酶抑制因子（cyclin-dependent kinaseinhibitor，CKI）对细胞周期起负调控作用。目前发现在哺乳动物细胞中有两大家族：INK4 家族和 Cip/Kip 家族。INK4 家族包括 p16（INK4a）、p15（INK4b）、p18（INK4c）和 p19（INK4d），它们均可特异性抑制 CDK4/6，其原理是：上述 CKI 在 CDK 与周期蛋白结合前与 CDK 结合形成稳定的复合物，阻止 CDK 与周期蛋白的结合。Cip/Kip 家族包括 p21（Waf1/Cip1）、p27（Cip2）和 p57（Kip2），可广泛地作用于 CDK-cyclin 复合物并抑制它们的活性，特别是 G_1 期的 CDK4/6-cyclinD 复合物。

（三） 细胞外调控细胞增殖的因素

细胞增殖是通过细胞信号转导机制来实现的。**生长因子**（growth factor）是细胞外一大类参与调控细胞增殖的信号物质。目前发现的生长因子多达几十种。大多数有促进细胞增殖的功能，故又称为有丝分裂原（mitogen），如血小板衍生生长因子（platelet-derived growth factor，PDGF）、表皮生长因子（epidermal growth factor，EGF）；有些具有抑制细胞增殖的作用，如抑素（Chalone）、肿瘤坏死因子（tumor-necrosis factor，TNF）；还有些具有双向调控作用，如**转化生长因子**β（Transforminggrowth factor β，TGF β）。生长因子通过与膜上的受体相互作用后发挥功能，最终将增殖信号传入细胞核，使相关周期蛋白的基因表达，促进细胞进入 G_1 期。

（四） 细胞周期检查点的调控

哺乳动物细胞周期有两个主要的调控点：一个是 G_1/S 期检查点，是细胞周期的主要调控点；另一个是 G_2/M 期检查点。

细胞接受生长因子的刺激信号后，表达第一个细胞周期蛋白 cyclin D，它被认为是生长因子的感受器。Cyclin D 与 CDK4、CDK6 结合，使下游的蛋白质如视网膜母细胞瘤蛋白（retinoblastomaprotein，Rb 或 pRb）磷酸化，继而转录因子 E2F 被释放，促使许多基因表达，在 G_1/S 期，cyclin E 与 CDK2 结合，促使细胞通过限制点，进入 S 期，随后相应的 Cyclin-CDKs 复合物依次出现和消失，推进细胞周期进程（图 7-5）。

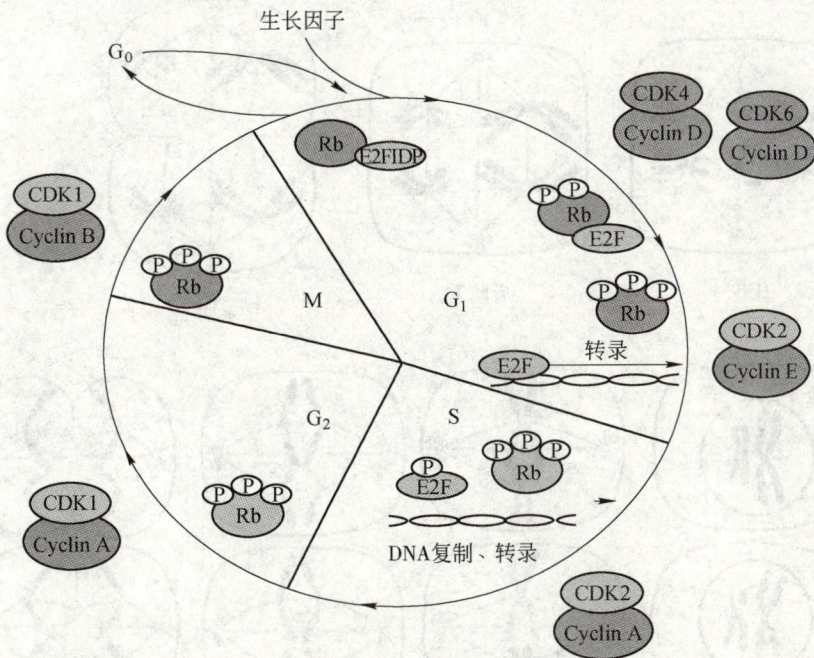

图 7-5 细胞周期的调控

第三节   减数分裂和配子发生

一、减数分裂

（一）减数分裂过程

减数分裂由连续发生的两次细胞分裂构成。为了描述方便，将连续的减数分裂人为划分为四个阶段：减数分裂前间期、第一次减数分裂期、间期和第二次减数分裂期（图7-6）。

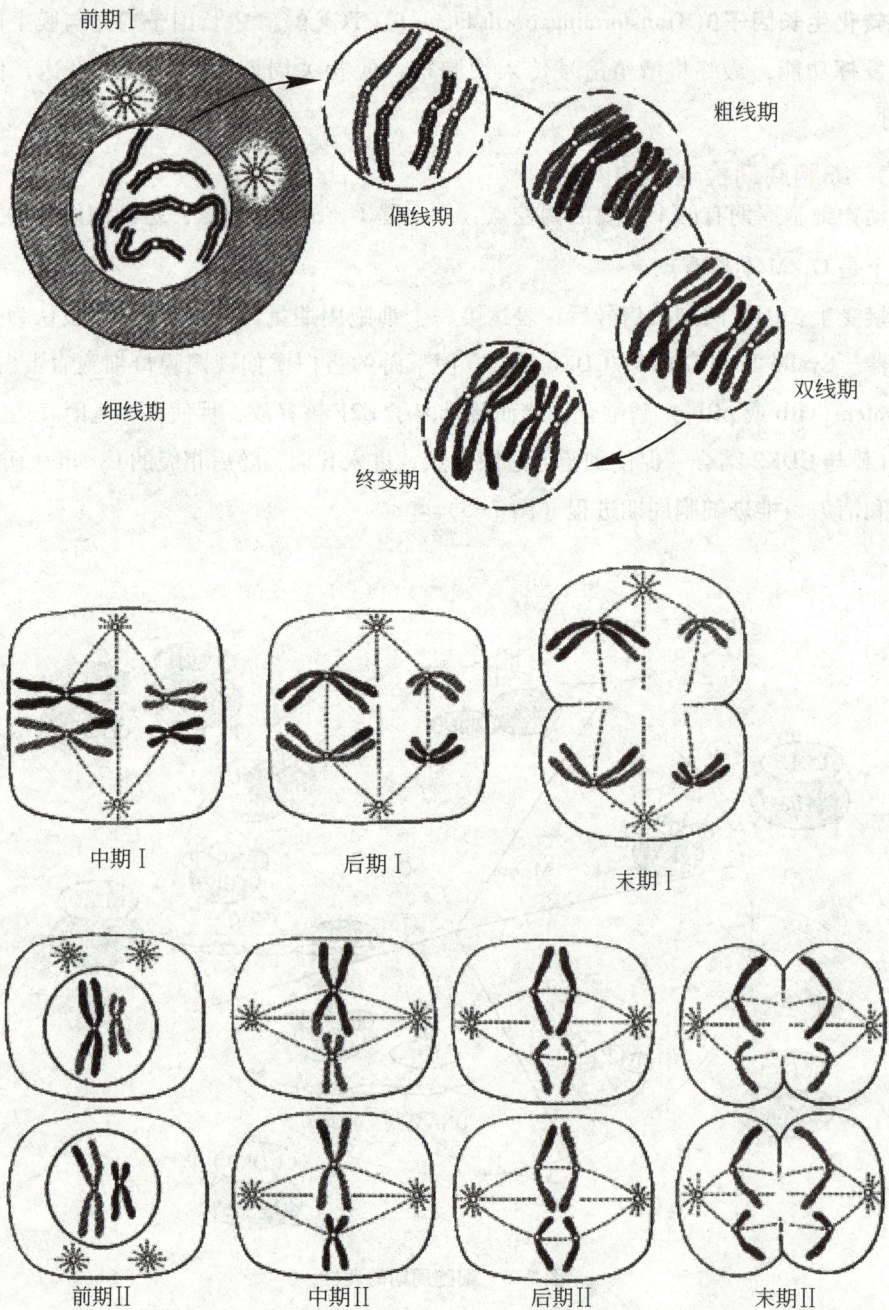

图7-6   减数分裂过程示意图

1. 减数分裂前间期　间期细胞在进入减数分裂之前，要经过一个较长的间期，称减数分裂前间期（premeiotic interphase）或前减数分裂期（premeiosis）（彩图7-10）。这一阶段分为G_1期、S期和G_2期。与有丝分裂相比有3点不同：①S期明显延长；②DNA不仅在S期合成，也在前期Ⅰ合成一小部分，这些DNA合成可能与联会复合体的形成有关；③染色体只在一侧组装动粒，这是因为第一次分裂期是同源染色体分离，而不是姐妹染色单体分离。G_2期是有丝分裂细胞向减数分裂转化的关键。

2. 第一次减数分裂期（减数分裂Ⅰ）　有两个主要特点：同源染色体彼此分离，分别进入两个子细胞，且同源染色体分开之前要发生交换和重组；同源染色体的分离是随机的，非同源染色体是自由组合的。结果是染色体组发生重新组合。

（1）前期Ⅰ　变化最复杂，呈现许多减数分裂的特征性变化，如同源染色体配对、非姐妹染色单体互换等。通常将此期人为地划分为5个时期：细线期、偶线期、粗线期、双线期和终变期。①**细线期**（leptotene stage）（彩图7-11）在光镜下可看到染色体呈细线状交织在一起，常偏向核的一方，故又称凝线期（condensation stage）。虽然染色体已经复制，但看不到两条染色单体。电镜下可观察到此期染色体是由两条染色单体组成。②**偶线期**（zygotenestage）（彩图7-12）发生同源染色体配对，称为联会（synapsis）。所以此期又称**配对期**（pairing stage）。同源染色体间形成**联会复合体**（synaptonemal complex，SC），光镜下看到两条结合在一起的染色体，称为**二价体**（bivalent），每对同源染色体都经过复制，含4个染色单体，所以又称为**四分体**（tetrad）。③**粗线期**（pachytene stage）（彩图7-13）又称重组期（recombination stage），染色体变粗变短，结合紧密。同源染色体的非姐妹染色单体交换重组就发生在此期。光镜下可见到联会复合体的梯状结构中出现的重组节（recombination nodules）。染色体形态是一个明显的四分体。④**双线期**（diplotenestage）（彩图7-14），联会的染色体互斥，开始分离。但在非姐妹染色单体之间的某些部位上，可见其相互间有接触点，称为交叉（chiasma）。染色体进一步缩短，电镜下见不到联会复合体。⑤**终变期**（diakinesisstage）又称再凝集期（recombination stage），是前期Ⅰ的最后一个阶段。此期染色质被压缩成染色体，并向核周边移动，核仁消失，四分体均匀地分布在核中。染色体交叉逐步向端部移动，称为端化（terminalization）。二价体的形状表现出多样性如V形、O形等（彩图7-15）。

当前期即将结束时，与有丝分裂一样，中心粒已经加倍，并移向两极，形成纺锤体，核膜破裂和消失，是前期Ⅰ结束的标志。

（2）中期Ⅰ（彩图7-16、7-17）　主要特点是同源染色体排列在赤道面上。纺锤体侵入核区，分散于核中的四分体开始向中部移动。此时，二价体仍有交叉联系，故染色体以四分体的形式排列在细胞中央。

（3）后期Ⅰ（彩图7-11、7-17）　同源染色体在纺锤体的作用下分开，分别向两极移动。由于相互分散的是同源染色体，所以子细胞中的染色体数目减半。

（4）末期Ⅰ（彩图7-18）　每一个极接受一套随机组合的染色体组。自然界中，有两种类型的末期Ⅰ，一种是没有明显可见的染色体去凝集，另一种是发生染色体去凝集成染色质，重新形成核仁、核膜。末期Ⅰ进行胞质分裂。

3. 减数分裂间期　是在减数分裂Ⅰ和减数分裂Ⅱ之间的短暂时期。此期不进行DNA合成，只进行动粒组装和中心粒复制。动物细胞中，处于减数分裂间期的细胞称为次级精母细胞和次级卵母细胞（彩图7-19）。有些生物没有间期，由末期Ⅰ直接转为前期Ⅱ。

4. 第二次减数分裂期（减数分裂Ⅱ）　第二次减数分裂分为前期Ⅱ、中期Ⅱ、后期Ⅱ和末期Ⅱ。其过程与有丝分裂过程基本相同。如果在末期Ⅰ重新形成核膜，则前期Ⅱ将进行核膜崩解、染色质凝集成染色体的过程。中期Ⅱ（彩图7-20）染色体排列在细胞中央，姐妹染色单体中的动粒被两极的纺锤丝结合。后期Ⅱ（彩图7-21）着丝粒断裂，姐妹染色单体被拉向两极。末期Ⅱ，染色体完全移到两极去凝集成染色质。核仁、核膜重新形成。细胞质分裂，形成两个子细胞。

经过上述减数分裂过程，一个母细胞分裂成4个子细胞（彩图7-22），每个细胞中只含有一套染色体，是单倍体。

（二）减数分裂的生物学意义

减数分裂保证了有性生殖生物在世代交替中遗传物质的恒定；减数分裂通过同源染色体的交叉互换，使遗传物质得以重组和非同源染色体的自由组合，增加了生物的多样性。

（三）减数分裂与有丝分裂的比较

减数分裂与有丝分裂的共同点：分裂过程基本相同（动物有中心粒的复制、分离），染色体在分裂间期复制、分裂期实现平均分布。但二者之间也有许多差异（表7-2）。

表7-2　减数分裂与有丝分裂的比较

	减数分裂	有丝分裂
发生	生殖细胞	体细胞
DNA复制	复制一次，细胞分裂二次，染色体数目减半，一侧有动粒（减Ⅰ）	复制一次，细胞分裂一次，染色体数目不变，两侧有动粒
DNA合成时段	S期	S期
联会、交换	减Ⅰ有	无
持续时间	男性24小时，女性数年	1~2小时
结果	产生遗传的多样性	遗传物质保持恒定

二、配子发生

配子发生是有性生殖过程中精子和卵子的形成过程。其共同特点是：都经过一系列有丝分裂后，在成熟期进行减数分裂。

人类精子和卵子的形成过程都经历增殖期、生长期、成熟期，精子细胞还要经过变形期（彩图7-22、7-23、7-24）形成精子。一个初级精母细胞经过减数分裂，产生4个具有相同生理功能的精子（彩图7-24）；一个初级卵母细胞经过减数分裂，产生1个具有生理功能的卵细胞和3个功能不明的极体（图7-7）。

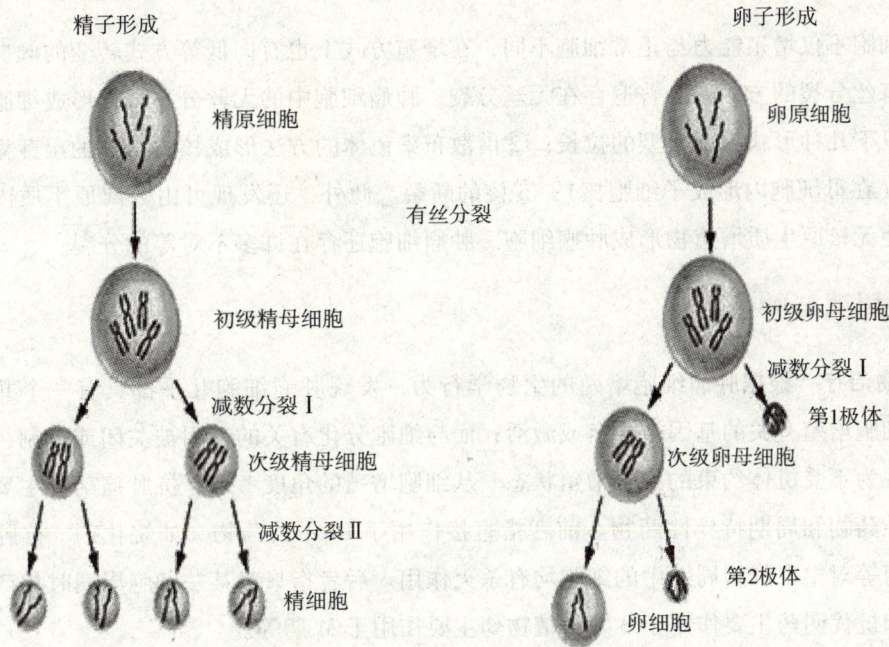

图7-7 配子发生过程

第四节 细胞增殖与医学

一、肿瘤细胞增殖周期

肿瘤细胞是体内一些正常细胞生长失去控制，并出现异常分化的细胞群。细胞增殖能力失去控制是肿瘤细胞增殖的一大特征。研究表明，肿瘤细胞的迅速增长不是由于细胞周期时间变短，细胞分裂加快。大多数肿瘤细胞增殖周期时间与其相对应的正常细胞的周期时间相同。在肿瘤细胞群中，处于 G_0 期的细胞很少，绝大多数处于增殖状态，而且细胞的增殖能力几乎是无限的。与正常细胞增殖相比，肿瘤细胞还有些不同：

（一）永生性

也称不死性，指在体外培养中表现为细胞可无限传代而不凋亡的能力。正常培养的细胞在相互接触后能抑制细胞运动，这种现象称**接触抑制**（contact inhibition）。细胞接触抑制后仍能进行增殖分裂，但随着细胞密度增大，培养液中营养成分减少，代谢产物增多时，可导致细胞分裂停止，这种现象称密度抑制现象（density inhibition）。而体外培养的恶性肿瘤细胞失去接触抑制现象，能继续移动和增殖，导致细胞向三维空间扩展，使细胞发生堆积。虽然体外培养中的肿瘤细胞系或细胞株都表现出失去接触抑制的现象，但体内肿瘤细胞是否如此尚无直接证据。

正常二倍体细胞在体外培养中不加血清不能增殖，而癌细胞在低血清中（2%~5%）仍能生长。这是因为肿瘤细胞有自泌或内泌性产生促增殖因子能力。正常细胞发生转化后，出现能在低血清培养基中生长的现象，已成为检测细胞恶变的一个指标。

NOTE

（二） 分裂方式

肿瘤细胞不仅增殖能力与正常细胞不同，在增殖方式上也有向低等方式转变的倾向。肿瘤细胞除了有丝分裂的方式外，普遍存在无丝分裂。肿瘤细胞中的无丝分裂根据形成细胞核的方法，可有以下几种形式：①典型的拉长；②借散布染色体的方法形成核；③核的出芽繁殖；④核的裂开（在母细胞内形成子细胞核）；⑤核的断裂。此外，还发现可由分离原生质内溶解的染色体，使无核原生质增殖物形成肿瘤细胞。肿瘤细胞还存在许多不对等的分裂。

二、细胞周期与肿瘤治疗

1. 药物治疗　根据肿瘤细胞增殖的生物学行为，发现肿瘤细胞几乎都具有一个共同的特点，即与细胞增殖有关的基因被开启或激活，而与细胞分化有关的基因被关闭或抑制，导致肿瘤细胞表现为不受机体约束的无限增殖状态。从细胞增殖的角度考虑，抗肿瘤药物主要有：非周期特异性药物和周期特异性药物。前者指直接作用于 DNA 的药物，如烷化剂、抗肿瘤抗生素及金属药等对整个细胞周期中的细胞均有杀灭作用。后者指只对某一细胞周期时相产生作用的药物，如抗代谢药主要作用于 S 期，植物药主要作用于 M 期等。

在联合化疗中一般都包括两类以上作用机制不同的药物，而且常常应用非周期特异性药物和周期特异性药物配合。有效的周期非特异性药物常可使 G_0 期细胞进入增殖周期，为周期特异性药物创造发挥作用的条件。周期特异性药在杀灭处于对此药敏感时相的肿瘤细胞的同时，能够延缓肿瘤细胞在周期的进程，阻止细胞从某一时相进入下一时相，导致细胞暂时性蓄积。例如，长春花碱能使细胞阻滞在 M 期，这种阻滞作用在用药后 6~8 小时达最高峰，之后如再给予环磷酰胺或争光霉素等可明显增加疗效。

2. 细胞移植或基因植入　骨髓造血干细胞移植是目前治疗白血病的最有效方法。这一方法起源于 20 世纪 50 年代，并在 20 世纪 70 年代逐步成熟。目前我国已建立中华骨髓库。截至 2012 年 3 月，中华骨髓库入库资料已超过 146 万人份，与美国、韩国、日本、新加坡等国家的骨髓库建立了合作关系。目前已实现捐献 4017 例。

肿瘤基因治疗是将正常基因导入细胞内矫正或置换致病基因的一种治疗方法。基因治疗基本上分为三步：①基因导入：是指把基因或含有基因的载体导入机体；②基因传递：是指基因从导入部位进入靶细胞核；③基因表达：是指细胞中治疗性基因产物的形成。1990 年，Rosenberg 等首次在晚期癌症病人中利用逆转录病毒载体将转导了编码肿瘤坏死因子的肿瘤浸润淋巴细胞用于治疗晚期癌症。目前基因治疗已成为肿瘤治疗中最活跃的研究领域之一。

第五节　细胞分化、衰老与死亡

一、细胞分化

细胞分化（differentiation）指受精卵产生的同源细胞，逐渐形成在形态、结构和功能方面差异显著的异质细胞的过程。如多能造血干细胞分化为不同血细胞的过程。细胞分化不仅仅发生在胚胎发育阶段，在多细胞生物的整个一生中都进行着，以补充衰老、死亡和丢失的细胞。

细胞分化是细胞中基因差别表达（differential expression）的结果。

（一）细胞的决定和分化

在多细胞生物的个体发育过程中，随着细胞分裂，细胞在发生可识别的形态变化之前，已被限定向着特定的方向分化，细胞的命运已被决定（determination）。虽然此时形态学检测手段尚不能分辨细胞的变化，但细胞内部已经发生了变化。决定之后，细胞的分化方向一般不再改变，即不能逆转到未分化状态。如哺乳动物桑椹胚的内细胞团和外细胞团；前者形成胚胎，后者只能形成滋养层。

细胞分化是发育生物学的一个核心和热点研究领域。一个细胞在不同发育阶段可以有不同的形态和功能，这是时间上的分化；同一种细胞的后代在不同的环境有不同的形态和功能，这是空间上的分化。单细胞生物只有时间上的分化没有空间上的分化，如噬菌体在不同时期可以有溶源型和溶菌型等。而多细胞生物不仅有时间上的分化，也有空间上的分化，如红细胞在胚胎早期是卵黄囊产生的有核红细胞，之后被肝脏产生的无核红细胞取代，再被骨髓产生的红细胞取代。经过时间和空间上的分化，细胞最终分化成一个复杂的细胞社会——有机体。

不同种属的生物胚胎中，最早出现细胞决定的时间是不一样的。如无脊椎动物早期的卵裂球已经决定，每个卵裂球可以发育为身体的一部分，但任何一部分卵裂球都不能发育为一个完整的个体。哺乳类在8个细胞的卵裂球内，任何一个细胞都具有发育成一个个体的能力。细胞的决定与卵细胞核在细胞中的位置和细胞质的不均一性有关。卵细胞的核不位于中央，而是在细胞外周靠近表面的地方。其异质性使受精卵的分裂不对称，不同的子代细胞得到的"家产"不同，因此具有不同的分化命运。

（二）细胞分化的潜能

多细胞生物的个体发育是从一个受精卵细胞开始的。这种从一个细胞分化、发育成一个完整个体的能力，就称为**细胞的全能性**（cell totipotency）。具有分化全能的细胞称为**全能性细胞**（totipotent cell）。通常植物和低等动物中较常见。利用细胞全能性可进行无性繁殖。

1. 胚胎细胞分化的潜能　人和哺乳动物的受精卵通过细胞分裂直到形成8个细胞的囊胚之前，细胞的分化方向尚未决定。此前的每个细胞都具有全能性。从原肠胚细胞到形成三胚层细胞，各胚层细胞在分化潜能上受到限制，只倾向于发育为本胚层的组织器官，如外胚层只能发育为神经、表皮等；中胚层只能发育为肌肉、骨骼等；内胚层只能发育为消化道及肺上皮等。三胚层细胞的分化潜能被局限在发育成多种细胞表型的能力，将这种分化能力的细胞称为**多能细胞**（pluripotent cell）。之后通过器官形成，各种组织、细胞的发育命运被最终决定，形成形态上特化、功能上专一的稳定型**单能细胞**（unipotent cell）。由此可见，胚胎发育的过程，从细胞分化角度，就是分化潜能逐渐受到限制的过程。

2. 高度分化的体细胞的分化潜能　过去人们普遍认为，高度分化的高等动物细胞无法直接再生形成完整的个体。但许多研究也表明，高等动物已分化的细胞仍然保持着全套基因组，并在一定条件下可表现出细胞核的全能性。如将成体爪蟾表皮细胞核取出，注入去核的卵细胞中，可发育为成熟的爪蟾。证明体细胞的分化，并不是它们丢失了某些基因或基因的不同，而是"开""关"的基因不同，即分化的细胞各自选择"打开"和"关闭"了一些基因。1997年，世界上第1只核克隆动物——"dolly（多利）"羊的诞生过程（图7-8），无疑向世人证

NOTE

明，高度分化的高等动物体细胞，也可以进行无性繁殖（克隆）。这项研究成果因此而被世人关注，并被认为是 20 世纪生命科学研究领域的一项重大突破。

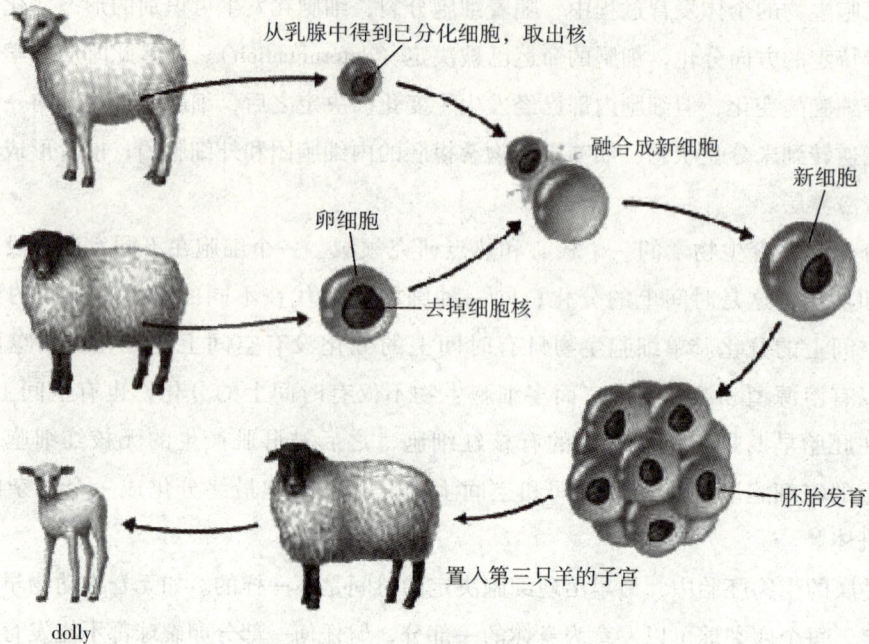

图 7-8　多利羊的诞生过程

（三）细胞分化的分子机制

细胞分化是由细胞内基因选择性"开""关"的结果。基因表达的调控可以发生在以下层次上：染色体水平、转录水平、转录后水平、翻译水平和翻译后水平。其中主要是转录水平，因此细胞分化也主要是转录水平的调控。根据基因和分化的关系，将基因分为两类：一类称为**管家基因**（housekeeping gene），此类基因是维持细胞最低限度的功能不可缺少的基因。在各类细胞的任何时间内都表达，其编码的蛋白质称为**管家蛋白**（housekeeping protein）是维持细胞生命活动必需的，如膜蛋白、线粒体蛋白、核糖体蛋白、糖代谢的各种酶等。另一类称为**奢侈基因**（luxury gene），此类基因与分化细胞的特殊性状有直接关系，但对细胞的生存无直接影响，只在特定分化的细胞中表达并受时间的限制，其编码的产物称为**奢侈蛋白**（luxury protein），如红细胞中的血红蛋白、肝细胞中的白蛋白等。

1. 转录水平的调控　是细胞分化的主要调控环节。发育过程最普遍的现象之一就是一系列的有序置换，这种取代是由于基因在细胞分化过程中按顺序转录的结果。如人血红蛋白（Hb）中蛋白成分是由 4 条珠蛋白链组成 $\alpha_2\beta_2$ 的四聚体，其中 β 链基因家族位于第 11 号染色体上按 $5'-\varepsilon-{}^G\gamma-{}^A\gamma-\delta-\beta-3'$ 顺序排列。在胚胎早期 ε 基因表达，其余基因关闭，此时的 Hb 组成是 $\alpha_2\varepsilon_2$；随着胚胎发育，ε 基因关闭，γ 基因表达，此时的 Hb 组成变为是 $\alpha_2\gamma_2$ 为主；胎儿出生后，β 基因表达逐渐升高，γ 基因表达逐渐减少，Hb 组成又变为是 $\alpha_2\beta_2$ 为主；成人 Hb 组成为 $\alpha_2\beta_2$。在不同的发育阶段，Hb 中珠蛋白亚型的依次出现和消失，是因为这些基因分别出现的"开"和"关"造成的。

取兔的胸腺和骨髓细胞的染色质，分别从中分离出 DNA、组蛋白和非组蛋白，重新组合成新的染色质模板进行转录。结果发现，来自胸腺的非组蛋白，无论是和胸腺 DNA、还是骨髓

DNA 混合，总是转录出胸腺的 mRNA；同样，骨髓的非组蛋白，无论与胸腺 DNA、还是骨髓 DNA 混合，总是转录出骨髓的 mRNA。这表明调节细胞中基因转录的是非组蛋白。

2. 翻译水平的调控　一般来讲，在翻译水平上很少有选择性调控，即细胞内并无专门的调节机制决定某些 mRNA 翻译，而另外一些 mRNA 不翻译。

二、细胞衰老

衰老（aging）又称老化，指生物机体的形态、结构和生理功能逐渐衰退的总现象。是生命发展的一个必然阶段。多细胞生物在整个生命过程中，不断有细胞衰老、死亡和更新，细胞的衰老并不与肌体的衰老完全同步。

（一）　细胞的寿命

细胞作为生命最小的结构和功能单位，有一定的寿命。成人体内 200 多种细胞，不同的细胞有不同的寿命，如表皮细胞更新速度很快，其寿命小于 30 天，而神经元、骨骼肌细胞等的寿命接近肌体的寿命。动物体细胞在体外培养可传代的次数，有很大不同，并与物种的寿命有密切关系，如小鼠寿命为 3 年，其培养细胞可传 12 代；龟的寿命 200 年，细胞可传 140 代。体外培养细胞的可传代数，与其来源个体的年龄成反比，如取正常人胚胎期成纤维细胞培养时，细胞可传 40~60 代；而来自成年人身上的成纤维细胞，在体外培养时，只能传 10~30 代。这表明机体的衰老是以细胞的衰老为基础的。

（二）　衰老细胞的特征

1. 细胞形态结构方面　表现为退行性变化，细胞体积缩小。细胞内水分减少，致使细胞内不溶性蛋白质增多，细胞硬度增加，失去正常形态。主要表现在细胞皱缩、核固缩，结构不清，染色加深、核/质比减小或核消失。有人认为细胞衰老首先来自细胞膜，细胞老化过程中，膜变厚，流动性下降，通透性增加；内质网逐渐减少，高尔基体碎裂，溶酶体的功能降低，不能将摄入的大分子物质分解，而堆积在细胞质内，出现色素或蜡样物质如脂褐素等的沉淀。皮肤中这类物质的沉积，就形成了人们常说的"老年斑"。

2. 分子组成方面　DNA 总体上表现为复制与转录受到抑制，端粒 DNA 缩短，甚至丢失，线粒体 DNA 突变或丢失。DNA 发生氧化、断裂、交联等变化。蛋白质合成下降，细胞内蛋白质发生不同程度的糖基化、氨甲酰化、脱氨基化等修饰反应，导致蛋白质的稳定性、抗原性、可消化性等降低。酶分子的活性中心被氧化，使酶活性降低，甚至失活。脂类中不饱和脂肪酸被氧化。

（三）　衰老的机制学说

关于衰老的机制有很多学说，概括起来主要有两类：一类是遗传学派，该学派强调衰老是细胞内部遗传决定的自然演化过程；另一类是差错学派，该学派主要强调衰老是细胞中各种错误积累到一定程度后引发的过程。

1. 衰老的遗传决定学说　遗传学派认为衰老是由遗传决定的，一切细胞均由内在的预定的程序决定其寿命，而细胞的寿命又决定了种属的寿命。1961 年 Hayflick 报道，人的成纤维细胞在体外培养时增殖次数是有限的。后来的许多实验均证明，正常的动物细胞无论是在体内生长还是体外培养，其分裂次数总是有限的，总有一个"极限值"是无法超越的，这个极限值就称为"Hayflick"极限。1990 年 Harley 等发现体细胞染色体的端粒 DNA 会随细胞分裂次数的增加而不断缩短。DNA 每复制一次，端粒就会缩短一段，当缩短到一定程度时，就会启动一些相关基因的表达，导致细胞不可逆地衰老、死亡。统计资料表明，子女的寿命与双亲的寿命有关。成人早老症病人平均寿命 47 岁左右；婴幼儿早老症病人平均寿命 12～18 岁。因此，物种的寿命主要取决于遗传物质。DNA 上可能存在一些"长寿基因"或"衰老基因"来决定个体的寿命。

2. 衰老的差错学说　差错学派认为细胞衰老是由于各种细胞成分在受到内、外环境因素如化学因素、物理因素等的损伤后，因无法完全修复，使"差错"积累，最后导致细胞衰老。

自由基学说（free radical theory）是该学说中较突出的一个。自由基是一类瞬时形成的含不成对电子的原子或基团，普遍存在于生物系统中。正常细胞中，存在清除自由基的防御系统，使自由基的产生和清除处于动态平衡状态。随着细胞的寿命增加，细胞清除自由基的能力下降，导致各种自由基积聚并对细胞膜和内膜系统、大分子等造成伤害。有人认为，衰老中有近 99% 是由自由基造成的，因此消除自由基可延缓衰老。将铜锌超氧化物歧化酶基因导入果蝇体内，其寿命比野生型延长 1/3，为衰老的自由基学说提供了有力的证据。

衰老是一个复杂的生理过程，虽然每种学说都可以一定程度地解释衰老的机制，但需要将各种学说综合起来，才能大致把握衰老机制的全貌。

三、细胞死亡

细胞的衰老最终将细胞引向死亡。细胞死亡（cell death）如同细胞生长、增殖、分化、衰老一样，都是细胞生命过程中一个必然的过程。但多细胞生物中，细胞死亡并不与机体死亡完全同步。

近 30 多年来，对细胞死亡的研究有了深入的了解和知识积累，细胞死亡的分类方式也发生了较大的变化。目前，细胞死亡的分类方式比较常用的是按形态学和机制变化来分类，但形态学分类与机制分类又有很大的重叠。现在对于细胞死亡的分类还有一些混乱，随着对细胞死亡机制认识的不断深入，会有更为合理的分类方法。

（一）按机制分类的细胞死亡概念

一般认为按机制可将细胞死亡方式分为程序性细胞死亡和非程序性细胞死亡。**程序性细胞死亡**（programmed cell death，PCD）主要由细胞内部基因调控的一类死亡方式，具体包括细胞凋亡（apoptosis）、类凋亡（paraptosis）、有丝分裂灾难（mitotic catastrophe）、**胀亡**（oncosis）、**坏死性细胞死亡**（Necroptosis）、失巢性死亡（anoikis）、侵入性细胞死亡（entosis）和炎亡（pyroptosis）等。非程序性细胞死亡一般指**细胞坏死**（necrosis）。

1. 非程序性细胞死亡　即细胞坏死是细胞受到外界因素的伤害，引起细胞死亡的现象。细胞坏死的形态学改变主要表现在：细胞膜通透性增加、胞浆外溢、细胞解体。这种死亡常引起炎症反应。

2. 程序性细胞死亡　1964 年 Lockshin 提出了"程序性细胞死亡"的概念，它指在生物发育过程中，细胞在特定的地点、特定的时间发生的死亡，它强调在器官发育过程中，一种生理性的、预先设定好的死亡方式。

（1）**细胞凋亡**　细胞凋亡是借用古希腊语，表示细胞像秋天的树叶凋落的死亡方式。细胞凋亡可以是生理性的也可以是病理性的。细胞凋亡的主要形态特征是：染色质聚集、分块、位于核膜上，胞质固缩最后核断裂，细胞通过出芽的方式形成许多凋亡小体，因无内容物释出，故不发生炎症反应。核酸内切酶活化，DNA以核小体的整倍数断裂，凝胶电泳图谱显示DNA呈梯状条带。

在概念上常将程序性细胞死亡与细胞凋亡混淆，其实PCD是一个功能概念，而细胞凋亡是一个形态学概念，两者有实质上的差异。PCD的最终结果是细胞凋亡，但细胞凋亡并非都是程序化的。

表7-3　细胞坏死和细胞凋亡的比较

类型	细胞坏死	细胞凋亡
促成因素	病理性变化或严重损伤	生理或病理
细胞体积	肿胀变大	固缩变小
细胞膜	破损，通透性增加	保持完整
细胞器	损伤、肿胀内质网崩解，无凋亡小体形成	无明显变化，形成凋亡小体
细胞核	核膜可能破裂核组分散出	染色质固缩、积聚在核膜周边
DNA电泳图谱	呈涂抹状	特异性梯状条带
调节过程	被动进行	受基因调控
炎症反应	有	无
范围	大片组织或成群细胞	散在单个细胞

（2）坏死性凋亡　坏死性凋亡是指由死亡受体-配体启动、通过死亡受体介导，在凋亡通路受到抑制的情况下发生的一类细胞坏死。它具有明显的坏死特征如细胞膜完整性严重破坏，细胞、细胞器肿胀乃至崩解，而核内染色质缺乏明显的形态改变，也引起显著的炎症反应，表现为大量的炎症细胞浸润和激活。

（3）类凋亡　类凋亡是一种在形态学上既不同于细胞凋亡又不同于细胞坏死的细胞死亡方式。它是以线粒体、内质网等肿胀形成空泡为特征，不伴随细胞膜的破裂和细胞崩解，也不引起周围组织炎症反应。

（4）胀亡　胀亡的形态学特征是细胞肿胀，体积增大，胞浆空泡化，肿胀波及细胞核、内质网、线粒体等胞内结构，胞膜起泡，细胞膜完整性破坏。胀亡细胞周围有明显炎症反应。

（5）有丝分裂灾难　有丝分裂灾难的形态学特点主要是巨细胞的形成，内有多个小核，染色质凝聚。由多种分子调控，其死亡信号传递有很大一部分与凋亡重叠。

（6）失巢性死亡　失巢性死亡是由细胞与细胞外基质或邻近细胞脱离接触而诱发的一种程序性细胞死亡方式。它与经典的细胞凋亡一样，能通过线粒体途径或者细胞表面死亡受体途径诱导发生。正常细胞失去细胞外基质的联系后失巢凋亡，而癌细胞可以通过失巢逃逸凋亡得以生存。

（7）侵入性细胞死亡　一种细胞"钻入"另一种细胞，并在其中活动，甚至可以再钻出该细胞，进入的细胞命运主要是死亡。

（8）炎亡　炎亡也称依赖于Caspase-1的程序性细胞死亡，特征为细胞形态兼有凋亡和坏死的特征。

（二）按形态学分类的细胞死亡的概念

形态学上将细胞核的形态变化作为标准把细胞死亡分为凋亡、凋亡样程序性细胞死亡、坏死样程序性细胞死亡和坏死，前三种属于程序性细胞死亡，坏死属于非程序性细胞死亡。

1. 凋亡细胞核的特点是染色质凝聚，成球状或半月状。早期磷脂酰丝氨酸（Phosphatidyl-serine，PS）从膜内侧翻转至外侧、细胞皱缩、凋亡小体形成等。并伴随胱冬肽酶尤其是胱冬肽酶3的活化。

2. 凋亡样程序性细胞死亡细胞核的特点是染色质凝聚程度较低，可以有或没有凋亡细胞其他方面的形态学的变化。

3. 坏死样程序性细胞死亡一般无染色质的凝聚或者只有疏松的点状分布。

4. 坏死细胞坏死的主要形态学标志是细胞核依序呈现核固缩、核碎裂、核溶解。

知识拓展

科学家首次研发出功能性人造表皮与真正皮肤无异

英国伦敦国王学院和美国旧金山退伍军人事务医疗中心（SFVAMC）的研究人员在最新一期《干细胞杂志》上发表论文称，他们首次在实验室中培养出具有功能性渗透屏障的表皮组织，其拥有的防渗透功能与真正的皮肤表皮几乎没有差异。这一人造表皮组织不仅可作为测试药物和化妆品的廉价替代模型，还有助于研究人员开发出新的皮肤疾病治疗方法。

该项研究中，研究人员首先利用人类诱导多能干细胞（iPSC）和胚胎干细胞（hESC）生成人体皮肤外层组织中最主要的细胞——角质细胞，这些角质细胞与皮肤活检样本中的原代角质细胞几乎一样。随后，他们将这些角质细胞放在一个具有特定湿度阶梯的环境中进行培养，构建3D人造表皮组织，并形成功能性的渗透屏障。这种保护性屏障可以避免水分丧失，阻挡化合物、毒素和微生物的入侵，在结构和功能上与正常人类皮肤的最外层没有明显差异。

思考题

1. 什么是细胞增殖周期？各时期的特点是什么？
2. 有丝分裂和减数分裂各时相的主要特点。
3. 比较有丝分裂和减数分裂的异同。
4. 细胞的死亡方式有哪些？比较细胞坏死和细胞凋亡的不同。

第八章 干细胞和细胞工程

干细胞（stem cell）是指具有无限或较长期的自我更新能力的细胞，其能产生一种以上高度分化的子代细胞。干细胞的研究是目前生命科学研究中一个非常活跃的领域，与干细胞有关的分离和体外培养技术已获得了重大进展，研究成果层出不穷。当前，对干细胞的研究多集中在造血干细胞、神经干细胞和胚胎干细胞等方面。这些干细胞将为临床上提供无排斥反应的移植用组织或器官。一种是全功能干细胞，可直接克隆人体；另一种是多能干细胞，可直接复制各种脏器和修复组织。

20 世纪末，人类胚胎干细胞和一些组织干细胞陆续被培养成功，而且对干细胞的生物学特性也展开了大量的实验研究，这些使得干细胞在生物医药科学领域中的应用成为可能。1981年，Evens 等首次从小鼠早期胚胎中获取到胚胎干细胞，1998 年 11 月，美国生物学家 Thomson与 Gearhant 等分别从流产胎儿和体外受精技术得到的多余胚胎中分离出人类胚胎干细胞，并成功地在体外进行了培养。1999 年 12 月，美国权威杂志《Science》将人类干细胞研究列入人类十大科学成就榜首。至此，干细胞和干细胞技术为人类战胜难治疾病、健康长寿的生活带来了巨大的希望。

第一节 干细胞

一、干细胞的分类和特征

哺乳动物的生命始于受精卵，受精卵具有分化为体内多种不同类型细胞的潜能，并能发育成一个完整的个体，细胞的这一潜能称为全能性，具有这种潜能的细胞称为全能干细胞。

在生命发育的各个阶段，包括成体的不同组织中都有干细胞存在，但随着年龄的增长，干细胞的数量逐渐减少，其分化潜能也会逐渐变窄。在干细胞的发育过程中还有一种中间类型的细胞称为**祖细胞**（progenitor cell），祖细胞具有有限的增殖和分化能力，与干细胞不同的是，祖细胞没有自我更新能力，它在经过几轮细胞分裂周期后产生两个子代细胞，这些细胞均为**终末分化细胞**（terminal differentiation cells）。

（一）干细胞的分类

对于干细胞的分类，目前还没有统一的标准。一般来说，干细胞的分类方法有两种，一是根据干细胞所处的发育阶段分为胚胎干细胞和成体干细胞。二是根据干细胞分化潜能的宽窄程度将干细胞分为全能干细胞（totipotential stem cell）、多能干细胞（pluripotent stem cell）和单能干细胞（unipotent stem cell）。

1. 胚胎干细胞　胚胎干细胞（embryonic stem cell，ESCs）简称 ES 细胞，是指源自囊胚内细胞团的一类特定细胞群，具有多向性分化潜能。通常人们将从畸胎瘤中分离、筛选到的多能性 ES 细胞和从早期胎儿原始生殖细胞（primitive germ cells，PGCs）分离出来的 ES 细胞也归位于胚胎干细胞。

在胚胎发育过程中的囊胚腔滋养层内的细胞称为内细胞团（inner cell mass，ICM），这里的细胞是整个胚胎发育过程中最早开始发生细胞分化的细胞，具有分化成个体包括生殖细胞在内的各种细胞的潜能，具有这种多向分化的潜能的细胞称为多胚层多能干细胞。而单胚层多能干细胞的分化潜能相对较窄，它只能分化成几种特定类型的细胞，如间充质干细胞通常只能分化形成骨、肌肉、软骨、脂肪及其他结缔组织，却不能分化为除此之外的其他组织。有的干细胞只能分化为一种细胞，如神经元干细胞只能分化为神经元，而不能分化为神经胶质细胞，这样的细胞称为单能干细胞。

2. 成体干细胞　成体干细胞（somatic stem cell）是一类成熟较慢、只能自我维持增殖的未分化的细胞。这种细胞存在于各种组织的特定位置上，一旦需要，这些细胞可按发育途径先进行细胞分裂，然后通过分化产生出另外一群具有有限分裂能力的细胞群。

成体干细胞与胚胎干细胞一样，都可在体外进行自我更新，并且在适宜的条件下，均可分化成为具有特殊形态和特定功能的子代细胞，但两者之间又有许多不同之处。胚胎干细胞和成体干细胞最根本的区别在于两者的来源不同。目前，胚胎干细胞多取自胚胎或流产胎儿，尤其是极早期的胚胎，如桑椹胚。而成体干细胞主要来自于成体的各种组织中的静止细胞。

（二）　干细胞的基本特征

干细胞是生物个体发育和组织发生的基础。对于干细胞的生物学特性的了解有助于对发育现象的认识，并有利于进一步加深对人体的生理和病理状况发生机制的认识。

1. 干细胞的形态学特征　各种哺乳动物的 ES 细胞形态上都具有一定的共同特征。干细胞通常呈圆形或椭圆形，体积小，核质比较大，细胞间结合紧密，细胞染色不明显。

2. 干细胞的生化特征　干细胞的生化特性与其组织类型密切相关，还与其分化程度有关。通常来说，干细胞都具有比较高的端粒酶活性，不同的干细胞具有各自特异的生化标志，但是，不能仅根据细胞的形态和表面抗原来寻找干细胞。

3. 干细胞的增殖方式　通过细胞动力学的研究，干细胞本身的分裂通常很缓慢，这种增殖缓慢性的生理意义在于有利于干细胞对特定的外界信号做出反应，以决定是进入增殖状态，还是特定的分化程度。

4. 干细胞的多向分化潜能　具有多向分化能力是干细胞的本质特征。越来越多的研究证明，分离自成体的干细胞在适宜的条件下，表现出更广泛的分化能力，甚至实现跨胚层的分化。

去分化：一种干细胞向其前体细胞的逆向转化被称为干细胞的去分化。长期以来，对干细胞是否可以逆向分化的问题一直存在争议。

转分化：一种组织类型的干细胞在适当条件下可以分化为另一种组织类型细胞的现象，称为干细胞的转分化。由于细胞转分化能力在疾病治疗方面的潜在应用价值，对干细胞转分化现象的研究，是目前干细胞研究领域的热点问题。

二、几种干细胞

（一）胚胎干细胞

与成体干细胞相比，胚胎干细胞的体外增殖能力更强，分化潜能更广。胚胎干细胞具有两个显著特征：一是它具有体外高度自我更新的能力；二是它可被定向诱导分化为体内各种细胞类型。

1. 胚胎干细胞的生物学特性 胚胎干细胞的形态结构与早期胚胎细胞相似，细胞较小，核质比高，细胞核显著，有一个或多个核仁，染色质较分散，胞质内除游离核糖体外，其他细胞器很少。但不同物种、不同类型的胚胎干细胞的结构特征又有所不同。

胚胎干细胞的细胞周期与已分化的体细胞的周期有所不同，在细胞周期的整个过程中，细胞大多数时间处于 S 期，进行 DNA 的合成，G_1、G_2 期很短，它没有 G_1 检测点（G1 check point），不需要外部信号来启动 DNA 的复制。

胚胎干细胞也是通过细胞分裂来进行增殖的，胚胎干细胞的分裂方式有两种：对称性细胞分裂与不对称性细胞分裂。胚胎干细胞要进行自我更新，就需要不断地进行细胞分裂，以增加干细胞的数目，这些细胞始终维持未分化状态。

2. 胚胎干细胞的分化 胚胎干细胞是多能干细胞，从理论上讲，在适宜的条件下，胚胎干细胞将按照人们的意愿分化为某一特定谱系的细胞，这就是定向分化。现有的研究报道表明，小鼠 ES 细胞在体外可定向分化为神经元、神经胶质细胞、胰岛细胞、脂肪细胞、内皮细胞、树突状细胞及各类血细胞等。

3. 胚胎干细胞的应用 胚胎干细胞最令人瞩目之处在于它可作为移植疗法中的"种子"细胞，治疗各种难治性疾病，这些疾病包括帕金森病、糖尿病、脊髓外伤、慢性心脏疾病、肿瘤等。用胚胎干细胞移植进行治疗，不仅可弥补当今器官移植所面临的供体匮乏问题，而且还可避免移植过程中引起的免疫排斥问题。

（二）造血干细胞

造血干细胞是最早发现、研究最多和最先用于治疗疾病的成体干细胞。长期以来，人们一直认为干细胞只属于造血系统，随着干细胞的不断深入研究，近年来，几乎在所有组织中都发现了干细胞。干细胞生物学和干细胞生物工程已成为继人类基因组大规模测序之后最具活力，最有影响和最有应用前景的生命学科。

1. 原始造血干细胞 造血干细胞（hematopoietic stem cell，HSC）从胚胎卵黄囊全能间叶细胞分化而来，是一小群不均一的最原始的造血前体细胞，具有高度的自我复制和多项分化潜能。可存在于造血组织和血液中，能保持数量和质量不变，在造血细胞发育谱系中，兼有髓系和淋巴系多向分化的潜能，移植后可在重建造血的同时重建免疫，故可称为多能干细胞。

关于 HSC 是如何自我更新、如何分化为各系血细胞的机制至今尚不清，仍然是一个未完全解决的问题。

2. 造血干细胞的特性 造血干细胞至少可被确定有四种特性：自我更新、多向潜能、长期的重新构成能力和二次可移植性。

3. 造血干细胞的应用 随着基础研究的不断深入、移植相关技术的发展与完善、造血干细胞来源的不断扩大、配型部分相合的移植也迅速增多、疗效大大提高，造血干细胞移植正在

NOTE

广泛应用于血液系统疾病、遗传性疾病、自身免疫性疾病、急性放射病等各种疾病的治疗。

（三） 骨髓间充质干细胞

骨髓间充质干细胞（bone marrow mesenchymal stem cells，BMSC）是骨髓中存在的除造血干细胞外的另一类细胞，由德国病理学家 Cohnheim 于 1867 年首次提出。**间充质干细胞**（mesenchymal stem cells，MSCs）属于成体干细胞的一种，广泛存在于胎儿和成人的各种组织和脏器中，其中骨髓中的含量最多，具有多向分化潜能，可迅速扩增，易于获取，能长期存活，易于转染并能长期表达外源基因等特点。

1. 骨髓间充质干细胞的生物学特性　作为一种多潜能细胞，MSCs 可分化为成纤维细胞、成骨细胞、成软骨细胞、脂肪细胞和肺泡上皮细胞等。在正常生物体内，绝大多数 MSCs 处于 G_0 期和 G_1 期，即处于相对静止的状态。只有在某些信号的诱导下，其分化潜能才被激发出来，经过多个细胞分裂周期，最终分化为某种分化细胞。

2. 骨髓间充质干细胞的应用　MSCs 作为细胞治疗和基因治疗的种子细胞，已经广泛应用于心血管、神经、呼吸系统和创伤等方面的基础研究，部分结果已用于临床。

在理论上 MSCs 可以无限的分裂和增殖，但实际上尽管 MSCs 可以长期存在，但是它并不是永生不灭的，它的数量取决于患者的年龄、取材部位、全身状况和体外培养的环境等。

（四） 神经干细胞

神经干细胞（neural stem cell，NSCs）源于胚胎干细胞，是未分化、多潜能的、可自我更新的细胞，具有分化为神经元、神经胶质细胞的潜能。

中枢神经系统的干细胞（the stem cells of the central nervous system）是 21 世纪神经科学研究的热点之一，这不仅涉及人类深入探讨大脑的功能、研究神经系统的发生，更重要的是，神经系统的干细胞在神经损伤修复和退行性疾病治疗中存在着巨大的应用潜能。

胚胎干细胞有两种分裂方式：一种是对称性细胞分裂，即分裂所产生的子代均为干细胞；另一种是不对称性细胞分裂，即分裂所产生的子代分为两类，一类是干细胞，另一类是祖细胞。这类细胞仅有有限的自我更新能力，最终逐步分化成熟，成为神经元或神经胶质细胞。

神经干细胞的获取：①取 ES 细胞后，选择适当的培养条件，可以定向诱导分化。②成熟组织中成体干细胞原貌不得而知，但神经干细胞在胎儿脑内主要集中在脑室外侧的室管膜区（位于前脑）、下脑室区、海马区、嗅球、脊髓、小脑和大脑皮层以及发育过程中脑变化的各种区域，这些区域都可以分离出神经干细胞。

1. 干细胞向神经细胞的分化

（1）胚胎干细胞向神经细胞的定向诱导分化方法　目前胚胎干细胞定向分化的方法大致分为以下三类：①体外诱导法，此种方法很多，也是最为常用的，包括维 A 酸（维甲酸，RA）诱导；基质细胞源性的诱导；活性、生长或分化因子诱导；按谱系限制性发育控制基因的方向进行分化等。②导入外源性基因，使其分化为某一特定类型的细胞。③体内定向分化，使胚胎干细胞多数分化为该组织特异性的细胞。

（2）骨髓干细胞向神经细胞的定向诱导分化　定向分化为神经细胞的骨髓干细胞是指骨髓间充质干细胞，又称为骨髓基质（干）细胞，简称骨髓干细胞。BMSC 在合适的体外环境中可长期生长，呈成纤维样细胞表型，可诱导分化为成骨细胞、软骨细胞、脂肪细胞和神经细胞等。

2. 神经干细胞的应用　神经系统移植——使神经损伤后的功能重建。

（1）基础研究通过比较不同发育时期相关基因表达变异，可以阐明发育过程中神经系统的异常分化与肿瘤的关系。

（2）作为携带特殊基因的载体用于治疗。

（五）　表皮干细胞

表皮干细胞（epidermis stem cell）是指一生中均保持有增殖能力，可增殖分化为表皮中的各种细胞的细胞。

1. 表皮干细胞的形态学特点　干细胞通常处于静息状态，分裂缓慢，在形态学上具有未分化细胞的特点，表现为细胞体积小，胞内细胞器稀少，细胞内 RNA 含量低，在组织结构中位置相对固定等。

2. 细胞定位　对表皮干细胞的确切定位还有争论。表皮干细胞主要存在于环境稳定、血管丰富的区域。目前对有毛皮肤中干细胞的位置还有不同的观点，有观点认为毛囊间表皮干细胞位于表皮的基底层；而另一观点认为表皮内无干细胞，其更新所需的干细胞可能来源于毛囊的膨出区。

3. 表皮干细胞的应用　细胞治疗用自体培养的角质形成细胞实现表皮再生，对大面积全层烧伤病人的治疗是很有益的。

（六）　肌肉干细胞

肌肉干细胞（muscle stem cell），即可以自我更新并产生子代的肌原细胞，它们出现于发育早期，可保持终生，并可以产生能够发育为成肌细胞核肌纤维的子代细胞。由于肌肉干细胞具有与其他组织干细胞相同的特征，它具有自我更新及定向分化的潜能，其后代注定发育为成肌细胞和肌纤维。

1. 成人骨骼肌干细胞的来源

（1）骨骼肌来源的卫星细胞　肌卫星细胞（彩图 8-1）最早是 Mauro（1961 年）在蛙的肌肉中发现的。肌卫星细胞是小的单核性细胞，位于肌纤维的基膜和浆膜之间，是一种具有定向分化潜能的肌源性细胞。它对出生后肌肉的生长、肌肉再生及肌肉修复是必需的。

（2）骨髓来源的肌肉干细胞　除造血干细胞及间充质干细胞外，骨髓还包含了另外一个多能细胞群体，它们可通过血液循环到达肌肉受损区域，并通过终末分化参与损伤肌肉的修复，构成了体内肌肉修复时的又一生肌细胞源。

（3）主动脉来源的肌肉干细胞　通过细胞克隆分析的方法，发现来自胚胎背主动脉的祖细胞同时表达内皮细胞和生肌细胞的标记，并参与出生后肌肉的生长和再生，卫星细胞可能部分来自这些祖细胞，这些细胞与来自成年骨骼肌的卫星细胞有相似的形态。

（4）其他来源的肌肉干细胞　成体干细胞一直被认为只能朝着某一特定方向分化，即只能产生与它具有相同组织类型的细胞，但随着干细胞"转分化"现象的发现，这种观点已受到挑战。

2. 肌肉干细胞的应用　20 世纪末，研究表明肌肉干细胞具有造血干细胞的潜能。通过研究成年鼠骨骼肌干细胞与骨髓干细胞之间的关系，发现骨骼肌的大量细胞具有造血分化能力。随着成肌干细胞研究的深入，研究者观察到成肌干细胞可以跨系，甚至跨胚层，突破其"发育限制性"分化为其他类型的组织细胞，人们称这种现象为"干细胞的可塑性"。从小鼠骨骼肌

NOTE

中分裂得到的细胞移植到经致死量照射的小鼠体内，移植细胞可再造整个造血系统，说明这些细胞具有高度的原始属性。

三、干细胞分化与中医药

1. 中药干预干细胞定向分化的实验研究　目前虽然中药干预胚胎干细胞分化的研究尚没有报道，但是已有很多中药干预神经干细胞分化和骨髓干细胞定向分化的报道。

中药促进干细胞分化的研究分为两个方面。一方面是利用有清热泻火、活血化瘀等药效的单种提取物在体外诱导神经干细胞分化。另一方面是应用血清药理学原理，利用复方中药血清促进神经干细胞的分化，如补阳还五汤，能促进并维持神经干细胞（NSCs）的增殖。

2. 中药在干细胞研究中的问题和展望　干细胞移植治疗各种疾病近年来受到了广泛的关注，胚胎干细胞和骨髓干细胞的定向分化也成为研究的热点之一。虽然实验技术和方法现在得到了很大的改进，但是中药干预干细胞的研究起步较晚，目前也仅是局限于体外实验研究阶段，不管是单药提取还是复方制剂在体外培养都脱离了人体环境，违背了中医整体观念和辨证论治的思维方法。但是干细胞移植还是为临床实践带来了希望。

四、干细胞在中医药方面的应用

（一）　在中医藏象理论研究中的应用

胚胎干细胞来自于受精卵囊胚期的内细胞团，具有永生性和全能性，能分化为个体几乎所有的组织。中医学认为个体的形成是先天精气作用的结果，如《内经》载："生之来者，谓之精；两精相搏，谓之神。"《灵枢·决气》说："两神相搏，合而成形，常先身生，是谓精。"可见，胚胎干细胞与中医"先天之精"有一定的关联。中医学又认为，肾"主藏精，受五脏六腑之精而藏之"，"肾主骨，生髓"。"脑为髓海"，先天之精-肾精-脑有密切联系。因此，我们可以体外培养胚胎干细胞定向诱导为成体细胞，在此过程中施加一定的中医药因素，分析细胞基因组学或蛋白组学的变化，进而为中医藏象理论提供客观依据。

（二）　在中医治疗中的应用

干细胞的出现，为细胞损伤、恶性肿瘤等疾病的细胞移植治疗带来了无限光明，但目前尚存在许多亟待研究和解决的问题，如急性排斥反应、安全性问题、移植细胞功能建立等。已有的研究主要体现在三个方面：直接影响体内的微环境，间接作用于体内的成体干细胞，促进其增殖、分化；调整机体的免疫功能，减轻或消除免疫排斥反应；形成一个有利于移植细胞的环境，促进细胞成活与功能建立。

（三）　在中药研究中的应用

如前所述，胚胎干细胞体外自然分化过程与个体发育形成十分相似，可以不违反社会道德，在体外研究中药干预胚胎干细胞后胚胎形成有否畸形，如在干细胞分化初期进行中药处理后，再种植于假孕母体，观察新生个体有无畸变；另一方面干细胞可以作为一个良好的药物载体，将药物制备成纳米级微粒摄入干细胞内带到病变部位达到直接治疗作用。

（四）　中药与造血干细胞

1. 中药对造血干细胞的生物学影响　我国开展中草药对造血干细胞生物学影响的研究由来已久，利用传统中医药学治疗血液病，抗放、化疗副作用等，不仅获得了丰富的基础研究资料，同时获得了大量临床资料。近年来人们发现并证实了许多中草药可以作用于不同周期的造血干细胞，并从蛋白质和分子水平影响参与造血干细胞的增殖分化，达到重建恢复骨髓造血机能的目的。

2. 中药对造血干细胞影响的作用机理 近年来有关中药对血液病治疗的临床和基础研究的文献资料显示，中药对造血系统有正向调节作用，证实了其作用机理是通过直接或间接影响造血干细胞的生物学特性，恢复骨髓造血机能。但迄今为止，中草药促进骨髓造血机能和诱导造血干细胞增殖分化的机制还不清楚，与目前干细胞生物学研究现状相比还有一定差距。

知识链接

大量培养干细胞新法

干细胞因它们能够分化为一系列成熟细胞类型而闻名，但是它们不能独立维持这种可塑性。在体内，相邻的细胞有助于维持干细胞的这种"多能性"状态。但是在体外培养这些细胞，科学家们不得不设计出多种特殊的技术。这对胚胎干细胞（ESC）和诱导性多能干细胞（iPSC）而言，尤其如此。为了保持它们的多能性，这些细胞通常在由"饲养细胞"组成的支持层的上面进行培养。如今，日本理化研究所一个研究小组开发出一种策略有望更加容易地培养 ESC 和 iPSC。

研究人员对饲养细胞层进行化学固定处理，这种处理杀死细胞，在物理上保存它们的完整性，同时维持它们的外部结构在很大程度上完好无损。这就产生坚实的细胞培养表面，而且这些表面保存着几乎所有的通常与干细胞发生相互作用的特征。小鼠 iPSC 甚至在之前经过甲醛或戊二醛固定的饲养细胞上大量培养之后仍然保持它们的多能性状态。戊二醛固定是一种严苛的处理，然而戊二醛固定的细胞也提供一种优越的基质，而且这种戊二醛固定的细胞层足够坚实，能够经受冲洗和反复使用。

此外，日本理化研究所已用小鼠研发出效率为原先20倍左右的诱导多能干细胞（iPS 细胞）制作方法。科研小组将关注点放在了卵子中大量存在的蛋白质组朊上。在从小鼠体细胞培育出 iPS 细胞时，除了京都大学教授山中伸弥发现的4个遗传基因外，还加入了用于制作特殊组朊的2种基因。

结果发现，制成 iPS 细胞的比例增至原先的10倍左右。在此基础上添加激活组朊的蛋白质后，这一比例升至原先的约20倍。据悉制作速度也比原先快了2~3倍，通常情况下耗时数周，而采用新方法可在1~2周之内制成。

使体细胞回到可发育成各种组织器官的初始状态时，除了 iPS 细胞之外还需要将细胞核移植到卵子的核移植技术。

据科研组推测，用组朊制作 iPS 细胞的方法与使用卵子的核移植初始化有着相似的机理。科研组认为，由于以核移植技术制作的细胞具有较高的分化能力，其有助于开发出更高端的 iPS 细胞制作方法。

NOTE

第二节　细胞工程

细胞工程 (cell engineering) 是应用细胞生物学、发育生物学、遗传学和分子生物学的理论和方法，按照人们设计的蓝图，在细胞水平或细胞器水平上的遗传操作，改变细胞的遗传特性和生物学特性，以获得具有特定生物学特性的细胞和生物个体的技术。在此基础上进行大规模的细胞和组织培养，从而获得细胞产品。当前细胞工程所涉及的主要技术领域有细胞培养、细胞融合、细胞拆合技术、染色体操作及基因转移技术、胚胎移植技术和组织培养技术等方面。

根据设计要求改造的遗传物质的不同操作层次，可将细胞工程学分为染色体工程、染色体组工程、细胞质工程和细胞融合工程等几个方面。

1. 染色体工程　染色体工程是按人们需要来添加或削减一种生物的染色体，或用别的生物染色体来替换。可分为动物染色体工程和植物染色体工程两种。动物染色体工程主要采用对细胞进行微操作的方法（如微细胞转移方法等）来达到转移基因的目的。

2. 染色体组工程　染色体组工程是整个改变染色体组数的技术。自从 1937 年秋水仙素用于生物学后，多倍体的工作得到了迅速发展，例如，得到四倍体小麦、八倍体小黑麦等。

3. 细胞质工程　又称细胞拆合工程，也是细胞核（包括细胞器）移植技术。是通过物理或化学方法将细胞质与细胞核分开，再进行不同细胞间核质的重新组合，重建成一个新的细胞，把从细胞中分离出来的染色体或基因转入另一个细胞中，赋予重建的细胞某种新的功能。可用于研究细胞核与细胞质的关系的基础研究和育种工作，属于染色体导入或基因转移的技术范畴。

4. 细胞融合工程　是用自然或人工的方法使两个或几个不同细胞融合为一个细胞的过程。可用于产生新的物种或品系（植物上用得多，动物上用得少）及产生单克隆抗体等。

细胞工程已经渗透到人类生活的许多领域，取得了许多具有开发性的研究成果，有的在生产中推广，收到了明显的经济和社会效益。随细胞工程技术研究的不断深入，它的前景和产生的影响将日益地显现出来。

思考题

1. 什么是干细胞?
2. 简述干细胞的分类。
3. 简述干细胞的基本特征。
4. 简述干细胞在中药中的应用。

第二篇　医学遗传学

第九章　医学遗传学概述

第一节　医学遗传学概念及其研究内容

遗传学（genetics）：研究生物遗传物质的结构与功能、遗传信息的传递与表达以及遗传和变异的科学。

医学遗传学（medical genetics）：遗传学与医学相结合，利用遗传学的原理和方法研究人类遗传病的一门综合性学科。其主要研究内容有：遗传病的物质基础、发生机制、传递方式、诊断、治疗、预后、再发风险和预防方法。

第二节　医学遗传学研究方法

医学遗传学的研究方法较多，主要根据研究目的来设计，这里介绍一些经典的遗传学研究方法。

一、系谱分析法

系谱（pedigree）：根据先证者线索调查遗传病家族成员发病情况，按照一定形式绘制而成的家族成员遗传病分布图谱。

系谱分析法（pedigree analysis）：根据系谱图分析家族遗传病传递方式的方法。依系谱特征进行分析，可以初步确认为单基因病中某一种类型的遗传病。

如果对该病的几个系谱进行分析，无法确认为单基因病中的何种类型，就要考虑为多基因病。

二、群体筛选法

群体筛查法即选定某一人群，采用简便、精确的方法对某种疑为遗传病的疾病进行普查的方法。这种普查需在一般人群和特定人群（如患者亲属）中进行，通过对患者亲属发病率与群体发病率比较，从而确定某病是否与遗传有关。如果发现一种疾病的患者亲属中的发病率高于一般人群，一级亲属（父母、同胞、子女）的发病率>二级亲属（祖父母、外祖父母、叔、伯、姑、舅、姨、侄、甥）的发病率>三级亲属（堂、表兄弟姐妹等）的发病率>一般群体发病率，而且有特定发病年龄，则表明不同的遗传继承关系影响该病发生，可以认为该病有遗传基础。为了排除同一家族成员的共同生活环境对发病的影响，还应将血缘亲属与非血缘亲属加以比较，一般可见到血缘亲属发病率高于非血缘亲属发病率。

三、染色体分析法

对一些有多发畸形、体格和智能发育不全的患者或是怀孕早期有反复流产的妇女，通过染色体检查、核型分析可以确认是否有染色体异常的病因。

四、双生子法

双生子可分为两类，一类称**单卵孪生**（monozygotic twins，MZ）或同卵双生，是由一个受精卵在第一次卵裂形成两个卵裂球后，彼此分开，各形成一个胚胎。其遗传基础相同，性别相同，表型特征也基本相同。另一类是异卵双生或称**双卵孪生**（dizygotic twins，DZ），是两个卵子同时与两个不同精子受精后发育成的两个胚胎，他（她）们之间的遗传基础像一般同胞那样，性别不一定相同，遗传特征及表型仅有某些相似，只是胚胎发育环境相同。

双生子法：通过对比单卵孪生和双卵孪生的发病一致率，估计某种疾病或性状的发生中遗传因素所起作用大小的方法。

$$发病一致率（\%）= \frac{同病双生子（同卵和异卵）对数}{总双生子（同卵或异卵）对数} \times 100\%$$

可从外貌、血型、皮纹、同工酶谱、HLA 分型、DNA 多态性等，对同卵或异卵双生子加以鉴定。如果这种一致性的差异越大，就表示这种病与遗传的关系越大；如果一致性的差异不显著，则表示遗传因素对发病所起作用较小或无作用。比如，原发性癫痫的发病一致率，同卵双生为 60.1%，异卵双生仅为 9.4%，二者差异很大，这说明遗传基础在该病的发病中起相当重要的作用。

五、种族差异比较

种族差异比较：种族之间遗传学差异比较。

不同种族的个体不但在肤色、发色、发型、虹膜、身材等方面有明显差异，而且在血型、血清型、HLA 类型、同工酶谱等方面也各不相同，这说明种族的差异具有遗传学基础。因此，如果某种疾病在不同种族中的发病率、发病年龄、性别和临床表现等方面有显著差异，则说明该病与遗传密切相关。当然，由于不同种族生活的地理环境、气候条件、饮食习惯、社会经济状况等也会存在差异，故应严格排除这类环境因素的影响，最好将这种调查安排在不同种族居民混杂居住的地区进行。例如，在中国出生、侨居美国的华侨，鼻咽癌的发病率比当地美国人高 34 倍，强烈提示鼻咽癌的发病有明显的遗传因素。

六、疾病组分分析

疾病组分分析：将疾病"拆开"，即分解为若干环节（组分），然后对某一发病环节进行单独的遗传学分析。

一些复杂的疾病其发病机制不清,要研究其遗传基础,可先将疾病"拆开",即分解为若干环节(组分),然后对某一发病环节进行单独的遗传学研究。如能确定某个或某些发病环节受遗传控制,则可认为该发病环节所在的疾病也受遗传控制。如冠心病是有复杂病因的疾病,高脂血症是其组分之一。已知家族性高胆固醇血症是常染色体显性遗传的,据此可以认为,冠心病是受遗传控制的。

七、伴随性状研究

伴随性状研究:某一疾病或性状总是伴随另一确定由遗传因素决定的某一疾病或性状的出现,说明该疾病或性状与遗传因素有关。伴随性状研究有两种情况:一是连锁,二是关联。

连锁(linkage):控制两种性状的基因位于一条染色体上。例如,椭圆形红细胞增多症常见于 Rh 阳性血型者。已知 Rh 血型由基因决定,则说明椭圆形红细胞增多症与遗传因素有关,这两种性状的基因都位于第 1 号染色体短臂 3 区。

关联(association):两种遗传上独立的性状非随机地同时出现,而且并非连锁所致。例如,溃疡性结肠炎常与强直性脊柱炎伴随出现,由于强直性脊柱炎已经被证明是遗传病,所以溃疡性结肠炎也可认为与遗传因素有关,但是二者并非连锁。

第三节 遗传病的概述

一、遗传病的概念

遗传病(genetic disease):遗传性疾病简称遗传病,遗传物质在数量、结构或功能上发生突变作为唯一或主要病因的疾病。这种改变可以是生殖细胞或受精卵内遗传物质结构和功能的改变,也可以是体细胞内遗传物质结构和功能的改变;它可以是细胞核内遗传物质结构和功能的改变,还可以是细胞质线粒体内遗传物质结构和功能的改变。

二、遗传病的特点

(一)垂直传播

遗传病的垂直传播是指遗传病具有亲代向子代传递的特点。这是由于亲代的生殖细胞或受精卵的遗传物质发生了改变,这在显性遗传方式的病例中特别突出。

但不是所有遗传病患者的家系中都可观察到这一现象,有的患者是家系中的首例,即首次突变产生的病例;有些遗传病患者,特别是染色体异常的患者活不到生育年龄或不育。在这些情况下,都看不到垂直传递的现象。另外,体细胞遗传病(如肿瘤)由于只是体细胞内遗传物质的改变,故也无垂直传递的现象。

(二)家族性

遗传病常常表现为家族性发病,具有明显的家族聚集性,如 Huntington 舞蹈病常表现为亲代与子代间代代相传。但不是所有的遗传病都表现为家族性,常染色体隐性遗传就常常看不到家族聚集性发病,而是散发病例,如白化病多属偶发,患儿父母亲均为正常。罕见的常染色

NOTE

体显性或 X 连锁隐性遗传病，也可看到由于新生突变而致的散发病例。

家族性疾病可能是遗传的，如 Huntington 舞蹈病。有的家族性疾病不是遗传的，由于同一家族的不同成员生活于相同的环境中，也可以表现出发病的家族聚集，如在某些缺碘地区，甲状腺肿的发病就有家族聚集，但是，不能认为这是遗传病。

（三）　先天性

1. 遗传病往往有先天性特点　出生时即表现疾病症状。如白化病，它是常染色体隐性遗传病，婴儿刚出生时就表现有"白化"症状。

不是所有的遗传病都是先天性的，如 Huntington 舞蹈病是一种典型的常染色体显性遗传病，但它往往在 35 岁以后才发病。

2. 先天性疾病也有两种可能性　有些先天性疾病是遗传性的，如白化病。有些先天性疾病是不遗传的，是后天获得的，如妇女妊娠时因风疹病毒感染，致胎儿患有先天性心脏病。

（四）　数量关系

患者在亲祖代和子孙中是以一定数量比例出现的，即患者与正常成员间有一定的数量关系。通过特定的数量关系，可以了解疾病的遗传特点和发病规律，并预测再发风险等。

三、遗传病的分类

遗传病的种类繁多，目前每年新发现的各种遗传性疾病有 100 余种。对于遗传病的分类，可以依据不同标准进行划分。

临床上常常将遗传病按人体发生病变的系统进行分类：神经系统遗传病、血液系统遗传病、生殖系统遗传病、心血管系统遗传病、泌尿系统遗传病、内分泌系统遗传病等。

而医学遗传学上按照发病所涉及的遗传物质改变的水平进行分类（图 9-1）。从细胞水平可以分为生殖细胞引起的遗传病和体细胞遗传病（肿瘤等）；从亚细胞水平分为细胞核遗传引起的疾病和细胞质内的线粒体遗传。其中细胞核遗传引起的疾病又分为基因病和染色体病。基因病又可分为单基因病和多基因病；染色体病则可分为常染色体病和性染色体病。

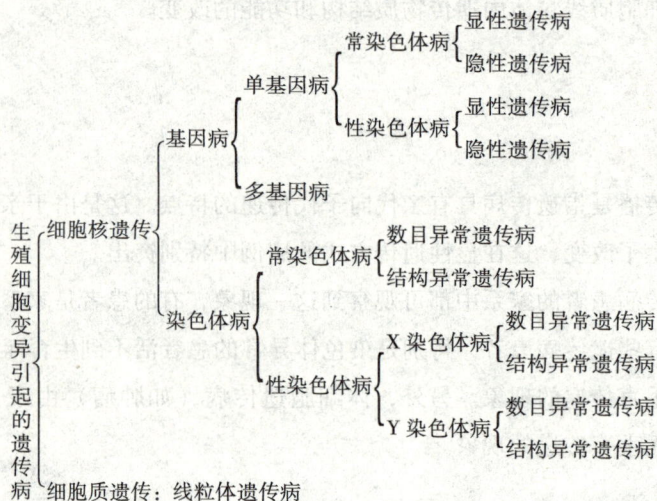

图 9-1　人类遗传病的分类

为便于讲述，一般将人类遗传病分为 5 类：单基因病、多基因病、染色体病、体细胞遗传病和线粒体病。

（一）　生殖细胞变异引起的遗传病

1. 细胞核遗传引起的遗传病　细胞核遗传引起的疾病又可分为基因病和染色体病两种。两者均发生在人体所有细胞包括生殖细胞（精子和卵子）的 DNA 中，并能传递给下一代。

（1）**基因病**　遗传物质的改变仅涉及基因水平的疾病称为基因病。可分为：

①**单基因病**（single gene disease）　一对基因的改变导致的遗传病。单基因病呈明显的孟德尔式遗传，目前已发现的单基因疾病达 4000 种以上。

②**多基因病**（polygenic disease）　多对基因与环境因素共同作用产生的遗传病，也称为多因子病。其遗传基础涉及许多对基因，这些基因称为微效基因（minor gene）。近年来研究表明，多基因中也可能有主基因的参与。

（2）**染色体病**（chromosome disease）　染色体数目或结构的改变所致的疾病。由于染色体病往往涉及许多基因，对个体的危害往往大于单基因病和多基因病，所以常表现为复杂的综合征（syndrome）。

2. 线粒体遗传病（mitochondrial genetic disorders）　线粒体基因或其调控的 D 环突变所导致的疾病。这类疾病通过来自母体的线粒体传递，故呈母系遗传。线粒体中 DNA 位于细胞质中，所以属于细胞质遗传。此类疾病也属于单基因病，但是线粒体遗传病和位于细胞核染色体上的单基因病遗传规律并不相同。

（二）　体细胞遗传病

体细胞遗传病（somatic cell genetic disorders）：体细胞中遗传物质的改变所导致的疾病。该类疾病一般并不向后代传递，包括恶性肿瘤、自身免疫缺陷病以及衰老等。

知识拓展

基因组学多层次性、系统生物学整体性与中医学的整体观

2003 年人类基因组计划（human genome project，HGP）完成了最基础的结构基因组学（structural genomics）研究，其后进入了后基因组时代（post-genome era），在基因组的多层次上，即基因组学、转录组学、蛋白质组学、代谢组学、表型组学等，研究基因的表达、调控与功能。

系统生物学的重新提出和人类基因组计划有着密切的关系。正是在基因组学、蛋白质组学等新型大科学发展的基础上，孕育了系统生物学的高通量生物技术和生物信息技术。反之，系统生物学的诞生进一步提升了后基因组时代的生命科学研究能力。

系统生物学（systems biology）是研究生物系统（如生物体内基因、mRNA、蛋白质等）组成成分的构成与相互关系的结构、动态与发生，以系统论和实验、计算方法整合研究为特征的生物学。

与基因组学相比，整体性是系统生物学最重要的特征；多信息有机整合和体系模型的构建是系统生物学的基本研究思路；从基因组学多层次性到系统生物学整体性与中医学整体观的基本研究思路不谋而合。中医强调治病求本，辨证论治，现在已有多位研究者从基因组学多层次上研究科学意义上的"本""证"的规律及本质。中医学强调整体观，中药和方剂的整体功效与其有效组分的功效间有着原则性的差异，中医辨证论治所取用的是其整体功效，是一种整体取性原理。这与人体组成的各个部分之间在生理和病理状态下相互联系、相互补充、相互影响、相互协调的关系是一致的，与人体和环境之间既相互适应、又相互作用的关系也是统一的。因此，系统生物学、基因组学的研究方法和手段已经和正在成为中医药研究中的重要技术基础和平台，受到了中医界的广泛关注，并在中药复方配伍规律、作用机理、药理评价、安全性评价、指导复方新药创制等研究领域得到了日益广泛的应用。

思考题

1. 什么是医学遗传学？它的研究内容有哪些？

2. 什么是遗传病？它有哪些类型？

3. 遗传病有什么特点？试述遗传病与先天性疾病、家族性疾病的区别与联系。

第十章　基因及基因突变

基因是 1909 年由丹麦植物生理学家和遗传学家约翰森（Johannsen WL）提出来的。随着遗传学、分子生物学、生物化学等领域的发展，基因的概念得到不断完善。从经典遗传学的角度看，**基因**（gene）是具有特定"遗传效应"的 DNA 片段，它决定细胞内 RNA 和蛋白质（包括酶分子）等的合成，从而决定生物的遗传性状。从现代遗传学的角度看，基因是决定一定功能产物的 DNA 序列。这种功能产物主要是蛋白质和 RNA。一个基因的结构除了编码特定功能产物的 DNA 序列外，还包括对这个特定产物表达所需的邻近 DNA 序列。除少数 RNA 病毒之外，绝大多数遗传信息都蕴藏在 DNA 分子的核苷酸序列中。基因作为遗传物质，通常具备以下四个基本特征：①携带遗传信息；②可以自我复制；③指导蛋白质的合成，决定生物性状；④可以产生突变和重组。

第一节　核基因的序列组织

广义的**人类基因组**（human genome）是指包含在人的细胞 DNA 中的全部遗传信息。包括两个相对独立又相互关联的基因组：线粒体基因组与核基因组。

线粒体基因组（mitochondrial DNA，mtDNA）是指线粒体内的环状双链 DNA，含 16.6kb、37 个基因。

狭义的人类基因组即通常所说的人类基因组就是指核基因组。**核基因组**（nuclear genome）是指一套染色体中的完整的 DNA 序列，通常是指一套常染色体（22 条）和两种性染色体（X 染色体和 Y 染色体）共 24 条染色体组成的完整的 DNA 序列。每个核基因组 DNA 约含 $3.2×10^9$ bp，可编码蛋白质的结构基因为 2 万~2.5 万，占总基因组的 2%~3%。

人类基因组按 DNA 序列分类既有单拷贝的单一序列，也有多拷贝的重复序列及多基因家族等。

一、单一序列和重复序列

（一）单一序列

单一序列（unique sequence）是指在一个基因组中只有一个或几个拷贝，其长度在 800~1000bp 之间，占基因组的 60%~70%，其中储存了巨大的遗传信息。这种序列大多数是编码蛋白质和酶的结构基因。单一序列还以间隔顺序和散在分布的重复序列构成侧翼。

（二）重复序列

重复序列（repetitive sequence）在一个基因组中有很多拷贝，占基因组的 30%~40%。它具有高度的特异性，以至于通过 DNA"指纹"（fingerprint）技术可以识别每个个体。重复序列可分为两类：

1. 高度重复序列　高度重复序列（highly repetitive sequence）　每一拷贝长度可能是 2、4、6、8bp 等几个，最长的序列也只有 300bp，但是拷贝数可达 10^6 次以上。它们约占基因组的 10%。多散在分布于染色体的端粒、着丝粒以及 Y 染色体长臂上的异染色质等区域，如卫星 DNA（satellite DNA）、微卫星 DNA（microsatellite DNA）、反向重复序列（inverted repeat sequence）等。

高度重复序列没有转录功能，多用来间隔结构基因和维系染色体形态，与细胞减数分裂过程中染色体的配对有关。

2. 中度重复序列　中度重复序列（moderately repetitive sequence）　每一拷贝长度为 300~7000bp，拷贝数在 10^2~10^6 次之间，一般都是不编码的序列。它们约占基因组的 30%。根据重复序列的长度和拷贝数不同，可分为两类：

（1）**短分散核元件**（short interspersed nuclear element，SINE）每一拷贝长度 300bp~500bp，拷贝数在 10^5 以上，散在地分布在基因组中。Alu 家族（Alu family）是短分散核元件典型的例子，是人类基因组含量最丰富的中度重复序列，占基因组总 DNA 含量的 3%~6%，其长度 300bp，在一个基因组中重复 30 万~50 万次。Alu 序列内含有一个限制性内切酶 Alu Ⅰ 的特异性识别位点 AGCT，它可被 Alu Ⅰ 酶裂解为一个 170bp 和 130bp 的两个片段。平均 5kbDNA 就有一个 Alu 序列。Alu 序列与 DNA 复制启动、基因转录调节及 hnRNA 加工有关。

（2）**长分散核元件**（long interspersed nuclear element，LINE）每一拷贝长度 5000bp~7000bp，拷贝数在 10^2~10^4 次之间，散在地分布在基因组中。Kpn Ⅰ 家族（Kpn Ⅰ family Kpn）是长分散核元件典型的例子，形成 6.5kb 的中度重复顺序，拷贝数为 3000~4800 个。用限制性内切酶 Kpn Ⅰ 消化，可分解成四个长度不等的片段，占基因组的 3%~6%，其功能不详。

二、多基因家族和假基因

1. 多基因家族　多基因家族（multigene family）是由一个祖先基因经过重复、变异所形成的一组基因。它们是结构相似、功能相关的基因，称为多基因家族。多基因家族可分为两类：一类基因家族的成员可以集中于一条染色体上，集中成簇的一组基因称为**基因簇**（gene cluster），如组蛋白基因簇群集于 7q32~7q36 上。另一类基因家族的成员可以分布于几条不同染色体上，称为**基因超家族**（gene superfamily），如人类的 α 和 β 珠蛋白基因簇分别串联排列于 16p13 和 11p15 上。

2. 假基因　假基因（pseudogene）又称拟基因，是多基因家族中的某些成员不产生有功能的基因产物，称为假基因。假基因起始也可能有功能，后来由于缺失、倒位或点突变等原因使这些基因成为无功能的基因。如 α 珠蛋白基因簇中的 Ψξ、Ψα1、Ψα2，β 珠蛋白基因簇中的 Ψβ 等。

第二节　真核生物结构基因

结构基因是指能编码蛋白质的基因，它直接决定多肽链上氨基酸的种类和排列顺序。大多数真核生物包括人类基因的编码序列在 DNA 分子上是不连续的，被非编码序列所隔开称为**断裂基因**（split gene）。这是真核生物结构基因的结构特点，而原核生物基因是连续编码 DNA 片段。真核生物结构基因的结构主要是由转录区和侧翼序列所构成（图 10-1）。

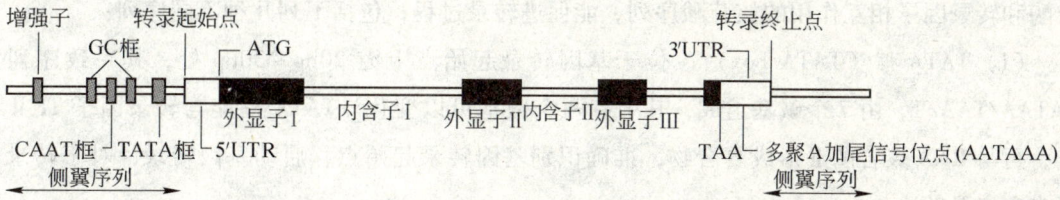

图 10-1　真核生物结构基因结构示意图

一、转录区

转录起始点到转录终止点的区域，包括前导区、编码区和尾部区。

1. 前导区（leader region）　又称 5′非翻译区（5′untranslated region，5′UTR）：真核基因的 5′端转录起始点与翻译起始点之间的核苷酸序列，是不编码蛋白质的。该序列对起始 AUG 的选择有一定的影响，也对 mRNA 的翻译起着重要的调控作用，如 5′端加工后产生的帽子结构（m^{7}GpppN）能够显著提高翻译效率。

2. 编码区　是自起始密码至终止密码的一段 DNA 序列，其中含有若干段编码序列，该区包括外显子和内含子。

外显子（exon）是基因内编码的序列。**内含子**（intron）是基因内非编码序列，又称插入序列，内含子只转录，在前 mRNA（pre-mRNA）时被剪切掉，因此在成熟 mRNA 中无内含子序列。外显子和内含子交替相间排列，它们总是以外显子开始，并以外显子结束。内含子的核苷酸数量可以比外显子多许多倍。例如，人类血红蛋白的 β 基因含有 3 个外显子、2 个内含子，长约 1700bp，编码 146 个氨基酸。而假肥大型肌营养不良症（duchenne muscular dystrophy，DMD）基因含有 79 个外显子、78 个内含子，全长 2300kb，编码 3685 个氨基酸，是迄今认识的最巨大的人类基因。

每个外显子和内含子接头区都有一段高度保守的一致序列（consensus sequence），即内含子 5′末端大多数是 GT 开始，3′末端大多是 AG 结束，称为 GT-AG 法则，是存在于真核生物基因中 RNA 剪接的识别信号。断裂基因中的外显子和内含子不是固定不变的，即在同一条 DNA 分子上的某一段 DNA 序列，在编码某一条多肽链的基因时是外显子，而编码另一条多肽链的基因时是内含子，结果同一段 DNA 序列，产生两条或者两条以上的 mRNA 链。这在真核生物基因的表达中，由于一个基因的内含子成为另一个基因的外显子，产生基因的差别表达，而构成了断裂基因结构上一个重要特点。这主要是基因启动子的序列不同或由于 mRNA 剪接加工的方式不同所致。另外，还发现内含子中还含有若干小基因，即基因内基因。

3. 尾部区（tailer sequence）　又称 3′非翻译区（3′untranslated region，3′UTR），为 3′端翻译终止点到转录终止点之间的序列，3′UTR 主要含有终止信号及加尾信号。

二、侧翼序列

断裂基因转录区两侧 5′端和 3′端都有一段不被转录的序列，称为**侧翼序列**（flanking sequence）。主要有启动子、增强子。侧翼序列含有基因调控序列，对基因的转录表达起着调控作用。

1. 启动子　启动子（promoter）一般位于转录起始点上游约 100bp 范围内，是能与 RNA 聚合酶和转录因子相互作用的核苷酸序列，能促进转录过程；包括下列几种不同序列：

（1）TATA 框（TATA box）　位于基因转录起始点上游 20bp～30bp 处，其一致序列为 TATAA/TAA/T，由 7 个碱基组成，其中有两个碱基可以变化。TATA 框能与转录因子 TFⅡ结合，再与 RNA 聚合酶Ⅱ形成复合物，准确识别基因转录起始点，启动基因转录，对于转录水平有着定量效应。

（2）CAAT 框（CAAT box）　位于转录起始点上游 70bp～80bp 处，其一致序列为 GGC/TCAATCT，由 9 个碱基组成，其中有一个碱基可以变化。是真核生物基因常有的调节区，CAAT 框能与转录因子 CTF 结合，具有促进转录的功能。

（3）GC 框（GC box）　两个拷贝，位于 CAAT 框的两侧，由 GGCGGG 组成，是一个转录调节区，GC 框能与转录因子 SP1 结合，有激活转录的功能，促进转录的过程。

2. 增强子　增强子（enhancer）在真核基因转录起始点的上游或下游的一段 DNA 序列，一般都有增强子。它不能启动基因的转录，但有增强基因转录的作用。无论增强子是位于转录起始点的上游或下游，均可发生作用。而无明显的方向性，可以是 5′→ 3′方向，也可以是 3′→ 5′方向。研究表明，增强子通常有组织特异性，例如，免疫球蛋白基因的增强子只有在 B 细胞中活性最高。

第三节　基因的表达

基因表达（gene expression）是把基因所储存的遗传信息经过转录和翻译转变为由特定的氨基酸种类和序列构成的多肽链，再由多肽链构成具有生物活性的蛋白质或酶分子，进而决定生物各种性状（表型）的过程。

基因表达包括两个步骤：①以 DNA 为模板转录合成 mRNA；②将遗传信息翻译成多肽链。

一、转录

转录（transcription）是在 RNA 聚合酶的催化下，以 DNA 为模板合成 mRNA 的过程。在双链 DNA 分子中与转录模板互补的一条 DNA 链即编码链，它与转录产物的差异仅在于 DNA 中 T 变为 RNA 中的 U。在含许多基因的 DNA 双链中，每个基因的模板链并不总是在同一条链上，即一条链可作为某些基因的模板链，也可是另外一些基因的编码链（图 10-2）

刚转录出来的 mRNA 称为前 mRNA（pre-mRNA）或核内异质 RNA（heterogeneous nuclear RNA，hnRNA）。hnRNA 必须经过剪接、戴帽和加尾等步骤，才能形成成熟的 mRNA。

1. 剪接　剪接（splicing）是把 hnRNA 中的内含子 RNA 序列剪切掉，再把外显子 RNA 序列连接起来的过程。

在 RNA 剪接酶的作用下，剪接发生在外显子的 3′末端的 GT 和内含子 3′末端与下一个外显子交界的 AG 处。剪接起始的 GT 端和相邻的保守序列构成了剪接供体位点，剪接终止的 AG 端

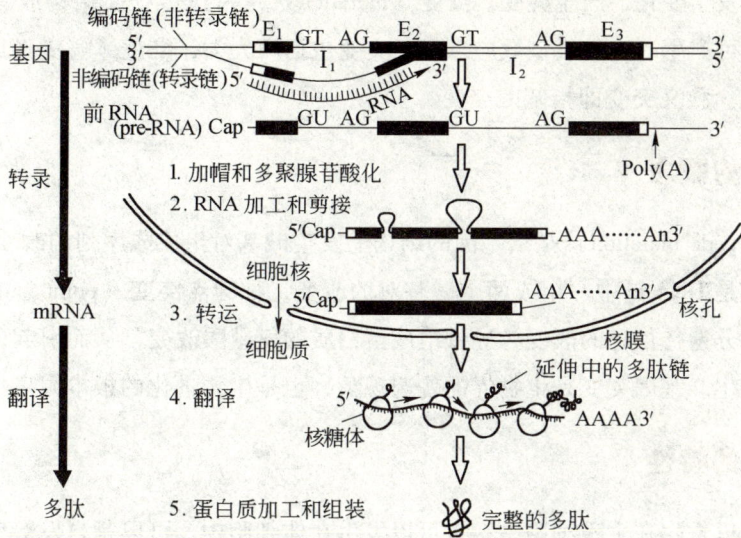

图 10-2 转录及加工过程

和相邻的保守序列构成了剪接受体位点，在内含子 3′端上游 30 个碱基处有一个保守序列称分支点，这些序列构成了剪接信号，可被小核 RNA 蛋白识别并与之结合形成剪接体后，再切除内含子。小核 RNA 蛋白是由小核 RNA 和蛋白质组成。

研究表明，部分基因存在不同的剪接方式，称选择性剪接。选择性剪接可使同一基因最终产生不同的多肽链，极大地增加了蛋白质的多样性和基因表达的复杂性。

2. 戴帽 戴帽（capping）是在 mRNA 的 5′端加一个 7-甲基鸟嘌呤核苷三磷酸（m^7 GpppN）帽，封闭 mRNA 的 5′端。mRNA 帽的功能：①有效地封闭 mRNA 的 5′端，以保护其不受核酸酶和磷酸酶的降解，增强 mRNA 的稳定性。②能被核糖体小亚基识别，促使 mRNA 和核糖体的结合。

3. 加尾 加尾（tailing）是在 mRNA 的 3′末端加上一段多聚腺苷酸（poly A）的尾巴，长度为 100~200 个腺苷酸。poly A 尾巴有 3 种功能：①有助于成熟 mRNA 输出细胞核；②增加 mRNA 的稳定性；③具有对核糖体识别信号的作用，致使 mRNA 有效地翻译，这一特点与 5′端戴帽联合作用。

二、翻译

翻译（translation）是在 mRNA 指导下的蛋白质生物合成过程。即把 DNA 转录到 mRNA 的遗传信息"解读"为多肽链上的不同氨基酸种类和顺序的过程。翻译过程十分复杂，需要各种活化的氨基酸作为原料，还需要 mRNA、tRNA、rRNA、核糖体、有关酶以及蛋白质辅助因子的共同作用，并依赖 ATP、GTP 水解提供能量。整个过程在细胞质中的核糖体上进行（蛋白质合成见第五章第二节）。

第四节 基因突变

在自然界，所有生物细胞内的遗传物质都能保持其相对的稳定性。但是在一定内外因素的

NOTE

影响下，就可能发生变化，产生突变。**突变**（mutation）是指遗传物质结构或者数量的永久性改变，多数突变可产生一定的表型效应。广义突变包括两大类，染色体畸变（见第十三章第二节）和基因突变。狭义突变即指基因突变。

一、基因突变的概念

基因突变（gene mutation）是指基因的结构上发生碱基对组成或序列的改变。

最小的变化是 DNA 链中一个或两个碱基对的改变，称为**点突变**（point mutation）。基因突变通常只涉及部分遗传信息的改变，导致组成蛋白质的氨基酸改变，从而引起的表型改变，甚至是遗传病的发生。基因突变是生物界的普遍现象，也是生物进化的根本源泉。

二、基因突变的特性

基因突变可以发生在生殖细胞中，也可以发生在体细胞中。可以是自发突变，也可以是诱发突变。无论是哪种突变都具有共同的特性，即稀有性、多向性、可逆性、有害性、随机性和重复性等。

1. 稀有性　基因突变在自然界是稀有的，各种基因在一定群体中都有一定的自发突变率。**自发突变率**（spontaneous mutation rate）是指在自然状态下，某一基因在一定群体中发生突变的频率。各种生物的突变率是很低的，人类基因的突变率为 $10^{-6} \sim 10^{-4}$/生殖细胞/代，即每代每一万个至百万个生殖细胞中，有一个基因发生突变。

2. 多向性　多向性是指在同一基因座位上的基因可以向多个不同的方向突变，形成**复等位基因**（multiple alleles）。例如，决定人类 ABO 血型的三个复等位基因就是由基因 i 经不同的突变分别形成 I^A、I^B 而构成。

3. 可逆性　野生型基因与突变基因之间可以通过突变相互转化。由正常基因转变为突变基因的过程称为**正突变**（forward mutation），由突变基因转变为正常基因的过程称为反突变或**回复突变**（back mutation）。基因突变的方向是可逆的，即基因 A 可以突变为等位基因 a，反过来，基因 a 也可以突变成等位基因 A。

4. 有害性　绝大多数的基因突变为中性突变，对个体生成无明显影响。部分基因突变是有害的，不利于生物的生长发育，可以引起人类许多疾病的发生，绝大多数遗传病就是由基因突变造成的。因为基因突变扰乱了人类在长期发展过程中遗传基础的均衡状态。

5. 随机性　突变的发生都是随机的，可发生在任何生物个体发育过程中任何时期的任何组织细胞中。DNA 分子中每一个碱基都有可能发生突变，但通常有高突变率的热点部位。

6. 重复性　相同的基因突变可在同种生物的不同个体间重复出现。

三、基因突变分子机制

DNA 分子的碱基种类和排列顺序发生改变，是基因突变的本质。在各种诱变剂的作用下，使其遗传效应也随之变化，特定的生化功能也发生改变甚至丧失。一般可以分为：碱基替换、移码突变和动态突变。

1. 碱基替换　碱基替换（base substitution）是指 DNA 链中碱基之间互相替换，从而使被替换部位的三联体密码意义发生改变。碱基替换可分为转换和颠换两种类型。①**转换：**（transi-

tion）是一种嘌呤被另一种嘌呤所取代，或一种嘧啶被另
一种嘧啶所取代，这是点突变的最常见的形式。②颠换
（transversion）：是一种嘌呤被另一种嘧啶所取代，或一
种嘧啶被另一种嘌呤所取代，比较少见（图10-3）。

假如碱基替换发生在某一基因的编码区内，可导致
转录的 mRNA 改变，进而对多肽链之氨基酸的种类或顺
序发生影响，引起同义突变、无义突变、错义突变和终
止密码突变等遗传学效应。

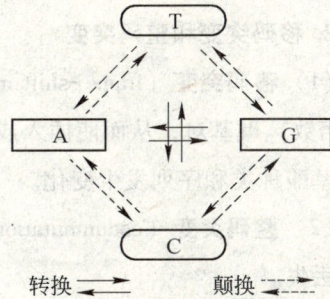

图 10-3　转换和颠换

（1）**同义突变**（same sense mutation）　由于密码子
具有兼并性，碱基被替换前后所编码的是同一种氨基酸。
因此，同义突变并不产生突变效应。

（2）**错义突变**（missense mutation）　是指碱基被替换之后，编码某种氨基酸的密码子变
成编码另一种氨基酸的密码子，从而使多肽链的氨基酸种类和序列发生改变。这种突变可导致
机体内某些蛋白质或酶的结构和功能发生异常，例如，人血红蛋白分子异常——镰形红细胞贫
血症（sickle cell anemia）就是如此（图10-4）。

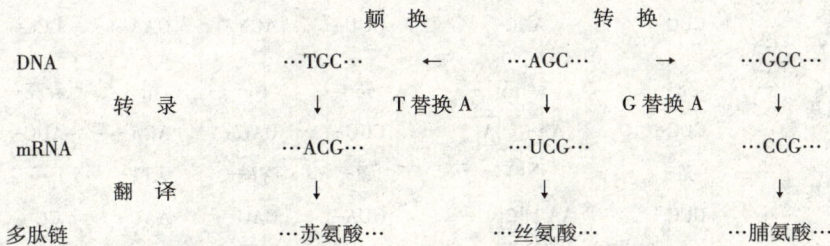

图 10-4　错义突变

（3）**无义突变**（non-sense mutation）　是指碱基被替换之后，将 mRNA 上的一个编码氨
基酸的密码子改变为终止密码子（UAA、UAG 或 UGA），这样使翻译多肽链的延伸提前到此终
止，形成一条无活性的多肽片段。多数情况下会影响蛋白质的正常功能，从而引起致病效应
（图10-5）。

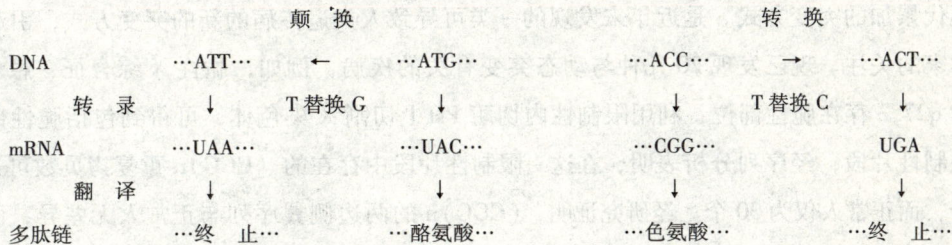

图 10-5 无义突变

（4）**终止密码突变**（terminator codon mutation）　是指碱基被替换之后，使原来的终止密
码子突变为编码某个氨基酸的密码子，从而使多肽链的合成至此仍能继续下去，直至下一个终
止密码子为止，形成延长的异常多肽链，又称延长突变（elongation mutation）。例如，常见的
血红蛋白的 α 链突变型 Hb Costant Spring 可因终止密码子发生突变，而形成比正常 α 链多31 个

NOTE

氨基酸的异常链。

2. 移码突变和整码突变

（1）**移码突变**（frame-shift mutation）　是由于 DNA 分子中插入或缺失 1 个或几个（不是 3 的倍数）碱基对，从而使插入或缺失的那一点以下的三联体密码的组合发生改变，引起编码的氨基酸种类和序列发生变化。

（2）**整码突变**（codonmutation）　是由于一个或多个密码子插入或丢失，也称为密码子插入或丢失。

由于 DNA 分子中插入或缺失碱基对的数目和位置不同，对其后的密码子组合的改变的影响程度不同。最小变化是在 DNA 链上增加或减少一个密码子导致其编码合成的多肽链多或少一个氨基酸，如果较大范围改变所引起的氨基酸种类及序列的变化后果是严重的，通常是导致一条或几条多肽链丧失活性或根本不能合成，进而产生严重的遗传病，例如，假性肥大型肌营养不良症（DMD）（表 10-1）。

表 10-1　几种移码突变结果示意图

移码类型	移码突变的几种结果						
正常密码组合	… … G-	亮- CUC-	天酰- AAC-	半胱- UGU-	苏- ACA-	谷- GAA-	丝- UCC- … …
1. 插入一个碱基	… …	亮- CUC-	赖- AA-↑Ⓐ	亮- CUG-	酪- UAC-	精- AGA-	异亮- AUC- C…
2. 缺失一个碱基	… …	亮- CUC-	天酰- AA↓Ⓒ U-	缬- GUA-	谷酰- CAG-	天酰- AAU-	… CC…
3. 插入三个碱基	… …	亮- CUC-	赖-苏- A A↑Ⓐ-AC C-	半胱- UGU-	苏- ACA-	谷- GAA-	丝- UCC- …
4. 缺失三个碱基	… …	亮- CUC-	天酰- AA↓ⒸⓊⒼ U-	苏- ACA-	谷- GAA-	丝- UCC -	… …

表中：↑插入位点，↓缺失位点，Ⓐ插入或缺失的碱基，苏插入的氨基酸

3. 动态突变　动态突变（dynamic mutation）是串联重复的三核苷酸序列随着世代传递而拷贝逐代累加的突变方式。是近年来发现的一类可导致人类遗传病的新的突变方式，引起临床遗传学家的关注。现已发现 20 几种与动态突变有关的疾病，例如，脆性 X 综合征，患者的 X 染色体 q27.3 存在脆性部位，利用限制性内切酶 Pst Ⅰ 切割 X 染色体，可得到包括脆性部位在内的限制性片段，经序列分析表明，在这一限制性片段中存在的（CGG）n 重复拷贝数可达 50～1000 个，而正常人仅为 30 个。经研究证明，（CGG）n 的两边侧翼序列与正常人无差异，而重复序列正好位于 X 染色体的脆性部位。

四、基因突变的表型效应

基因受环境因素的影响，使其造成突变，突变的结果是 DNA 分子发生了改变，导致所编码的蛋白质的数量与质量的改变。从基因到表型效应是一个非常复杂的过程，由基因突变造成其表型效应也是十分复杂并多种多样的。根据基因突变对机体影响的程度，将基因突变的表型

效应大致分为：

1. 中性效应　突变后果轻微，对机体不产生可察觉的有害或有利效应。亦称**中性突变**（neutral mutation）。

2. 遗传多态现象　遗传多态现象（genetic polymorphism）是指突变一般对人体并无影响，是引起正常人体生物化学组成的遗传学差异的重要原因。这种差异可在 DNA、mRNA、蛋白质、染色体等不同水平体现出来。例如，ABO 血型、HLA 类型以及各种同工酶型等都是基因突变形成的。遗传多态现象可以作为基因定位、个人身份鉴定、器官移植、遗传的易感性等重要的依据。

3. 引起遗传性疾病　导致个体生育能力降低和寿命缩短或致死，包括基因突变导致蛋白质结构和数量异常的**分子病**（molecular disease）及基因突变导致酶活性降低或增高所引起的遗传性酶病（hereditary enzymopathy）。

4. 引起肿瘤　基因突变导致肿瘤形成。某些基因产物参与其他基因的表达调控，如果这些基因突变，导致肿瘤的发生。如 60% 的视网膜母细胞瘤是由于基因突变所致。

5. 有利突变　少数情况下，一些基因突变对个体适应环境起到积极作用，有利于个体的生存。例如，人类基因突变产生的镰形细胞贫血症杂合子（HbA/HbS）患者比正常人更能抗恶性疟疾。

五、DNA 损伤的修复

各种物理、化学及生物因素对生物体内 DNA 分子或基因起直接或间接的作用，对碱基组成或排列顺序产生深刻的影响。但是，因为生物体细胞内存在着多种 DNA 修复系统，在正常生理状态下，DNA 分子能保持相对的稳定性。真核生物的 DNA 修复方式主要有切除修复和重组修复。

1. 切除修复　切除修复（excision repair）又称暗修复，切除修复发生在复制之前，需要核酸外切酶、核酸内切酶、DNA 聚合酶、连接酶四种酶的参与。由于 UV 照射后，形成胸腺嘧啶二聚体（TT），半箭头表示链的极性。首先核酸内切酶在胸腺嘧啶二聚体（TT）等附近切开，造成缺口。然后由 DNA 聚合酶以正常的互补 DNA 链为模板，合成新的 DNA 片段，合成方向是 $5'→3'$，弥补 DNA 的缺口。随后由专一的核酸外切酶切除含有二聚体的一段核苷酸链。再在连接酶作用下，将缺口封闭，DNA 恢复原状。这种修复方式除了能切除嘧啶二聚体外，还可切除 DNA 上的其他损伤。人类色素性干皮症，皮肤肿瘤、光过敏、白内障、神经异常，这是由于患者的成纤维细胞 DNA 损伤后，造成被切除修复缺陷，解旋酶、核酸内切酶基因突变异常所致（图 10-6）。

2. 重组修复　重组修复（recombination repair）大致过程是：含有嘧啶二聚体或其他结构损伤的 DNA 仍可进行复制，当复制到损伤部位时，DNA 子链中与损伤部位相对应的部位出现缺口。完整的母链与有缺口的子链重组，使缺口转移到母链上。母链上的缺口由 DNA 聚合酶合成互补片段，再由连接酶使新片段与旧链连接完整，从而使复制出来的 DNA 分子的结构恢复正常。在重组修复过程中，不能从根本上消除亲代 DNA 结构中的二聚体损伤，但它能使复制出来的 DNA 分子结构保持正常，当第二次复制时，又要重复上述过程。虽然二聚体始终没消除，但是经多次复制之后，受损伤的 DNA 分子在生物体的比例会大大降低，逐渐被"稀释"（图 10-7）。

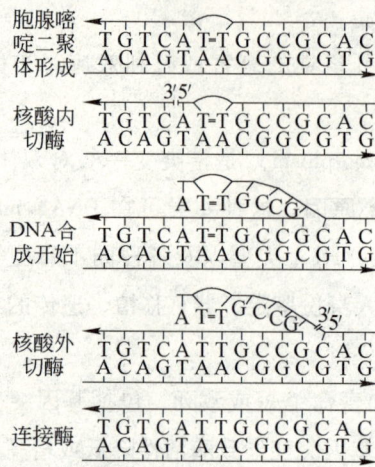

图 10-6　嘧啶二聚体的切除修复示意图

胞腺嘧
啶二聚
体形成

核酸内
切酶

DNA合
成开始

核酸外
切酶

连接酶

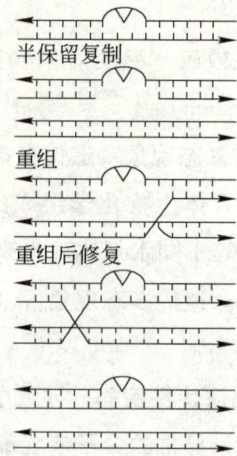

图 10-7　重组修复示意图

半保留复制

重组

重组后修复

人们对 DNA 的修复的研究不断深入，日臻完善，深刻认识到生物体对 DNA 损伤的修复过程是普遍存在的，属于细胞的基本生理功能。修复作用在一定程度上保持着遗传物质的稳定性，但往往达不到尽善尽美的程度。否则生物就没有变异，进化就不可能了。

思考题

1. 什么是多基因家族？
2. 典型的真核基因结构有哪些部分组成？
3. 转录后的加工有哪些过程？分别具有什么作用？
4. 何为基因突变？基因突变的特性是什么？基因突变有哪些后果？
5. 简述 DNA 损伤的修复机制。

第十一章 单基因遗传与单基因遗传病

单基因遗传（single gene inheritance）是指受一对等位基因控制性状的遗传，其在后代的传递中符合孟德尔的遗传规律，所以又称孟德尔式遗传。人类所发生的受一对等位基因控制的遗传性疾病则称为单基因遗传病，简称单基因病。

性状（character）是指生物所具有的形态的、机能的或生化的特点；每一性状所具有的相对差异称为相对性状，如单眼皮与双眼皮、有耳垂与无耳垂等，一个个体非此即彼，不能同时具备某一遗传性状的两种性状。相对性状的形成受一对等位基因的控制。**等位基因**（allele gene）是指位于同源染色体同一位点上的两个不同或相同形式的基因，影响和控制着一对相对性状的形成。

第一节 遗传学基本规律

一、分离定律

早在 19 世纪中叶，遗传学的奠基人，奥地利学者孟德尔，以豌豆为材料进行植物杂交实验，耗时 10 余年，于 1865 年发表论文"植物杂交实验"，提出了分离规律和自由组合规律。

孟德尔选用 7 对具有相对性状的纯合体豌豆植株进行杂交实验。**纯合体**（homozygote）是指控制某种性状的等位基因组成相同的个体（如 AA，aa），在严格自交情况下，后代一般不会发生性状分离；**杂合体**（heterozygote）是指控制某种性状的等位基因组成不同的个体（如 Aa），自交后子代必然会发生性状分离；在生物个体所观察到的各种性状，称为**表现型**（phenotype），简称表型；与表现型形成有关的遗传基础称为**基因型**（genetype）；在杂合状态下生物个体所表现出的性状，称为**显性性状**（dominant character）；未表现出的性状，称为**隐性性状**（recessive character）；控制显性性状形成的基因称为显性基因（英文大写字母 A、B 等表示）；控制隐性性状形成的基因称为隐性基因（英文小写字母 a、b 等表示）。孟德尔观察了两个纯合体亲本植株杂交所形成的子一代（F_1）个体自花授粉后的子二代（F_2）个体性状的表现，发现其表现型有显性性状，也有隐性性状，这种现象称为**性状分离**（segregation）。

（一）亲本杂交实验

以圆形种子植株和皱缩种子植株作为亲本进行杂交实验为例，子一代（F_1）杂合体植株的种子全部为圆形，而子二代（F_2）中除圆形种子外，还出现了与亲代一样的皱缩种子，经统计二者之比为 2.96∶1，约为 3∶1（见图 11-1）。

```
P      圆形 (RR)  ×   皱形 R(rr)
                    │
                    ↓
F₁           圆形 (Rr)
                    ⊗自交
                    │
                    ↓
F₂    圆形 (RR)   2 圆形 (Rr)   皱形 (rr)
              3        ：        1
```

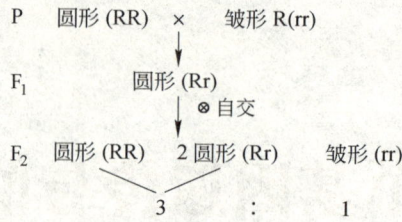

图 11-1　豌豆杂交实验结果

孟德尔相继进行了 7 对相对性状的杂交实验，子二代杂交后代的实验结果记录如表 11-1 所示。

表 11-1　豌豆杂交实验的子二代结果

相对性状		子二代	子二代	子二代	显隐性比例
显性	隐性	植株总数	显性数	隐性数	
黄子叶	绿子叶	8023	6022	2001	3.01：1.00
圆子叶	皱子叶	7324	5474	1850	2.96：1.00
红花	白花	929	705	224	3.15：1.00
凸豆荚	凹豆荚	1181	882	299	2.95：1.00
绿豆荚	黄豆荚	580	428	152	2.82：1.00
腋花	顶花	858	651	207	3.14：1.00
长茎	短茎	1064	787	277	2.84：1.00
总数		19959	14949	5010	2.97：1.00

（二）遗传因子假说的证实

孟德尔在研究初期提出：生物的遗传性状是由遗传因子控制，遗传因子在体细胞中是成对存在的。1909 年丹麦的遗传学家约翰逊提出将遗传因子更名为基因。

1. 测交（回交）实验　隐性纯合亲本所产生的配子，只带隐性基因，不会掩盖 F_1 配子中基因的作用，能使 F_1 中被掩盖的基因完全表现出来。例如，F_1 与隐性纯合亲本测交，若 F_1 中含有的一对基因是 Rr，且产生配子时 Rr 确实分离，那么它将产生含有 R 和 r 的两种配子，而测交的隐性亲本所含的一对因子若为 rr，就只能产生一种带有 r 的配子，因此它们受精后必将产生 Rr 和 rr 两种合子，发育成数目相等的显性杂合体（Rr）和隐性纯合体（rr）两种后代，比例为 1：1（见图 11-2），实验结果与理论预期完全相符。

2. 自交实验　孟德尔设想以 F_2 自交产生 F_3，若遗传因子分离，那么自交后 F_2 中的 1 份纯合隐性个体只能产生纯合隐性个体，而 3 份显性个体应有 1/3 自交后只产生显性个体不发生性状分离；应有 2/3 自交后发生性状分离，出现显性、隐性两种个体，比例为 3：1，出现性状分离的是不分离性状的两倍，最终实验结果与孟德尔预期基本一致。

依据上述实验结果，孟德尔提出：生物在形成生殖细胞时，成对的基因彼此分离，分别进入到不同的生殖细胞，每个生殖细胞只能得到成对基因中的一个，这一基因的行动规律就称为**分离**

```
P:    RR   ×   rr
               │
               ↓
F₁:       Rr   ×   rr
         ╱  ╲     ╱
配子    R    r   r
         ╲  ╱ ╲ ╱
测交一代  Rr      rr
```

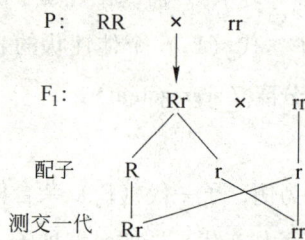

图 11-2　孟德尔分离定律的测交验证图

规律（law of segregation），也称为孟德尔第一定律。在减数分裂过程中同源染色体的彼此分离为分离定律提供了细胞学基础。

二、自由组合定律

（一）两对性状亲本杂交实验

孟德尔在 1 对相对性状实验的基础上，又进行了 2 对相对性状的杂交实验。以圆滑黄色种子和皱缩绿色种子的纯合体亲本植株进行杂交实验，子一代 F_1 种子全为圆形黄色，说明圆形和黄色是显性性状，F_1 自交，子二代 F_2 出现 4 种不同的表型，比例接近 9：3：3：1。除亲本类型圆滑黄色和皱缩绿色外，还出现了皱缩黄色与圆滑绿色，原有的性状组合叫亲组合（parental combination），原来没有的性状组合叫重组合（recombination）（见图 11-3）。

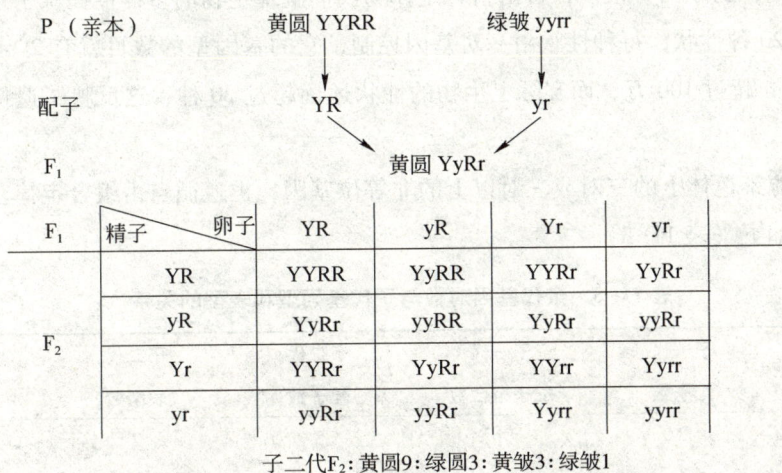

P（亲本）　　　黄圆 YYRR　　　　绿皱 yyrr

配子　　　　　　　YR　　　　　　　yr

F_1　　　　　　　　黄圆 YyRr

F_1 精子＼卵子	YR	yR	Yr	yr
YR	YYRR	YyRR	YYRr	YyRr
yR	YyRr	yyRR	YyRr	yyRr
Yr	YYRr	YyRr	YYrr	Yyrr
yr	YyRr	yyRr	Yyrr	yyrr

（F_2 行标注于左侧）

子二代 F_2：黄圆9：绿圆3：黄皱3：绿皱1

图 11-3　豌豆两对相对性状杂交图解

（二）测交实验

孟德尔用 F_1 黄色圆滑种子的豌豆（YyRr）与绿色皱缩种子的双隐性亲本（yyrr）测交，并预测：YyRr 型豌豆应产生数目相等的四种配子，即：YR、Yr、yR 和 yr 型；它们分别与双隐性个体产生的 yr 型配子随机受精后，子代的基因型和表现型均应为四种，即：YyRr（黄色圆滑）、Yyrr（黄色皱缩）、yyRr（绿色圆滑）、yyrr（绿色皱缩），比例应为 1：1：1：1（见表 11-2），实验结果与预期完全一致。

表 11-2　自由组合定律的测交验证

F_1 代所产生配子的基因型			YR　Yr　yR　yr（YyRr 型豌豆）				Yr（双隐性个体）
测交后代	预期结果	基因型	YyRr	Yyrr	yyRr	yyrr	
		表型	黄圆、	黄皱、	绿圆、	绿皱	
		比率	1 ：	1 ：	1 ：	1	
	实际结果	测交 1 实得数	31	27	26	26	
		测交 2 实得数	24	22	25	26	
		总数	55	49	51	52	
		相对比例	1 ：	1 ：	1 ：	1	

（三）自交实验

从理论上预测：全部的 F_2 组合可以分成三类：全部纯合类：自交后不再发生分离，如 YYRR、yyRR、YYrr、yyrr；一对等位基因纯合而另一对杂合：自交后一对性状稳定，另一对以 3：1 分离，如 YyRR、Yyrr、YYRr、yyRr；两对基因都是杂合的：自交后的 F_3 将按 9：3：3：1 分离，如 YyRr。实验结果与推断完全相符。

孟德尔在总结上述实验结果的基础上提出：生物在形成生殖细胞时，成对的等位基因彼此分离，不同对的等位基因可分可合，独立行动，随机组合在一个生殖细胞中。这就是自由组合定律（law of independent assortment），也称为孟德尔第二定律。减数分裂过程中非同源染色体之间的自由组合为其提供了细胞学基础。

引起生物变异的原因有很多，自由组合定律为我们解释生物的多样性提供了理论基础。假如一个生物有 20 种性状，每种性状由一对基因控制，它的基因型的数目就有 $2^{20}=34$ 亿种，表型的数目为 2^{20}，超过 100 万，而实际上生物的性状远远超过 20 种，这反映了遗传基础的无限多样性。

位于非同源染色体上的三对或三对以上的非等位基因，也遵循自由组合定律。以多对基因为例列表说明如下（表 11-3）。

表 11-3 亲代基因对数与子代基因型和表型的关系

亲代 基因相对数	子一代 配子数	子一代 配子组合数	子二代 配子数	子二代 表型数	分离比
1	2	4	3	2	$(3+1)^1$
2	4	16	9	4	$(3+1)^2$
3	8	64	27	8	$(3+1)^3$
4	16	256	81	16	$(3+1)^4$
⋮	⋮	⋮	⋮	⋮	⋮
n	2^n	4^n	3^n	2^n	$(3+1)^n$

三、连锁与互换律

孟德尔的杂交实验直到 1900 年被发现并广泛引起人们关注后，在 1905 年，美国学者摩尔根，用果蝇为材料进行遗传学实验，发现了**连锁**（linkage）与互换规律，补充和发展了孟德尔的遗传规律。

果蝇体型小，饲养容易；生活史短，在适宜的培养基上繁殖很快；果蝇只有 4 对染色体，研究观察方便，现在仍是遗传学实验的常用材料。野生型果蝇为灰身长翅，突变体果蝇为黑身残翅，杂交实验表明，灰身对黑身为显性，长翅对残翅为显性。

摩尔根在实验中选择灰身长翅（BBVV）和黑身残翅（bbvv）的纯合体果蝇为亲本，杂交后形成的 F_1 果蝇全部是灰身长翅（BbVv）；随后他用 F_1 雌果蝇与黑身残翅（bbvv）的雄果蝇进行测交，按自由组合定律预测，F_2 中应出现灰身长翅（BbVv）、灰身残翅（Bbvv）、黑身长翅（bbVv）和黑身残翅（bbvv）四种类型，而且其比例应为 1：1：1：1，然而实验的结果却是 F_2 中所出现灰身长翅（BbVv）和黑身残翅（bbvv）各占 41.5%、灰身残翅（Bbvv）和黑身长翅

（bbVv）各占8.5%。即F₂中亲组合型占83%，重组合型占17%。这种亲组合型远远多于重组合型的现象称为不完全连锁（见图11-4）。

如果在实验中用F₁雄果蝇与黑身残翅的雌果蝇进行测交，F₂中只有2种表型：灰身长翅（BbVv）和黑身残翅（bbvv），而且二者的数目之比为1：1。这种不同对的基因之间联合在一起传递给后代的现象称为完全连锁（complete linkage）（见图11-5）。

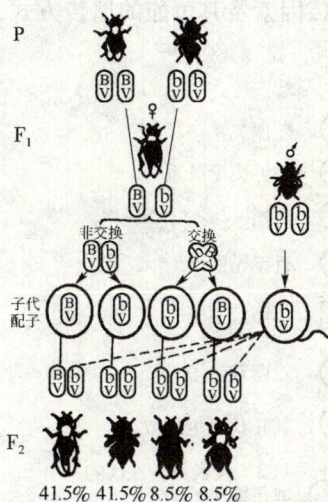

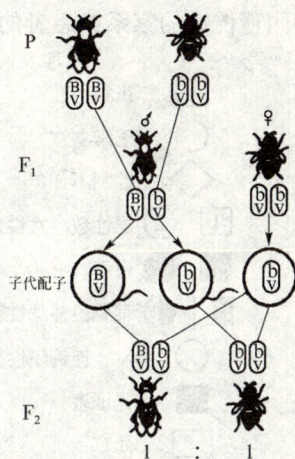

图11-4　雌果蝇的不完全连锁遗传　　　　图11-5　雌果蝇的完全连锁遗传

摩尔根综合上述实验结果得出：染色体可以自由组合，基因在同一染色体上呈直线排列不能自由组合，这些不同的基因将伴随染色体共同传递——连锁。如果连锁的基因在减数分裂时没有发生互换，都随染色体作为一个整体向后代传递，这种现象称为完全连锁；如果同源染色体上的等位基因之间发生交换，使原来连锁的基因发生变化，构成新的连锁关系，这一现象称为**互换**（crossing over）。如果同一条染色体上连锁的基因大部分联合传递，仅有一小部分由于等位基因之间发生互换而重组，这种现象称为**不完全连锁**（incomplete linkage）。它的细胞学基础是减数分裂过程中，同源染色体的联会、非姐妹染色单体间的交换。在生物界，完全连锁的情况很少见，仅见于雄果蝇和雌家蚕等少数生物，其他生物中普遍存在的是不完全连锁。

第二节　单基因疾病的遗传方式

单基因遗传病（singlegene disease，monogenic disease）是指受一对等位基因控制，传递方式遵循孟德尔遗传规律的疾病。根据单基因遗传病中致病基因所在染色体不同（常染色体或性染色体）及其性质不同（显性与隐性），可将人类单基因病分为常染色体显性遗传、常染色体隐性遗传、X-连锁显性遗传、X-连锁隐性遗传以及Y连锁遗传等不同的遗传方式。

一、系谱与系谱分析法

研究人类性状或疾病的遗传规律，不能像以植物为材料时进行的杂交实验，最常用的研究方法是系谱分析法。

NOTE

　　所谓**系谱**（pedigree）（或系谱图）是指从先证者入手，追溯调查其所有家族成员（直系亲属和旁系亲属）的数目、亲属关系及某种遗传病（或性状）的分布等资料，并按一定格式将这些资料绘制而成的图解，常用的系谱绘制符号见图 11-6。**先证者**（proband）是指在某一家族中被医生或遗传研究者首先发现的罹患某种遗传病的患者或具有某种性状的成员。系谱中不仅要包括具有某种性状或患有某种疾病的个体，也应包括家族所有的正常成员，这样才可以确定所发现的某一特定性状或疾病在这个家族中是否有遗传因素及其可能的遗传方式，从而为其他具有相同遗传病的家系或患者的诊治提供依据。

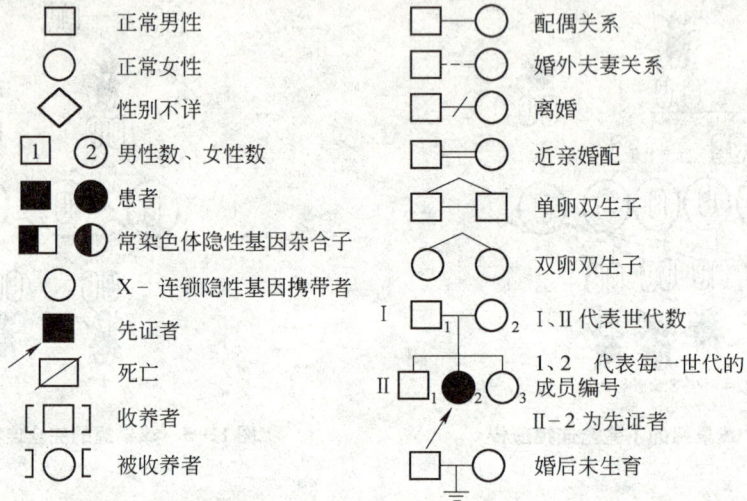

图 11-6　遗传常用系谱符号

　　系谱分析法（pedigree analysis）是根据系谱图对该家系进行遗传学分析的方法，以确定所发现的某一特定性状或疾病在这个家族中是否有遗传因素的作用及其可能的遗传方式。是根据系谱图分析家族遗传病的方法。但要强调的是，在对某一种遗传性状或遗传病作系谱分析时，通常需要将多个具有相同遗传性状或遗传病的家族的系谱作综合分析（统计学分析），才能比较准确而可靠地作出判断。另外，在调查过程中，全部工作除要求信息准确外，还要注意患者的年龄、病情、死亡原因和是否有近亲婚配等。

二、常染色体遗传

　　常染色体遗传是指控制某种性状或疾病的基因位于 1~22 号常染色体上的遗传方式，分为常染色体显性遗传和常染色体隐性遗传两种方式。

（一）常染色体显性遗传

　　常染色体显性遗传（autosomal dominant inheritance，AD）是指控制某种性状或疾病的基因位于 1~22 号常染色体上，基因的性质是显性，无论是纯合状态（AA）还是杂合状态（Aa）都能表现出所控制的性状或疾病的遗传方式。人类的许多性状和疾病呈 AD 遗传。根据显隐性规律，杂合子 Aa 应当具有与纯合子 AA 完全相同的表型，但由于各种复杂因素的影响，杂合子可能出现不同的表现形式。

1. 完全显性遗传

　　（1）**完全显性遗传**（complete dominantinheritance）的概念杂合个体（Aa）与纯合个体

（AA）的表型完全一样，这种遗传方式称为常染色体完全显性遗传。在决定人耳形态的三个主要性状中，长耳壳对短耳壳为显性；宽耳壳对狭耳壳为显性；有耳垂对无耳垂为显性。

（2）完全显性遗传病例

①家族性多发性结肠息肉症（FPC）：临床主要症状是患者的结肠壁上有许多大小不等的息肉，便血并伴有黏液。随着年龄的增长，在 30 岁左右，息肉可发生恶变导致结肠癌。

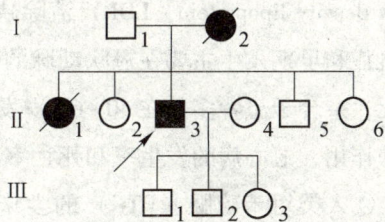

在系谱中，先证者 II_2 的结肠息肉已经恶变为结肠癌，手术后复发。他的母亲 I_2、姐姐 II_1 均死于结肠癌。依据分离定律患者的子女将有 1/2 的风险发生结肠息肉症（见图 11-7）。系谱中先证者的三个子女表型正常，可能由于年龄尚小，未到发病年龄阶段，但随着年龄的增长，每个孩子都有 50%的发病危险。

图 11-7　家族性结肠息肉症系谱

②短指症：主要症状是患者的指骨（或趾骨）短小或缺如，致使手指（或足趾）变短。图 11-8 是 1903 年 Farabee 报道的一个美国家族的短指症系谱。

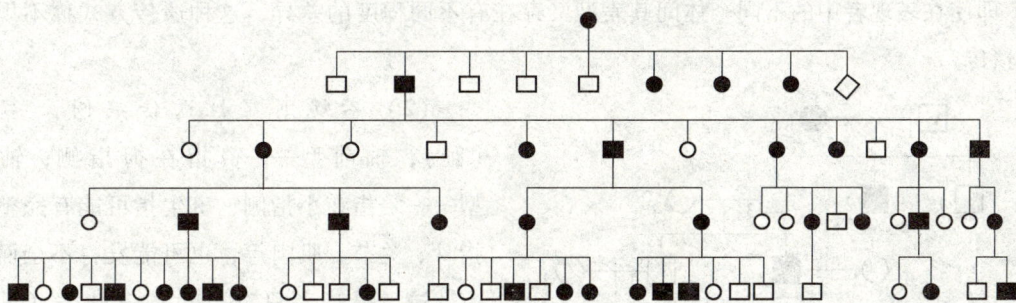

图 11-8　短指症系谱

（3）常染色体完全显性遗传病的系谱特征

①患者双亲中必有一方患有相同遗传病，但绝大多数为杂合子。

②患者的同胞中，约有 1/2 正常，1/2 患病；发病与性别无关，男女均可发病，机会均等。

③系谱呈现连续遗传现象，即家族中连续几代都有患者出现。

④双亲无病时，子女一般不会发病（除非发生新的基因突变）。

根据 AD 的系谱特征，临床上可对常染色体显性遗传病进行发病风险的估计。

2. 不完全显性遗传

（1）**不完全显性遗传**（incomplete dominant inheritance）的概念　指杂合子（Aa）的表型介于纯合显性（AA）与纯合隐性（aa）之间，也称为半显性（semi-dominance）或中间型遗传（intermediate inheritance）。

（2）不完全显性遗传病例

①软骨发育不全症：主要临床特征体态异常、四肢短粗、躯干相对长、垂手不过髋关节、手指短粗、各指平齐、前额突出、马鞍形鼻梁、下颌明显前凸、臀部后突、下肢向内弯曲。发病主要原因是患者长骨骺端软骨细胞的形成及骨化有障碍而影响了骨的增长。人群中几乎都为杂合体（Aa）患者，纯合体（AA）患者因病情严重多死于胚胎或新生儿期。

NOTE

②β-地中海贫血：原发于地中海区域，我国南方地区也常见。患者由于致病基因导致血液红细胞内血红蛋白 HbA 的功能异常，引起溶血性贫血，临床上有重型和轻型患者之分。

③家族性高胆固醇血症：属一种原发性的血脂代谢异常疾病，以血浆中低密度脂蛋白（low density lipoprotein，LDL）清除缺陷和早发冠心病为特征。临床表现为肌腱黄瘤、高胆固醇血症和早期发生主要在冠状动脉的粥样硬化。纯合子患者通常在 30 岁以前死于心肌梗死或猝死，杂合子患者多数在 40~60 岁发生冠心病。女性杂合子患者绝经前，由于有雌性激素的保护作用，冠心病的发生率和死亡率都较男性杂合子低。

④人类对苯硫脲（PTC）的尝味能力：是不完全显性遗传的典型遗传性状。苯硫脲是一种具有苦涩味的白色结晶状物质，人群中能尝出苦涩味者称 PTC 尝味者，尝味能力受显性基因 T 控制；不能尝出者为 PTC 味盲者，隐性基因 t 控制没有尝味能力（味盲性状）。杂合子 Tt 的尝味能力介于 TT 和 tt 之间。我国汉族人群中味盲者约占 1/10。

3. 不规则显性遗传

（1）**不规则显性遗传**（irregular dominanceinheritance）的概念　由于受遗传背景或环境因素的影响，杂合子（Aa）有的表现显性性状（或疾病），有的不表现而成为隐性性状（或正常）；即使在表现者中的不同个体间其表型又存在有不同程度的差异，这种遗传方式称不规则显性遗传。

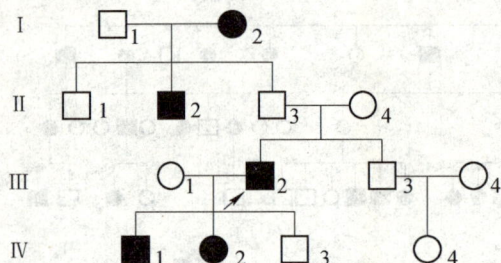

图 11-9　多指（趾）症系谱

（2）**不规则显性遗传病例**　多指（趾），轴前型——赘指在拇指侧；轴后型——赘指在小指侧，赘生指可能有完整的指骨、关节、肌肉等，也可能发育不全而只有残迹，最轻者只有赘生的皮肤蒂（见图 11-9）。

系谱中先证者Ⅲ₂的子女Ⅳ₁和Ⅳ₂多指，其父Ⅲ₃和母Ⅲ₄均不多指，但其伯父Ⅱ₂多指，可以肯定先证者Ⅲ₂的基因型应是杂合子；又因其子女中的Ⅳ₃表型正常，所以致病基因不是由突变所致，从他的伯父Ⅱ₂得以旁证，因而Ⅲ₂的致病基因应从其父亲Ⅱ₃传来，且Ⅱ₃应是杂合子，只不过由于不完全外显而使其表型正常，系谱中出现隔代遗传的现象。

（3）发生不规则显性遗传的原因

①可能是某些本身没有表型效应的修饰基因（基因组中除了主基因 A 和 a 以外的其他基因）影响主基因表达所致。

②环境中的物理、化学因素、营养条件等也可造成表现度不一致和不完全外显。表现度（expressivity）是指一定基因型的个体形成相应表型的程度差异。如成骨发育不全症的临床主要症状是耳聋、蓝色巩膜、骨质脆弱易骨折；患者由于表现度的不同，有的只表现蓝色巩膜，有的既有蓝色巩膜，又伴有耳聋，严重者除表现全部临床症状外还伴有牙齿半透明、指甲发育不全等症状。**外显率**（penetrance）是指一定基因型的个体形成相应表型的百分率。如调查某一群体后推测具有多指基因的个体应为 100 人，而实际人群中只有 80 人具多指表型，则多指基因的外显率为 80%。若外显率为 100% 时称完全外显，低于 100% 时则称不完全外显或外显不全。

4. 共显性遗传

（1）**共显性遗传**（codominance）　指杂合子时一对等位基因间没有显隐性之分，两个基因同时发挥作用，所控制的性状都表现出来，这种遗传方式称共显性遗传。

（2）**共显性遗传的实例**

①人类的 ABO 血型系统：人类的红细胞表面有 A 和 B 两种抗原，血清中有 α 和 β 两种天然抗体，依据红细胞表面抗原的组成，人类 ABO 血型系统可分为 A 型（I^AI^A、I^Ai）；B 型（I^BI^B、I^Bi）；O 型（ii），AB 型（I^AI^B）四种血型。决定人类 ABO 血型的基因位于 9 号染色体上，由 I^A、I^B、i 构成的一组复等位基因，但每个人只能具有其中的任意两个基因（见表 11-4）。其中 I^A 形成 A 抗原（A 型血），I^B 形成 B 抗原（B 型血）；I^A、I^B 对 i 是显性，I^A、I^B 间为共显性，AB 型血是典型的共显性遗传。

复等位基因（multiple alleles）群体中同一基因座位上存在三个或三个以上的等位基因。指群体中一对基因座位上不只有两个基因，而是由三个或三个以上的基因成员组成。

②人类的 MN 血型系统：M 血型的人红细胞表面有 M 抗原，决定于 4 号染色体上的基因 M，N 血型的人红细胞表面有 N 抗原，决定于基因 N；M 和 N 是一对等位基因，基因间为共显性。M 血型（MM）的人与 N 血型（NN）的人结婚后孩子的血型为 MN。

表 11-4　ABO 血型的特点

血型	基因型	红细胞抗原	血清中的天然抗体
A	I^AI^A，I^Ai	A	β
B	I^BI^B，I^Bi	B	α
AB	I^AI^B	A，B	—
O	ii	—	α，β

5. 延迟显性　延迟显性（delayed dominance）指某些带有显性致病基因的杂合体，在生命早期不表现相应症状，当生长发育到一定年龄后，致病基因的作用才表达出来。如遗传性小脑共济失调症（图 11-10）、原发性血色病、Huntington 舞蹈症、家族性多发性结肠息肉症等都为延迟显性的疾病。由于患者往往成年后才发病，所以对于此类疾病的预防显得尤为困难，应加强婚育遗传咨询。

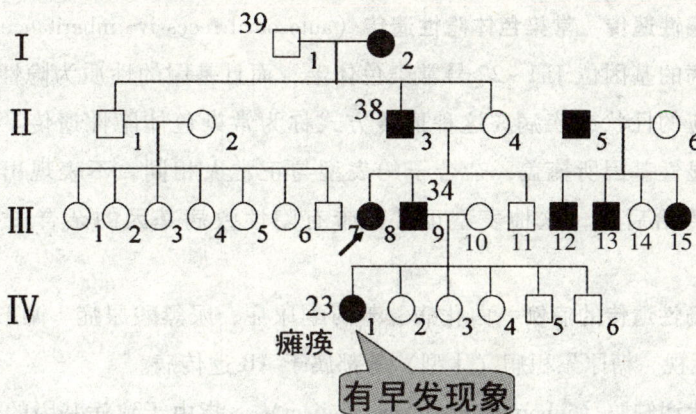

图 11-10　一例遗传性痉挛性共济失调的系谱

6. 早现遗传 早现遗传（anticipation）指一些遗传病在连续世代传递过程中，发病年龄一代比一代提早，且病情逐渐加重，这种现象称为早现遗传。如强直性肌营养不良（myotomic dystrophy，MD），肌营养不良而无力，从面部开始逐渐遍及全身，并常伴有轻度智力低下。

7. 从性遗传 从性遗传（sex-conditioned inheritance）一些常染色体显性遗传病，杂合子（Aa）的表型受性别影响，在某一性别表现出相应性状，而另一性别不表现；或者某一性别的发病率高于另一性别。如秃顶：人群中男性秃顶明显多于女性，因为杂合子男性表现秃顶，杂合子女性则不表现秃顶，但可以将基因传递给后代。

8. 其他一些常见且主要的常染色体显性遗传病 见表 11-5。

表 11-5 　一些常染色体显性遗传病

疾病中文名称	疾病英文名称
家族性高胆固醇血症	familial hypercholesterolemia
遗传性出血性毛细血管扩张	hereditary-hemorrhagic telangiectasia
遗传性球形红细胞症	elliptocytosis
急性间歇性卟淋症	porphyria，acute intermittent
迟发性成骨发育不全症	osteogenesisimperfecta，type I
成年多囊肾病	polycystic kidney disease，adult
α-珠蛋白生成障碍性贫血	alpha-thalassemias
短指（趾）症 A1 型	brachydactyly，type A1
特发性肥大性主动脉瓣下狭窄	supravalvular aortic stenosis
遗传性巨血小板病，肾炎和耳聋	fechtner syndrome
神经纤维瘤	neurofibromatosis，type I
结节性脑硬化	tuberous sclerosis
多发性家族性结肠息肉症	adenomatous polyposis of the colon
肌强直性营养不良	dystrophia myotonica 1

（二）常染色体隐性遗传

1. 常染色体隐性遗传 常染色体隐性遗传（autosomal recessive inheritance，AR）的概念控制某种性状或疾病的基因位于 1~22 号常染色体上，而且基因的性质为隐性，只有在隐性纯合时才表现出相应的性状或疾病，这种遗传方式称为常染色体隐性遗传。由于隐性致病基因的作用被正常显性基因所掩盖，杂合子的表型与正常人相同，不表现出相应的疾病，但可将致病基因遗传给后代，这种表型正常而带有隐性致病基因的杂合子个体称为**携带者**（carrier）。

2. 常染色体隐性遗传的病例 白化病、苯丙酮尿症、尿黑酸尿症、镰形细胞贫血症、先天性聋哑、高度近视、糖原累积病（Ⅰ型）等都属于 AR 遗传病。

（1）**先天性代谢缺陷**（inborn errors of metabolism）　指由于致病基因的作用，体内转录、翻译表达出活性降低或缺失的酶，导致代谢过程的中断或混乱而造成的疾病，也称为遗传性代谢病。

①苯丙酮尿症（PKU）：由于患者体内缺乏苯丙氨酸羟化酶，导致苯丙氨酸不能形成酪氨酸而形成苯丙酮酸及其代谢产物，并聚积在血液和脑脊液中，部分经尿排出。排出的尿液及汗液中所混杂的代谢产物，使患者体表及尿液散发出特殊的"鼠尿味"。另外由于酪氨酸缺少，黑色素形成减少，皮肤、毛发色淡。若不及早采取低苯丙氨酸饮食疗法，患儿会出现不可逆的大脑损伤引发智力发育障碍导致的痴呆。

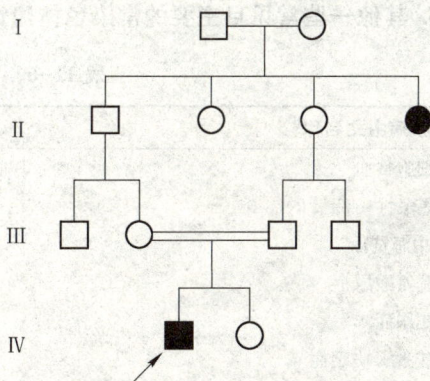

②白化病：由于白化基因的存在，导致机体不能形成黑色素。患者全身毛发呈白色；

图 11-11 白化病家族系谱

皮肤、虹膜呈粉红色或淡红色，畏光，紫外线照射下皮肤易发生癌变（见图 11-11）。

③尿黑酸尿症：致病基因导致体内尿黑酸不能分解而聚积在血液中，经尿排出体外被氧化呈黑色，尿黑酸多聚物沉积于软骨和关节中，形成变性关节炎。

（2）**分子病**（moleculardisease） 指由于体内蛋白质的分子结构或数量合成的异常所导致的疾病。如镰状细胞贫血症，由于纯合隐性基因编码的氨基酸有误所致患者血红蛋白性质改变，功能异常。在氧分压低的毛细血管内，血红蛋白黏性增加易形成结晶导致红细胞呈镰刀形，造成红细胞堆积，阻塞各器官内毛细血管，进而出现脾大、腹痛、四肢疼痛、血尿及肾衰竭、心力衰竭、脑血管意外等临床症状。

3. 常染色体隐性遗传病再发风险估计 常染色体隐性遗传病只有在隐性纯合状态（aa）时才会发病。人群中由于致病基因频率很低，一般为 0.001～0.01，所以 AR 患者极少，仅为 1/100000～1/10000。一般情况下，患者（aa）的双亲表型正常，但都是致病基因（a）的携带者，因此他们每次生育，都将有 1/4 的子女患病，3/4 的子女表型正常，其正常者中 2/3 是致病基因携带者（见图 11-12）。

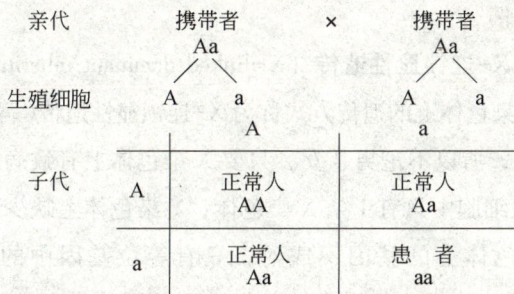

亲代	携带者 Aa	×	携带者 Aa
生殖细胞	A a		A a

	A	a
A	正常人 AA	正常人 Aa
a	正常人 Aa	患 者 aa

图 11-12 致病基因（a）的两个携带者婚配图解

4. 常染色隐性遗传病的系谱特征

（1）患者的双亲表型正常，但都为致病基因的携带者；

（2）患者同胞中约有 1/4 为患病个体，发病与性别无关，男女患病机会均等；

（3）患者的子女一般不患病，系谱中看不到连续传递现象，往往是散发的；

NOTE

（4）近亲婚配时，子女患病风险比非近亲婚配者高。

5. 其他一些常见且主要的常染色体隐性遗传病　见表 11-6。

表 11-6　常染色体隐性遗传病

疾病中文名称	疾病英文名称
镰状细胞贫血	sickle cell anemia
婴儿黑蒙性白痴	Tay-Sachs disease
β-地中海贫血	beta-thalassemias
同型胱氨酸尿症	homocystinuria
苯丙酮尿症	phenylketonuria
丙酮酸激酶缺乏症	pyruvate kinase deficiency of erythrocyte
尿黑酸尿症	alkaptonuria
半乳糖血症	galactosemia
肝豆状核变性	Wilson disease
黏多糖累积症 I 型	mucopolysaccharidosis type I
先天性肾上腺皮质增生	adrenal hyperplasia, congenital
血浆活酶前体缺乏症	PTA deficiency
囊性纤维变性	cystic fibrosis
血色素沉着症	hemochromatosis

三、性连锁遗传

人类有些性状或疾病在男女个体中出现的概率不同，是因为控制这些性状或疾病的基因位于性染色体（X 染色体或 Y 染色体）上，在上下代之间的传递总是与性别相关联，这种遗传方式称为性连锁遗传或伴性遗传。

男性性染色体的组成为 XY，女性为 XX，由于 Y 染色体很短小，所含基因的数量也很少，这就决定了位于性染色体上基因的传递方式呈现出差异。男性的致病基因只能从母亲传来，将来传给自己的女儿，不存在从男性到男性的传递，这种遗传特征称为交叉遗传。性连锁遗传可分为 X-连锁显性遗传、X-连锁隐性遗传和 Y 连锁遗传。

（一）X-连锁显性遗传

1. X-连锁显性遗传　X-连锁显性遗传（X-linked dominant inheritance，XD）控制某种性状或疾病的显性基因位于 X 染色体上的遗传方式称为 X-连锁显性遗传(病)。

由于致病基因是显性，所以不论男、女，只要 X 染色体上有致病基因就会发病。女性细胞中有 2 条 X 染色体，男性细胞中只有 1 条 X 染色体，Y 染色体上缺少与之对应的等位基因，这就意味着位于男性 X 染色体上的基因不成对，只有等位基因中的一个，因此称为**半合子**（hemizygote）。由于男性为半合子，这样女性获得致病基因的机会就比男性多 1 倍，所以人群中女性患者多于男性患者，但病情较男患者轻。

2. X-连锁显性遗传病例　抗维生素 D 佝偻病（vitamin D-resistant rickets）又称低磷酸盐血症（hypophosphatemia），是一种以低磷酸盐血症导致骨发育障碍为特征的遗传性骨病（见图 11-13）。患者由于肾小管对磷酸盐重吸收障碍，导致血磷下降，尿磷增多，肠道对磷、钙的吸收不良而影响骨质钙化，形成佝偻病。患儿多于 1 周岁左右发病，最先出现的症状为"O"形腿，严重的有进行性骨骼发育畸形、多发性骨折、骨疼、不能行走、生长发育缓慢等症状。临床观察，女性患者的病情较男性患者轻，少数只有低磷酸盐血症，而无佝偻病的骨骼畸形，这可能是因为女性患者多为杂合子，X染色体上的隐性正常基因可能具有一定的平衡作用。

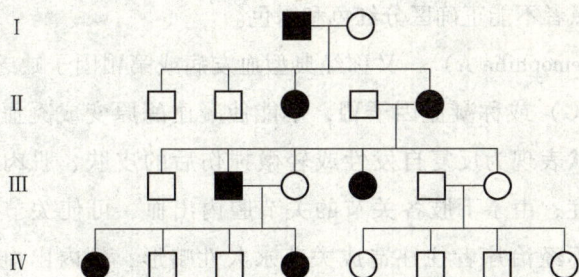

图 11-13 抗维生素 D 佝偻病系谱

3. X-连锁显性遗传病复发风险估计 如果用 D 表示致病基因，则 d 表示相应的正常等位基因，若男性患者与正常女性婚配，女儿都患病，儿子都正常（图 11-14）；若女性杂合子患者与正常男性婚配，则儿子、女儿各有 1/2 的发病风险（图 11-15）。

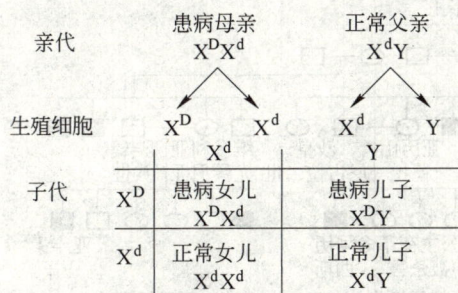

图 11-14 抗维生素 D 性佝偻病（母亲患病）

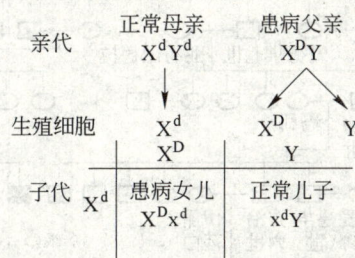

图 11-15 抗维生素 D 性佝偻病（父亲患病）

4. X-连锁显性遗传病的系谱特征

（1）系谱中女性患者多于男性患者，且前者病情常较轻；

（2）患者的双亲之一必为患者；

（3）男性患者的女儿全部患病，儿子都正常；

（4）女性患者的后代中，女儿和儿子各有 50% 的发病风险；

（5）系谱中常可看到连续传递的现象。

5. 其他一些常见且主要的 X-连锁显性遗传病 见表 11-7。

表 11-7 X-连锁显性遗传病

疾病中文名称	疾病英文名称
口面指综合征 I 型	Orofaciodigital syndrome I
高氨血症 I 型（鸟氨酸氨甲酰基转移酶缺乏）	Ornithine transcarbamylase deficiency
色素失调症	incontinentia pigmenti

（二）X-连锁隐性遗传

1. X-连锁隐性遗传（X-linked recessive inheritance，XR） 控制某种性状或疾病的隐性基因位于 X 染色体上的遗传方式称为 X-连锁隐性遗传（病）。女性细胞中有 2 条 X 染色体，只有在纯合隐性（X^aX^a）时才患病，杂合子时只能为携带者（X^AX^a）。因此，人群中男性患者远远多于女性患者。

2. X-连锁隐性遗传的病例

（1）红绿色盲　患者不能正确区分红色和绿色。

（2）血友病A（hemophilia A）　又称经典型血友病或第Ⅷ因子缺乏症。患者血浆中缺少抗血友病球蛋白（AHG）或称凝血因子Ⅷ，不能使凝血酶原变成凝血酶，导致凝血功能发生障碍。患者临床症状表现为反复自发性或轻微损伤后的皮肤、肌肉内出血，形成出血导致的压迫症状或并发症；由于下肢各关节的关节腔内出血，可使关节呈强直状态，常累及膝关节，导致跛行，不经治疗者往往造成关节永久性畸形；颅内出血可导致死亡，但大量出血罕见。

英国的维多利亚女王一世为血友病基因携带者，由此引发历史上著名的血友病家族，由于王室间的联姻，使血友病在欧洲多个国家的王室成员中绵延不断，所以又称"皇家病"（见图11-16）。

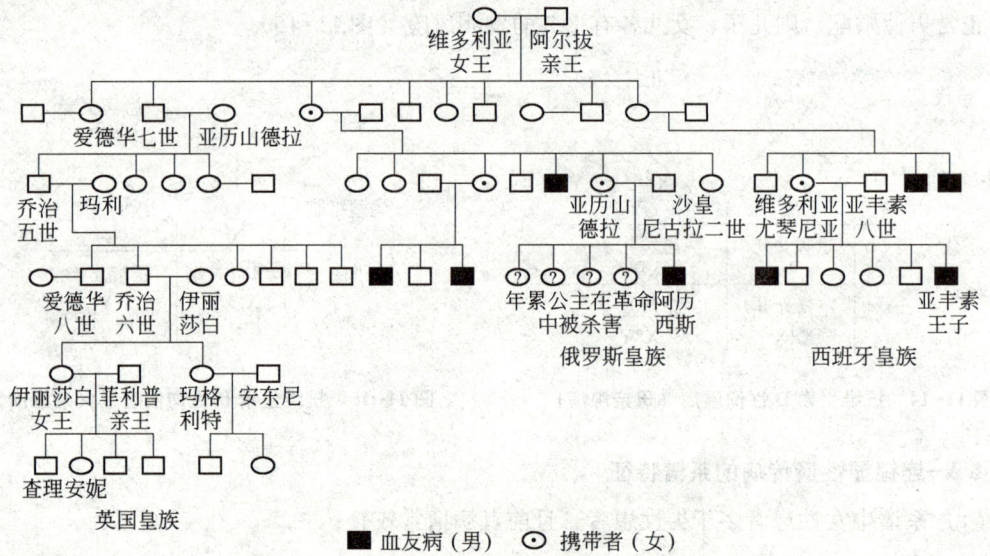

■ 血友病（男）　⊙ 携带者（女）

图 11-16　英国的维多利亚女王家族的血友病A系谱

3. X-连锁隐性遗传病再发风险估计

（1）女性携带者与正常男性婚配后代中儿子将有1/2的概率发病，且致病基因来源于母亲，女儿都不发病，但其中1/2为携带者（见图11-17）。

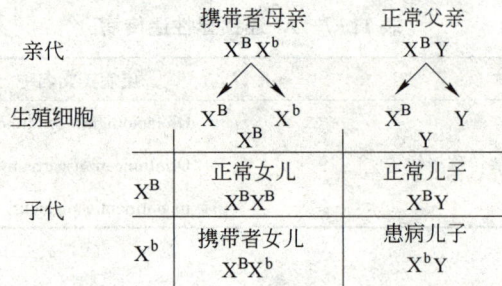

图 11-17　X-连锁隐性遗传病婚配图解

（2）男性患者与正常女性婚配后代中儿子都正常，女儿都是携带者，且致病基因源于父亲（见图 11-18）。

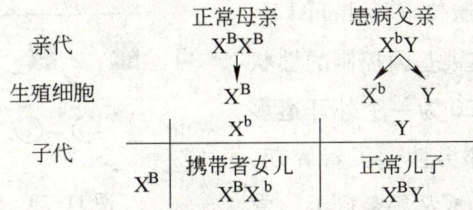

图 11-18　X-连锁隐性遗传病婚配图解（父亲患病）

（3）女性携带者与男性患者婚配后代中女儿将有 1/2 的几率发病，1/2 的几率为携带者；儿子将有 1/2 的几率发病，1/2 的几率正常（见图 11-19）。

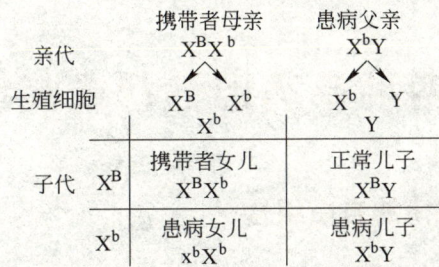

图 11-19　X-连锁隐性遗传病婚配图解（父亲患病，母亲为携带者）

4. X-连锁隐性遗传病的系谱特征

（1）人群中男性患者远多于女性患者，系谱中往往只见男性患者；

（2）双亲无病时，儿子可能患病，女儿则不会发病；

（3）男性患者的兄弟、外祖父、外甥、舅父、姨表兄弟、外孙等可能是患者，其他亲属则不可能是患者。

（4）如果女性是患者，其父亲一定是患者，母亲一定是携带者。

5. 其他一些常见且主要的 X-连锁隐性遗传病　见表 11-8。

表 11-8　X-连锁隐性遗传病

疾病中文名称	疾病英文名称
色盲	colorblindness
睾丸女性化	androgen insensitivity syndrome
鱼鳞癣	ichthyosis
眼白化病	albinism, ocular, type I
无丙种球蛋白血症	immunodeficiency with hyper-IgM, type 1
肾性尿崩症	diabetes insipidus, nephrogenic, X-linked
慢性肉芽肿病	granulomatous disease
血友病 B	hemophilia B
无汗性外胚层发育不良症	ectodermal dysplasia 1

NOTE

（三）Y 连锁遗传

控制某种性状或疾病的基因位于 Y 染色体上的传递方式称为 **Y-连锁遗传**（Y-linked inheritance）。目前已知由 Y 连锁基因控制的性状或遗传病较少，例如图 11-20 为一个外耳道多毛症系谱，该系谱中的全部男性到了青春期，均可在外耳道长出 2~3cm 的成丛黑色硬毛，常可伸出于耳孔之外。

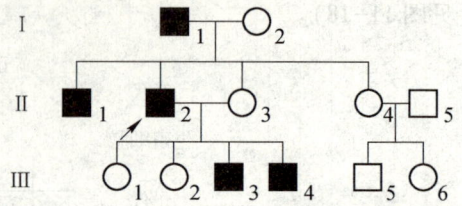

图 11-20   外耳道多毛症系谱

Y 连锁遗传的传递规律比较简单，就是从男性到男性的传递，即父传子、子传孙，因此又称全男性遗传。

第三节   两种单基因性状或疾病的传递

一、两种单基因性状或疾病的自由组合

当控制两种疾病的基因位于不同对染色体上时，将遵循孟德尔的自由组合定律。例如，一位并指的父亲与一位正常的母亲婚后生下一个先天性聋哑的孩子，如果他们以后再生育，是遗传病患儿的几率有多大？根据自由组合律，每次生育孩子时的情况如图 11-21 所示（并指基因 S，先天性聋哑基因 d）。

父亲：SsDd×母亲 ssDd

↓

♀ ＼ ♂	SD	Sd	sD	sd
sD	SsDD	SsDd	ssDD	ssDd
sd	SsDd	Ssdd	ssDd	ssdd

正常：3/8   1/2×3/4=3/8   并指：3/8   1/2×3/4=3/8

并指、聋哑：1/8   1/2×1/4=1/8   聋哑：1/8   1/2×1/4=1/8

图 11-21   并指父亲与正常母亲婚配图解

二、两种单基因病的连锁与互换

当控制两种疾病的基因位于同一对染色体上时，其传递将遵循摩尔根的连锁与互换定律。

例如，ABO 血型的基因和指甲髌综合征（AD 患者指甲发育不良，且髌骨缺如）的致病基因（NP）都位于 9 号染色体上（9q34），且紧密相邻，其中，NP 基因和 IA 基因相连锁，NP 的正常等位基因 npP 与 IB 基因或 i 基因连锁，但已知 NP 和 IA 之间的重组率为 10%。假设一位 A 型血指甲髌综合征患者与一位正常 O 型血正常人婚配，他们生育时子女的发病情况将是：5%A 型血是正常，5%O 型血患指甲髌综合征（见图 11-22）。

$$NpnpIAi \quad \times \quad npnpii$$

$$\downarrow$$

NpnpIAi	:	npnpii	:	Npnpii	:	npnpIAi
45%		45%		5%		5%
A 型血		O 型血		O 型血		A 型血
指甲髌综合征		正常人		指甲髌综合征		正常人

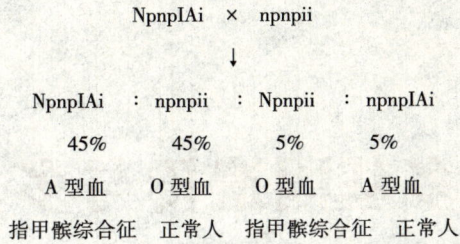

图 11-22　A 型指甲髌综合征患者与 O 型血正常人婚配图解

思考题

1. 父亲是红绿色盲患者，母亲表型正常，生下一个女儿是红绿色盲，一个男孩是甲型血友病，①他们所生的女孩中，色盲的概率是多少？正常的概率是多少？血友病的概率是多少？②他们所生的男孩中，色盲的概率是多少？血友病的概率是多少？正常的概率是多少？（用 X^b 表示色盲基因，X^h 表示血友病基因）

2. 医院里一夜间出生了 4 个孩子，血型分别为 A、B、O 和 AB 型。他们父母的血型分别为：O 和 O、AB 和 O、A 和 AB、B 和 B。请将 4 个孩子准确无误地分送给各自的父母。

3. 从遗传学角度解释以下情况：①双亲全正常，其后代出现先天性聋哑；②双亲全为先天性聋哑，后代全为先天性聋哑；③双亲全为先天性聋哑，后代不聋哑。

4. 比较 AD 和 AR 的遗传特点，各举两例代表疾病。

第十二章　多基因遗传与多基因遗传病

　　人类有些遗传性状或遗传病的遗传基础不是由一对等位基因控制，而是受多对等位基因控制，每对基因彼此间没有显性与隐性的区别而呈共显性，这些基因对遗传性状形成的影响都很微小，称为微效基因，但多对微效基因的作用可以累加，形成一个明显的表现型效应，称为累加效应。这种遗传性状的形成除受很多微效基因影响外，也受环境因素的影响。这种多对基因与环境共同作用决定遗传性状的遗传方式称为**多基因遗传**（polygenic inheritance）或**多因子遗传**（multifactorial inheritance）。

　　人类一些常见的畸形或疾病，它们的发病率大多超过 0.1%，这些疾病有一定的遗传基础，常表现有家族倾向，由多对基因决定，这类由多对基因与环境共同作用产生的遗传性疾病称为**多基因遗传病**（polygenic inheritance disease），简称多基因病。

第一节　多基因遗传的特点

一、质量性状与数量性状

　　单个基因控制的遗传性状主要由基因组内的一对等位基因所控制，个体之间性状的变异明显而且在群体中的分布是不连续的。可以明确地分为 2~3 个群。显然，常染色体完全显性遗传和常染色体隐性遗传的性状可以分为两个群；不完全显性的性状可分为三个群，群与群之间存在质的差异，在遗传学上，这类遗传性状被称为**质量性状**（qualitative character），**也称交替性状**（alternative character）。例如，人的苯丙氨酸羟化酶（phenylalanine hydroxylase，PAH）是由肝脏产生的一种氨基酸代谢酶，能催化苯丙氨酸转变成酪氨酸。检测发现其活性在正常人为 100%，杂合子携带者为正常人的 45%~50%，苯丙酮尿症患者仅为正常人的 0~5%。所以，人群中的不同个体可以根据 PAH 的活性明确分为三个群，分别受控于 PP、Pp 和 pp 等三种基因型。如果将 PAH 活性这一性状的变异作图，可以呈现出三个不连续的峰（图 12-1）。

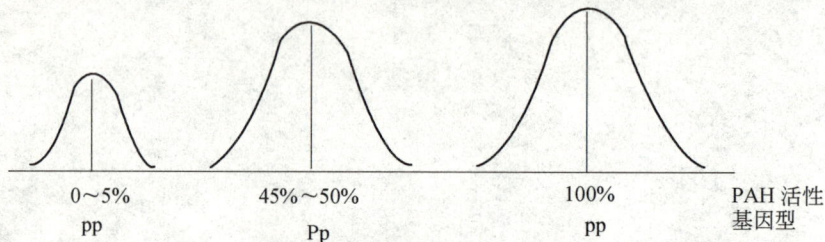

| 0~5% | 45%~50% | 100% | PAH 活性 |
| pp | Pp | pp | 基因型 |

图 12-1　质量性状变异的分布图

数量性状（quantitative character）：多基因遗传性状的变异在一个群体中是连续的，只有一个峰，即平均值，不同个体之间没有质的区别，只有量的差异。但是，在生物界中还存在着另一类连续的性状变异，在两个极端变异的类型之间，可以看到大量连续变异的个体，这类性状称为数量性状。例如，让一个身材高的人和一个矮的人站在一起，谁高谁矮，一目了然。如果让许多人站在一起，按高矮排列起来，就可以看到由高到矮是逐渐过渡的，也就说人类身高的变异不明显而且是连续的（图12-2），这种具有连续变异的性状叫数量性状。如果将这群人身高变异的分布绘成曲线，可以发现这个曲线呈正态分布。其中，很高的个体（高于190cm）或很矮的个体（低于140cm）是很少的，大部分个体具有中等身高，接近平均值（图12-2）。另外，人体的其他许多性状如体重、血压、智力、肤色、体重，以及某些先天性畸形、高血压、精神分裂症等疾病，也都属于数量性状。数量性状是由多对基因决定的，数量性状的多基因遗传与质量性状的单基因遗传相比，要复杂得多。

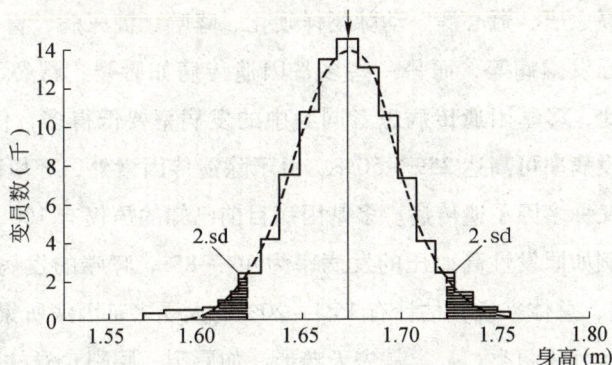

图 12-2 数量性状（人体身高）变异的分布图

二、多基因遗传的特点

多基因遗传或者说数量性状的遗传具有以下几个特点：①两个极端变异类型的纯种杂交后，其子一代都表现为中间类型，但由于受到环境因素的影响，子一代群体也具有一定范围的变异。②两个中间类型的子一代个体杂交后所产生的子二代大部分也是中间类型，但由于多对基因的分离和自由组合以及环境因素的作用，子二代的变异范围更加广泛，有时甚至出现少数接近极端类型的个体。③在一个随机交配的群体中，由于多对基因和环境因素的共同作用，变异类型很多，但大多数个体为中间类型，极端变异的个体很少。

人的身高就是多基因遗传的性状。假设人的身高受 AA'、BB'、CC'三对非连锁的基因所影响，这三对基因中，A、B、C 较 A'、B'、C'对身高有增强作用。A、B、C 三个基因各使人的身高在平均值（165cm）的基础上增高 5cm，而 A'、B'、C'三个基因各使人的身高在平均值基础上降低 5cm，那么具有 AABBCC 基因型的个体就是极高的人，具有 A'A'B'B'C'C'的个体是极矮的人。如果两人婚配，则子一代的基因型都将具有杂合的基因型（AA'BB'CC'），所以，从理论上说都将具有中等身高，但由于环境因素的影响，子一代中的不同个体的身高仍会出现一定差异。子一代中的不同个体如果再进行婚配，根据基因的分离和自由组合定律，父亲和母亲可能产生的配子种类分别都是 8 种（ABC、A'BC、AB'C、ABC'、A'B'C、AB'C'、A'BC'和 A'B'C'），这样，子二代的不同个体变异的范围进一步加大，可以出现 64 种可能的基因型，其中，大部分个体仍将接近中等身高，极端类型则可能很少出现。实际上，决定身高或其他数量性状的基因远不止 3 对，而且每一基因的作用也并不是等同的，再加上环境因素（如营养、光、温度、湿度等）的影响，使得身高等数量性状在群体中的变异范围将更加广泛，通常表现为一种连续的正态分布。

第二节　多基因遗传病

一、多基因遗传病概述

在群体中，多基因遗传病的发病率比单基因遗传病高得多，大多超过了千分之一，其中有一些属于常见病，如高血压、冠心病、动脉粥样硬化、哮喘、糖尿病、胃及十二指肠溃疡、精神分裂症、风湿病、原发癫痫等，而另一些多基因遗传病如唇裂、腭裂、脊柱裂属于先天畸形。但与单基因病相比，多基因遗传病患者同胞中的发病率要低得多，仅为 1%～10%，而单基因病患者同胞中的发病率可高达 25%～50%。由于除遗传因素外，环境因素在这类疾病中往往起着重要作用，故又称多因子遗传病。多基因病目前已知的虽仅有 100 余种，但是，每一种病的发病率却很高，例如原发性高血压的发病率为 4%～8%，哮喘的发病率为 4%，冠心病的发病率为 2.5%。所以，总体来说，估计有 15%～20% 的人受多基因病所累。

常把多基因遗传病分成两类：一类是先天畸形，如唇裂、腭裂、脊柱裂、无脑儿、先天性心脏病、先天性幽门狭窄、先天性髋关节脱位等；另一类是常见病和慢性病，如原发性高血压、冠心病、糖尿病、精神分裂症、哮喘等。经过大量的研究，分析归纳出了多基因遗传病的遗传特点：

1. 有明显的家族聚集倾向　患者的亲属发病率高于群体发病率，但在系谱中，不符合单基因遗传的所有方式，患者同胞的发病率显著低于 1/4 或 1/2 的比例。

2. 患者亲属发病风险明显下降　群体发病率越低的多基因病，这种特点越明显。这表明随着一代代的遗传，后代从亲代得到的致病基因越来越少，发病可能性也不断减小。表 12-1 列举了常见的多基因遗传病患者亲属发病风险的比较。

表 12-1　常见多基因遗传病患者亲属发病风险比较

疾病	群体发病率	发病风险 一卵双生	发病风险 一级亲属	发病风险 二级亲属
唇裂±腭裂	0.001	0.4（×400）	0.04（×40）	0.07（×7）
足内翻	0.001	0.3（×300）	0.025（×25）	0.005（×5）
先天性髋关节脱位（女）	0.002	0.4（×200）	0.05（×25）	0.006（×3）
先天性幽门狭窄（男）	0.005	0.15（×30）	0.05（×30）	0.025（×5）

3. 近亲婚配时子女的患病风险也增高　但不如单基因遗传中的常染色体隐性遗传病那样显著，这可能是致病基因或易患性基因的积累造成的。

4. 病情越重再发风险越大　表明遗传因素起着重要作用。

二、易患性与发病阈值

易感性（susceptibility）是指在多基因遗传病中，由多基因遗传基础决定某种多基因病发病风险的高低。易患性（liability）是指由遗传基础和环境因素共同作用决定一个个体患多基因遗传病的可能性或者说发病风险。易患性的高低受遗传因素和环境因素的双重影响。根据群体中数量性状的变异特点可知，在一个群体中，大部分个体的易患性在平均值附近，易患性高的个体和易患性低的个体相对较少。只有当某人的易患性达到或超过一定的限度后才会患病。因此，能使个体患病的易患性达最低限度就称发病的阈值（threshold）。

由于多基因中微效基因的累加效应，可以认为：易患性的高低是指一定条件下个体所携带致病基因的数量；而阈值是指在一定条件下发病所需致病基因的最低数量。而群体易患性平均值越高，说明距阈值越近，群体发病率越高；群体易患性平均值越低，则说明离阈值越远，群体发病率越低，见图 12-3。

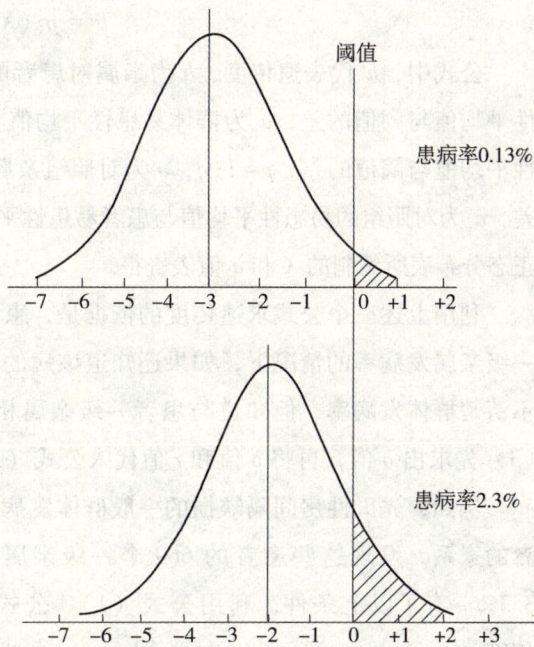

图 12-3　易患性平均值的测量图解

三、遗传度（率）

在多基因遗传病中，易患性的高低受遗传因素和环境因素双重影响，其中遗传因素所起作用的大小称遗传度或遗传率（heritability），一般用百分率（%）表示。环境因素的影响越大，遗传度愈低，比如在遗传度低的疾病中，遗传度可仅为 30%~40%，这说明遗传因素在易患性变异和发病中作用较小，而环境因素起作用较大；环境因素的作用愈小则遗传度愈高，在多基因病中遗传度高者可达 70%~80%，这说明遗传因素在决定个体的易患性变异和发病上起主要作用，环境因素的影响较小。不同的多基因遗传病其遗传度不同（见表 12-2）。凡遗传度大于 60%者，可看作遗传度较高。

表 12-2　常见多基因遗传病的遗传度

病名	遗传度	病名	遗传度
唇裂±腭裂	76%	哮喘	80%
先天性幽门狭窄	75%	冠心病	65%
无脑畸形	60%	原发性高血压	62%
先天性心脏病	35%	精神分裂症	80%
脊柱裂	60%	癫痫	56%

而遗传度的大小，一般使用 Falconer 的下列公式求出：

NOTE

$$h^2 = b/r \tag{1}$$

$$b = (X_g - X_r) / a_g \tag{2}$$

$$b = p (X_c - X_r) / a_c \tag{3}$$

公式中，h^2代表遗传度，b为亲属对患者的回归系数，r为亲缘系数，X_g为一般群体易患性平均值与阈值的差，a_g为群体易患性平均值与患者易患性平均值之差，X_r为患者亲属的易患性平均值与阈值的差，$p=1-q$，q为对照组亲属发病率，X_c为对照组的易患性平均值与阈值的差，a_c为对照组的易患性平均值与患者易患性平均值之差（图12-4）。X_g（X_c）值和a值均可由正态分布表所编制的X和a值表查得。

利用上述三个公式求遗传度的依据是，患者一级亲属的发病率与遗传度有关。在已知患者一级亲属发病率的情况下，如果还知道该病的群体发病率，则可用公式（2）求出b值。如果不清楚群体发病率，但知道与患者一级亲属相对应的对照者一级亲属发病率，则可利用公式（3）先求出b值，再将b值和r值代入公式（1）便可算出该病的遗传度。

例如，先天性房间隔缺损的一般群体发病率为0.1%，有人在某地区调查了100个该病患者的家系，发现这些患者的669个一级亲属中有22人发病，即患者一级亲属的发病率为3.3%。有了以上条件，利用公式（1）、公式（2）和X、a值可以很方便地求出该病的遗传度。

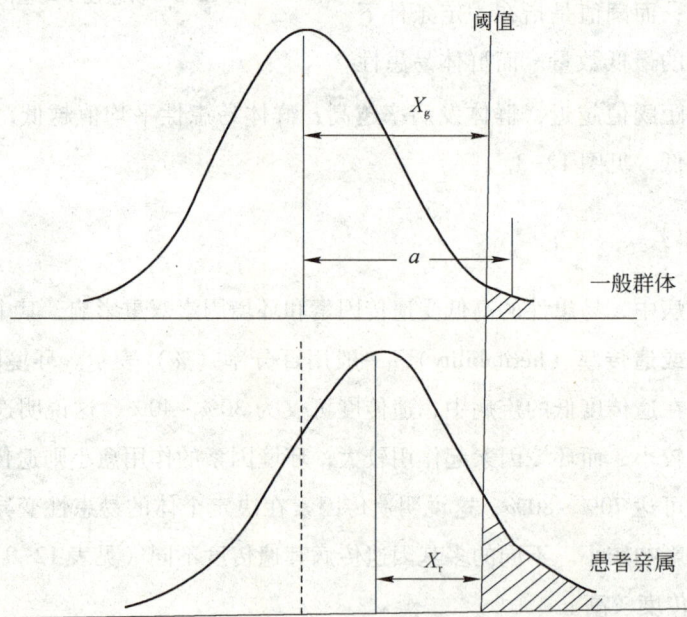

图12-4　一般群体和患者亲属易患性平均值图解

查X、a值表得知：X_g为3.090、X_r为1.838、a_g为3.367，代入公式（2）：

$$b = (X_g - X_r) / a_g = (3.090 - 1.838) / 3.367 = 0.371$$

已知一级亲属的亲缘系数为1/2，再将b值和r值代入公式（1）：

$$h^2 = b/r = 0.371/0.5 = 0.744 = 74.4\%$$

这样，便计算出先天性房间隔缺损的遗传度约为74%。

需要指出的是，遗传度估计值是由特定环境中特定人群的发病率估算得到的，不适宜扩展到其他人群和其他环境。此外，遗传度是群体统计量，用于个体则毫无意义。

四、多基因遗传病复发风险的估计

对多基因遗传病的复发（再现）风险（recurrent risk）进行估计是遗传咨询的重要内容之一，在临床上对于减少多基因病患者的出生具有一定意义。研究发现，多基因遗传病在患者亲属中的复发风险与亲缘关系的远近、家系中的患者人数、病情严重程度、该病的遗传度、性别和近亲婚配等因素密切相关。

（一）复发风险与亲属级别的关系

在多基因遗传病中，随着患者亲属级别的降低，发病风险迅速降低。由于患者与一级亲属之间有 1/2 基因可能相同；与二级亲属、三级亲属之间各有 1/4、1/8 基因可能相同。因此，当遗传度为 100% 时，则患者的一级亲属易患性平均值位于群体与患者易患性平均值的中间处；同理，二级亲属、三级亲属易患性平均值位于群体与患者易患性平均值的 1/4、1/8 处。即随亲属级别降低，易患性平均值距阈值越远，发病率也就越低（图 12-5）。然而，不同的多基因遗传病的发病率随亲属级别降低的值各不相同。当遗传度<100% 时，患者各亲属易患性平均值更接近群体易患性平均值，因此，发病率相对较低（图 12-6）。

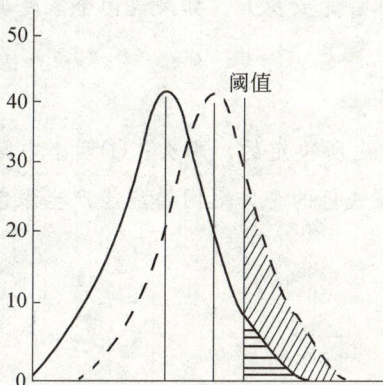

图 12-5　群体易患性与患者一级亲属易患性比较

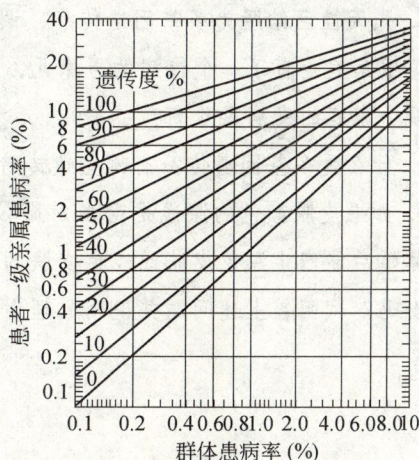

图 12-6　一般群体发病率、遗传度与患者一级亲属发病率的关系

（二）复发风险与家庭中患者人数的关系

如果一对夫妇已生了 2 个以上多基因遗传病患儿，说明他们携带了较多的致病基因，患儿同胞易患性平均值更接近阈值。因此，复发风险率也相应增高。

（三）复发风险与家庭中患者病情严重程度的关系

由于微效基因的累加作用，病情严重程度和复发风险成正比。例如，两侧唇裂并腭裂的患者，其一级亲属发病风险为 5.74%；单侧唇裂并腭裂的患者，其一级亲属发病风险为 4.21%；而单侧唇裂患者，其一级亲属发病风险为 2.46%。

（四）复发风险与家庭中患者性别的关系

某些多基因遗传病的发病率有性别差异，主要是由于男女发病阈值的差异所致。发病率低的性别阈值较高，如果一旦发病，说明已携带较多的致病基因，因而其后代的发病风险增高。特别是与其性别相反的后代；反过来，发病率较高性别的患者后代中发病风险降低，特别是与

NOTE

其性别相反的后代，这种现象称为 Carter 效应。例如，先天性幽门狭窄男性的发病率为 0.5%，女性的发病率为 0.1%，相差 5 倍。所以女性患者所生的后代中，男性发病率为 20%，女性为 7%；而男性患者所生后代中，女性发病率为 1.4%，男性发病率为 5.5%。

（五）复发风险与近亲婚配的关系

研究资料表明，近亲婚配夫妇后代中多基因病的发病风险将会增加，但不如常染色体隐性遗传病那么明显。例如，无脑儿和脊柱裂的发病率在近亲婚配夫妇的后代中可高达 2.46%，而随机婚配后代的发病率只有 0.5%。

在估计多基因病的发病风险时，必需全面考虑上述条件，进行综合判断，才能作出切合实际的结论。

思考题

1. 影响多基因病复发风险的因素有哪些？
2. 试比较数量性状与质量性状的不同点。
3. 如何判断一种疾病为多基因遗传病？
4. 先天性巨结肠为多基因遗传病，调查发现，女性发病率为男性的 4 倍。现有甲、乙两个家庭，甲家庭生育了一个该病的男患儿，乙家庭则生育了一个女患儿，如果这两个家庭再次生育，哪个家庭的发病风险高？
5. 什么是多基因遗传？有哪些遗传特点？
6. 如果皮肤颜色的深浅是由多对微效基因的累加效应所决定的，那么：①两个中间肤色的个体婚后能产生深色皮肤或浅色皮肤的子女吗？两个浅肤色的个体之间婚配能产生深色皮肤的子女吗？试回答上述问题并说明其理由。

第十三章　人类染色体与染色体病

作为遗传信息的载体，染色体具有储存和传递遗传信息的作用。不同生物的染色体虽在数目、形态上各具特征，但均在世代间保持着相对恒定。位于染色体上的多种基因的组成与结构代表着生物个体的遗传特征，也控制着生物体的性状表现；通过染色体的复制和细胞的分裂，遗传信息可以完成在世代间的传递和延续。当染色体发生数目改变或结构畸变时，将导致其上多种基因功能的异常或丧失，从而引起相应遗传病的发生。

第一节　人类染色体

人类染色体数目为 46 条，这是 1956 年由著名细胞遗传学家蒋有兴和 Leven 首先在胎儿的肺组织培养细胞中发现并确认的。此后，伴随着各种显带技术的出现和分子生物学手段的应用，人类对染色体的认识越来越清晰，对染色体的组成、结构和功能的研究也日益深入。

一、染色体基本特征

染色质与染色体是同一物质在细胞间期和分裂期的不同表现形式。染色质一词是由 Flemming 在 1882 年首先提出的，是指细胞核内易被碱性染料着色的物质，呈细长并缠绕成网状不规则的结构，是遗传物质在间期细胞的存在形式。而在分裂期，伸展的染色质纤维高度螺旋化形成粗短的棒状结构，称为染色体。间期细长的染色质纤维有利于遗传信息的复制和表达，而分裂期粗短的染色体结构有利于遗传物质向子代的平均分配。

（一）染色质的组成与结构

染色质由核酸和蛋白质共同组成，含有 DNA、组蛋白、非组蛋白和少量 RNA 成分。这些成分按照一定的方式连接、组装在一起，并进一步缠绕折叠形成具有一定空间构型的遗传信息载体。染色质的组成和结构请详见第一篇第六章的相关内容。

（二）染色质的类型

在间期核内，染色质可分为常染色质和异染色质。**常染色质**（euchromatin）是指在间期核内螺旋盘曲程度低、着色浅且具有转录活性的染色质。其含量较高，可以活跃地进行 DNA 的复制和转录。常染色质于 S 期早期复制；主要为单一顺序和中度重复顺序 DNA。**异染色质**（heterochromatin）是指在间期核内螺旋盘曲程度高、着色深且一般无转录活性的染色质。其含量较低，为遗传惰性区。异染色质于 S 期晚期复制，一般为高度重复 DNA 序列，并含有较高比例的 A、T 碱基。异染色质又包括结构异染色质和兼性异染色质两种类型；**结构异染色质**（constitutive heterochromatin）在细胞周期的任何阶段均处于凝缩状态，无转录活性，一般位于中期染色质的着丝

NOTE

粒、端粒、副缢痕等区域；**兼性异染色质**（facultative heterochromatin）仅在特定类型细胞中或在一定发育阶段内存在，由常染色质凝缩而来，不具有转录活性，在松散状态时可转变为常染色质，并恢复转录活性。

（三）性染色质

在间期核中，性染色体的异染色质部分所显现出来的特殊结构称为**性染色质**（sex chromatin）（彩图 13-1、13-2）。根据其所在的性染色体的不同，分别命名为 X 染色质和 Y 染色质。

1. X 染色质 1949 年 Barr 等人在雌猫神经元细胞核中发现一种浓缩小体，而在雄猫见不到这一结构。这一小体随后被称为 Barr 小体或 **X 染色质**（X-chromatin）。后来人们发现 X 染色质在其他哺乳动物（包括人类）不同类型细胞的间期核中均可被观察到；如在人类正常女性口腔黏膜细胞的核内侧有一大小约 1 μm 的 Barr 小体存在，正常男性则没有。女性具有 2 条 X 染色体，其基因产物为什么并不比只有 1 条 X 染色体的男性多？ X 连锁突变基因纯合子女性的病情为什么并不比半合子的男性严重？ 1961 年，Mary Lyon 提出了 X 染色体失活假说，即 Lyon 假说，对上述问题做出了解释。要点如下：①女性间期细胞核内的两条 X 染色体中，只有一条具有转录活性，另一条则高度螺旋化形成异固缩状态的 X 染色质，无转录活性。男性因只有一条具转录活性的 X 染色体，故无 X 染色质。所以男、女性在 X 染色体的基因产物上是基本相等的，这种效应也称为 X 染色体的**剂量补偿**（dosage compensation）。一般来说，细胞内只有一条 X 染色体具有转录活性；X 染色质的数目等于 X 染色体的数目减 1，如 XX 型和 XXY 型细胞均含 1 个 X 染色质。②X 染色体的失活发生在胚胎发育早期（大约在妊娠第 16 天）。③X 染色体的失活是随机的，既可以是来自父亲的 X 染色体失活，也可以是来自母亲的 X 染色体失活而成为 X 染色质。④失活是永久、恒定和可遗传的。如果某一特定细胞内失活的 X 染色体是父源的，那么由此细胞分裂产生的子代细胞中失活的 X 染色体都将是父源的。

值得注意的是，失活的 X 染色体上并非所有基因完全失活，部分基因仍保持着一定的活性。据估计，人类 X 染色体上完全失活的基因约为总量的 2/3，未失活基因中的一部分与 Y 染色体上的部分基因是同源的。因此，X 染色体数目异常的个体表型是不正常的。例如：47, XXY 的个体不同于 46, XY 的个体，且含 X 染色体数目越多时，表型的异常越严重。

2. Y 染色质 正常男性的间期细胞用荧光染料染色后，在细胞核内可出现一直径约 0.3 μm 的强荧光小体，称为 **Y 染色质**（Y-chromatin）。Y 染色质就是 Y 染色体长臂远端的异染色质部分。因此，Y 染色质仅出现于含 Y 染色体的男性细胞中，而且与 Y 染色体的数目相同。细胞核中染色质的这种性别差异称为**核性别**（nuclear sex）。

（四）人类染色体的数目、形态与结构

在细胞增殖周期的不同时期，染色体的形态和结构是不断变化的。其中，在有丝分裂中期的细胞中，染色体的形态最为典型，最容易进行观察、辨认和分析，故常用于染色体研究及染色体病的诊断。

人类体细胞共含有 46 条染色体（彩图 13-3），为二倍体细胞，组成 23 对同源染色体，即 2n=46。每条中期染色体均含有两条**染色单体**（chromatid），借助着丝粒彼此相连，它们各含一个 DNA 双螺旋分子，互称为姐妹染色单体。着丝粒区为结构异染色质，明显凹陷狭窄，称为主缢痕或**初级缢痕**（primary constriction）；着丝粒部位是与纺锤丝的结合处，是分裂过程中

染色体运动不可缺少的结构。着丝粒的存在使染色体分为长短不同的两个臂，较长的称为长臂（q），较短的称为短臂（p）。

根据着丝粒在染色体上相对位置的不同，染色体可分为 4 类：①中央着丝粒染色体（metacentric chromosome），着丝粒位于染色体纵轴的 1/2 ~ 5/8 处。②亚中着丝粒染色体（sub-metacentric chromosome），着丝粒位于染色体纵轴的 5/8 ~ 7/8 处。③近端着丝粒染色体（acro-centric chromosome），着丝粒位于染色体纵轴的 7/8 至末端。④端着丝粒染色体（telocentric chromosome），着丝粒位于染色体的端部，只有 1 个染色体臂（图 13-1）。人类染色体只有前三种类型。

在染色体长、短臂的末端分别有一特化部位，称为**端粒**（telomere）。端粒具有维持染色体形态结构的稳定性和完整性的作用，并可防止染色体末端的彼此黏着。

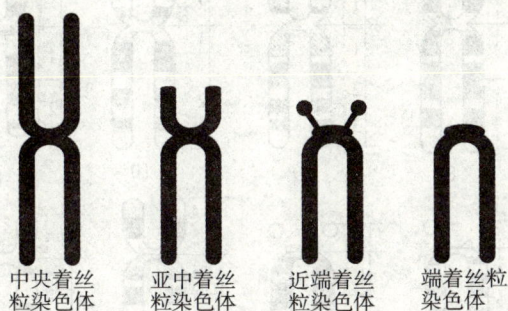

中央着丝　亚中着丝　近端着丝　端着丝粒
粒染色体　粒染色体　粒染色体　染色体

图 13-1　根据着丝粒位置的不同对染色体进行分类

在 1 号、9 号、16 号染色体的长臂和近端着丝粒染色体的短臂上，常可见有染色较浅的凹陷部位，称为副缢痕或**次级缢痕**（secondary constriction）。次级缢痕可以作为染色体的鉴别标志；位于近端着丝粒染色体短臂上的次级缢痕区域与分裂末期核仁的形成有关，故称为**核仁组织区**（nucleolar organizing region，NOR）。人类近端着丝粒染色体的短臂末端通过次级缢痕与一球状或棒状小体相连，该小体称为**随体**（satellite）（图 13-2）。随体主要由异染色质组成，其数目和大小是可遗传的，人类具有随体的近端着丝粒染色体共有 5 对。

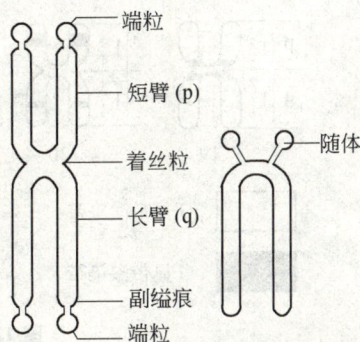

端粒
短臂 (p)
着丝粒
长臂 (q)
随体
副缢痕
端粒

图 13-2　中期染色体结构示意图

二、染色体分组核型和显带技术

（一）染色体分组核型

人类正常体细胞共含 46 条染色体：常染色体 22 对、性染色体 1 对。一个体细胞中的全部染色体按其大小和形态特征有序排列构成的图像称为**核型**（karyotype）（图 13-3）。

1960 年，在美国丹佛（Denver）召开的第一届国际细胞遗传学会议上制定了人类染色体的特征描述方法及其分组原则，由此确定的人类染色体命名系统称为 Denver 体制。Denver 体制是识别和分析人类染色体病的基础；按照 Denver 体制将全部染色体配对、排列后，分析确定其与正常核型间的差异，即称为**核型分析**（karyotype analysis）。按照该体制，人类的 23 对染色体根据其长度和着丝粒所在位置的不同共分为 A ~ G 7 个组，每组染色体的分类特征如下：

NOTE

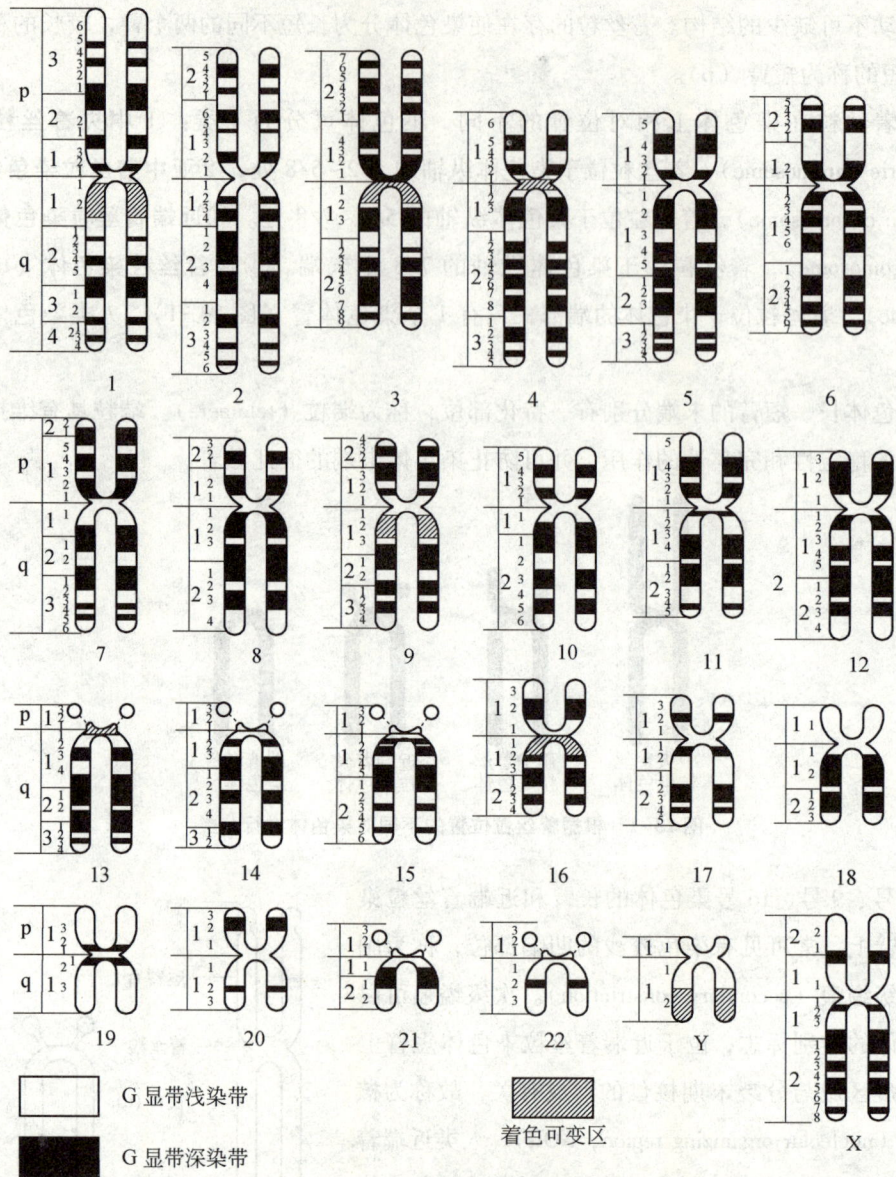

图 13-3　人类染色体 G 显带核型图

A 组（1~3 号染色体）：最大，1、3 号为中央着丝粒染色体，2 号为亚中着丝粒染色体，在非显带核型上彼此能够区分；1 号染色体长臂上有时可见次级缢痕。

B 组（4、5 号染色体）：较大，均为亚中着丝粒染色体，彼此间不易区分。

C 组（6~12 号、X 染色体）：中等大小，均为亚中着丝粒染色体，彼此间不易区分。其中，6、7、8、11 号染色体及 X 染色体的短臂相对较长；9 号染色体长臂上常可见到次级缢痕；X 染色体的大小介于 7 号和 8 号染色体之间。

D 组（13~15 号染色体）：中等大小，均为近端着丝粒染色体，彼此间不易区分；短臂末端均具有随体。

E 组（16~18 号染色体）：较小，16 号为中央着丝粒染色体，17、18 号为亚中着丝粒染色体；17、18 号染色体彼此间不易区分，16 号染色体长臂上有时可见次级缢痕；与 17 号染色体相比，18 号染色体的短臂相对较短。

　　F组（19、20号染色体）：较小，均为中央着丝粒染色体；彼此间不易区分。

　　G组（21、22号、Y染色体）：最小，均为近端着丝粒染色体；彼此间不易区分。21、22号染色体短臂末端均有随体，21号染色体略短于22号染色体；Y染色体比21、22号染色体略长，染色时着色往往较深，无随体。人类体细胞中正常男性核型表示为：46，XY；正常女性核型表示为：46，XX。

　　在核型分析的过程中，国际上常用臂比、着丝粒指数和相对长度三个参数来鉴别不同的染色体，其含义为：

　　臂比：染色体短臂与长臂的长度之比，即 p/q。

　　着丝粒指数：短臂占整条染色体长度的百分比，即 $[p/(p+q)] \times 100\%$。

　　相对长度：某条染色体的长度占一套染色体总长度的百分比。

知识链接

染色体标本制备

　　染色体标本的制备多以外周血为实验材料。制备时首先在细胞培养基中应用植物血凝素（phytohemagglutinin，PHA）以诱导淋巴细胞进入分裂期，转化为淋巴母细胞；然后应用秋水仙碱（colchicine）、0.075mol/L KCl 低渗溶液处理，使细胞胀裂、染色体分散排列；再经固定、染色等步骤后即可进行镜下观察。

（二）染色体显带技术

　　单纯用 Giemsa 染液染色的中期染色体标本，由于着色均匀，无法将每条染色体本身的细微特征完全显现出来，因此，在进行染色体的鉴别和分析时常常会难于判断，尤其是在划分 B、C、D、F、G 等组别染色体，特别是在判断排序相邻的染色体的准确序号时就更为困难。而且，在应用于分析研究染色体的结构畸变，以及要解决一些临床实际问题时，这样的染色方法显然无法满足要求。直至 1968 年，分带染色技术的出现使染色体分析的特异性和准确性大为提高；其过程是先将未染色的中期染色体进行一定的预处理，再用不同方法染色，使每条染色体上出现明显而稳定的染色条带。人类 24 种染色体（1~22 号常染色体和 X、Y 染色体）均能够显示出各自特异的带纹，称为**带型**（banding pattern）。根据其处理方法及显示部位、显色结果的差异，显带技术主要包括以下几种：

　　1. Q 显带　应用氮芥喹吖因（quinacrine mustard，QM）等荧光染料处理中期染色体后，在荧光显微镜下可见其沿长轴显示出一系列宽窄和亮度不同的横纹带，称为 Q 显带（Q banding）。Q 带清晰准确，带型鲜明，但因标本无法长期保留，故需立即观察、拍照。

　　2. G 显带　将染色体标本先经过盐溶液、碱、胰蛋白酶或加热等处理后，再用 Giemsa 溶液染色，染色体上可沿纵轴出现与 Q 带对应的深浅相间的带纹，称为 G 显带（G banding）。G 带的深染带与 Q 带的亮带对应，浅染带与暗带对应。G 带带纹清晰，操作简便，标本可长期保存，是应用最广泛的显带技术（彩图 13-4）。

　　3. R 显带　用一定的盐溶液处理染色体标本后再进行 Giemsa 染色，可显示出与 G 带对应但深浅相反的带纹，称为 R 显带（R banding），也称为**反带**（reverse binding）。

　　4. C 显带　先用 NaOH 或 Ba(OH)$_2$ 等碱液预处理染色体标本后进行 Giemsa 染色，所显示的带纹称为 C **显带**（C banding）。C 带可特异性显示染色体的着丝粒区域和副缢痕部位的结构异染色质区，并可使 Y 染色体长臂远侧区段着色。

5. T 显带　加热处理染色体标本后再用 Giemsa 染色，可使染色体末端区域特异性深染，称为 T **显带**（T banding）。

6. N 显带　用硝酸银处理可使染色体的核仁组织区（NOR）特异性深染，称为 N **显带**（N banding）。近端着丝粒染色体的随体和副缢痕即核仁组织区呈现 N 显带阳性反应。

显带技术的出现为人们准确辨认染色体和识别某一染色体的特定区段提供了可能。为了进一步便于这一技术的应用和国际间的交流，1971 年，在巴黎召开的第四届国际人类细胞遗传学会议及 1972 年爱丁堡会议上，提出了区分每条显带染色体区带的标准体系，其中包括多种统一的符号和术语，称为《人类细胞遗传学命名的国际体系》（An International System for Human Cytogenetic Nomenclature，ISCN）（表 13-1）。

表 13-1　用来描述染色体和染色体畸变的常用符号和术语

符号术语	含义	符号术语	含义
+（加号）	多出或增加	i	等臂染色体
-（减号）	丢失或减少	ins	插入
:（单分号）	断裂，用于繁式命名体系	inv	倒位
::（双分号）	断裂和重接，用于繁式命名体系	MI	第一次减数分裂中期
?（问号）	对某条染色体或某一染色体结构存在疑问	MII	第二次减数分裂中期
/（斜线）	用于分开组成嵌合体的不同细胞系	mal	男性
→（箭头）	从…到…，用于繁式命名体系	mar	标记染色体
AI	第一次减数分裂后期	mat	来自母方
AII	第二次减数分裂后期	min	微小体
Ace	无着丝粒断片	mn	众数
A-G	染色体组的名称	mos	嵌合体
B	断裂	p	染色体短臂
Cen	着丝粒	pat	来自父方
Chi	异源嵌合体	ph	费城染色体
Chr	染色体	pro	近侧
Ct	染色单体	psu	假
Del	缺失	q	染色体长臂
Der	衍生染色体	qr	四射体
Dic	双着丝粒染色体	r	环状染色体
Dir	正位	rcp	相互易位
Dis	远侧端	rea	重排
Dmin	双微体	rec	重组染色体
Dup	重复	rob	罗伯逊易位
E	交换	s	随体
End	核内复制	t	易位
F	断片	tan	串联易位
Fem	女性	ter	末端（染色体末端）
Fra	脆性位点	tr	三射体
G	裂隙	tri	三着丝粒
H	副缢痕	var	可变区

　　根据 ISCN 的规定，每条染色体都以显著而稳定的形态学特征作为**界标**（landmark）而划分为若干个连续的**区**（region）。每一区内又包含一定数量、一定大小、染色深浅不同的**带**（band），没有非带区。区带命名时，以近着丝粒一端作为命名的起始区域，即"1"区，向着长、短臂末端的方向依次为"2"区、"3"区等；同一区内带的命名也遵循相同的规则；界标所在的带属于此界标以远的区，并作为该区的第一带（图 13-4）。在具体定义染色体上一条特殊的带时，需依次说明以下内容：①染色体序号；②臂的符号；③区的序号；④带的序号；例如 5q31 表示 5 号染色体长臂 3 区 1 带。

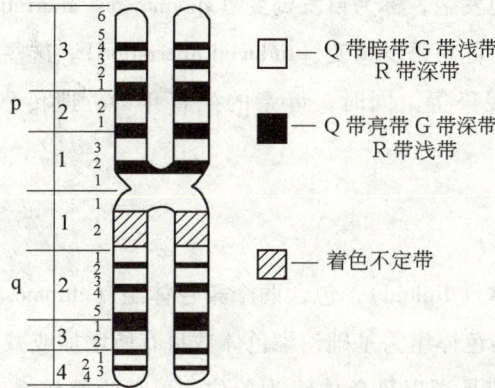

图 13-4　显带染色体的界标、区、带命名示意图

　　随着细胞同步化技术的应用和染色体显带方法的改进，在 20 世纪 70 年代后期出现了**高分辨显带技术**（high resolution banding technique）。常规 G 带显示的标准带型是 320 条带。通过高分辨显带可使 G 带条纹达到 550 条带、850 条带和 1000 条带（图 13-5），这是通过将原来的某些带又逐级细分为亚带和次亚带而实现的。对处在分裂期更早时期的染色体，其条带数目可达 3000 条以上。描述时，2p12.21 即表示 2 号染色体短臂 1 区 2 带第 2 亚带第 1 次亚带。

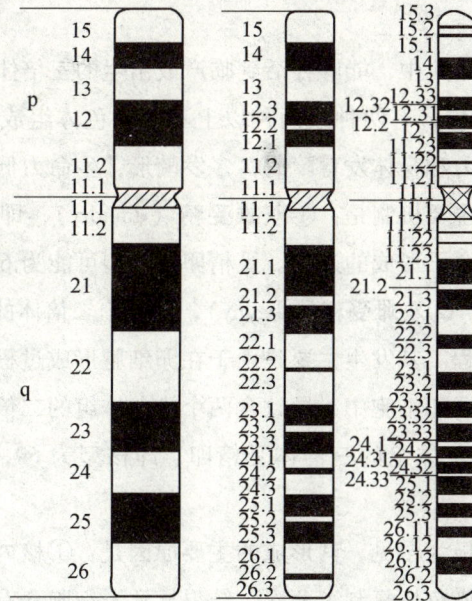

图 13-5　10 号染色体在三个条带水平的显带模式图

第二节　染色体畸变

体细胞或生殖细胞内染色体数目或结构上的异常变化称为**染色体畸变**（chromosome aberration）。畸变的类型和可能引起的效应因其发生部位、发生时间的不同，即处于个体发育的不同阶段和细胞周期的不同时期而有所差异。

染色体畸变可以自发地发生，称为**自发畸变**（spontaneous aberration）；也可受物理、化学、生物等诱变因素诱发产生，称为**诱发畸变**（induced aberration）。这些诱变因素包括药物、食品添加剂、电离辐射、病毒侵染等。同时，母亲的生育年龄、遗传素质等也可影响畸变的发生率。

一、染色体数目畸变

正常人体细胞为**二倍体**（diploid），包含两个**染色体组**（chromosome set），以 2n 表示（彩图 13-5）。以正常二倍体染色体组为基础，染色体数目有所增加或减少，即称为染色体数目畸变。根据染色体数目的增减是否以染色体组为单位，可分为整倍性改变和非整倍性改变两种类型。

（一）整倍性改变

如果染色体数目以一个染色体组（n）为单位成组增加或减少，称为整倍性改变，其结果将形成含有不同数量染色体组的**整倍体**（euploid）。

在发生染色体数目的整倍性改变后，根据细胞内最终含有的染色体组的数量，比二倍体少一个染色体组称为**单倍体**（haploid），多一个染色体组称为**三倍体**（triploid），多两个染色体组称为**四倍体**（tetraploid），依此类推；三倍体以上的统称为**多倍体**（polyploid）。其中，单倍体个体在人类尚未见到。

三倍体个体常见于流产胎儿中，能够存活到临产或出生的三倍体胎儿几乎是 2n/3n 的**嵌合体**（mosaic）；嵌合体是指体内含有两种或两种以上不同染色体组成的细胞群的个体。极罕见的三倍体活婴主要表现为智力和身体发育障碍，多发畸形，生命力低下并伴有性别模糊的外生殖器等。三倍体个体形成的主要机制是：①**双雄受精**（diandry），即受精时有二个精子同时进入一个卵细胞，导致三倍体合子形成的过程。受精卵的核型可能为 69, XXX、69, XXY 或 69, XYY 三种类型（图 13-6A）。②**双雌受精**（digyny），即一个二倍体的异常卵细胞与一个正常精子结合形成三倍体合子的过程。其发生主要是由于在卵细胞形成过程中，原本应进入第二极体的一套单倍体染色体组留在了卵细胞中，导致含两个染色体组的二倍体卵细胞的形成；与正常精子结合后产生了含三个染色体组的三倍体受精卵，即核型为 69, XXX 或 69, XXY 的合子（图 13-6B）。

四倍体的病例在临床上极为罕见。其形成的主要原因是：①**核内复制**（endoreduplication），即细胞在一次分裂的间期，染色体复制了两次，结果导致子细胞含有四倍体染色体组。核内复制是癌瘤细胞较常见的染色体异常特征。②**核内有丝分裂**（endomitosis），当细胞进行分裂时，染色体在间期正常复制了一次，但在分裂前、中期，核膜未能破裂、解体，无正常纺锤体的形成，细胞分裂停滞于中期，使复制后的染色体无法正常分开，也无胞质分裂，导致 1 个细胞内含有 4 个染色体组，形成了四倍体。

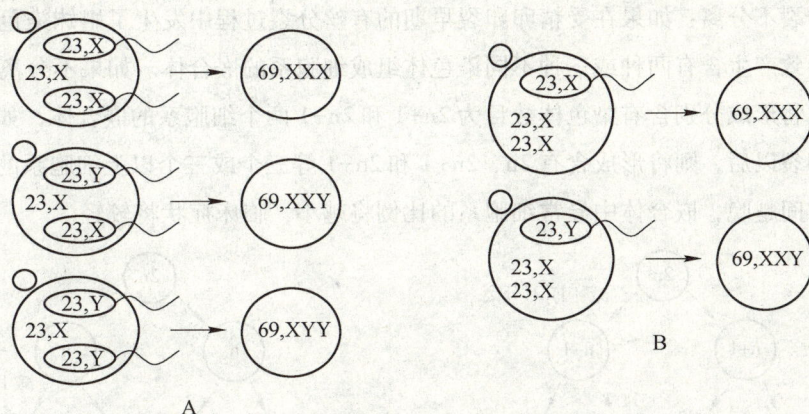

图 13-6 双雄受精（A）和双雌受精（B）

（二）非整倍性改变

因个别染色体的增加或减少，使细胞中不再是整倍性染色体组数，称为非整倍性改变。非整倍性改变将导致**非整倍体**（aneuploid）的形成。

当细胞中的染色体总数比 2n 少一条或多条，称为**亚二倍体**（hypodiploid）；如果染色体总数比 2n 多一条或多条，则称为**超二倍体**（hyperdiploid）。

具体来说，当患者细胞中某对同源染色体少一条，称为**单体**（monosomy）（彩图 13-6）；患者细胞中某对同源染色体同时缺失称为**缺体**（nullosomy）。临床上最常见的单体型病例为 45，X，即缺少一条 X 染色体造成的性腺发育不全症；常染色体的单体型很难见到。当细胞内某号染色体为 3 条，称为**三体**（trisomy）；某号染色体增加 2 条或 2 条以上，统称为**多体**（polysomy）（彩图 13-7）。三体是人类染色体数目畸变中最为常见的类型，除 17 号染色体尚未有三体的病例报道外，其余的染色体均存在三体。临床上最常见的三体型病例为 21 三体和性染色体的三体型，其次是 18 三体和 13 三体。因额外的染色体会破坏遗传物质的平衡而干扰胚胎的正常发育，故多数三体型只见于胚胎期，以流产告终；少数存活下来的三体型也将伴有各种严重畸形。性染色体的三体型对机体的危害程度往往轻于常染色体的三体型，如 47，XYY 的男性，多余的 Y 染色体主要引起副性征、生殖器官及性格等方面的改变。在临床上一般只能看到性染色体多体型的个体。

细胞分裂过程中染色体的不分离或染色体的丢失是导致非整倍体形成的主要原因。这种异常可以发生于配子形成时的减数分裂过程中，也可以发生于受精卵卵裂时的有丝分裂过程中。

1. 染色体的不分离 染色体的不分离（non-disjunction）当细胞分裂进入中、后期时，如果某一对同源染色体或一条染色体的姐妹染色单体之间未能正常分离，而是同时进入到一个子细胞当中，将导致分裂形成的子细胞中，一个因染色体数目增加而成为超二倍体，一个则因染色体数目减少而成为亚二倍体。

①减数分裂不分离：如果一对同源染色体在减数分裂后期 I 发生不分离，将形成（n+1）和（n−1）两种不同染色体数目的次级生殖母细胞，并进一步生成（n+1）和（n−1）两种类型的配子；受精后将产生三体型（2n+1）和单体型（2n−1）的合子。如果一条染色体的姐妹染色单体在减数分裂后期 II 发生不分离，形成的配子中正常（n）型占一半，（n+1）型和

（n-1）型各占 1/4；受精后 1/2 为正常二倍体（2n），三体型（2n+1）和单体型（2n-1）各占 1/4（图 13-7）。

②有丝分裂不分离：如果在受精卵卵裂早期的有丝分裂过程中发生了姐妹染色单体的不分离，最终可导致产生含有两种或三种不同染色体组成细胞系的嵌合体。如果不分离发生在第一次卵裂当中，将形成分别含有染色体数目为 2n+1 和 2n-1 两个细胞系的嵌合体；如果不分离发生在第二次卵裂以后，则将形成含有 2n、2n+1 和 2n-1 等三个或三个以上细胞系的嵌合体。不分离发生的时间越晚，嵌合体中异常细胞系的比例将越小，临床症状将较轻。

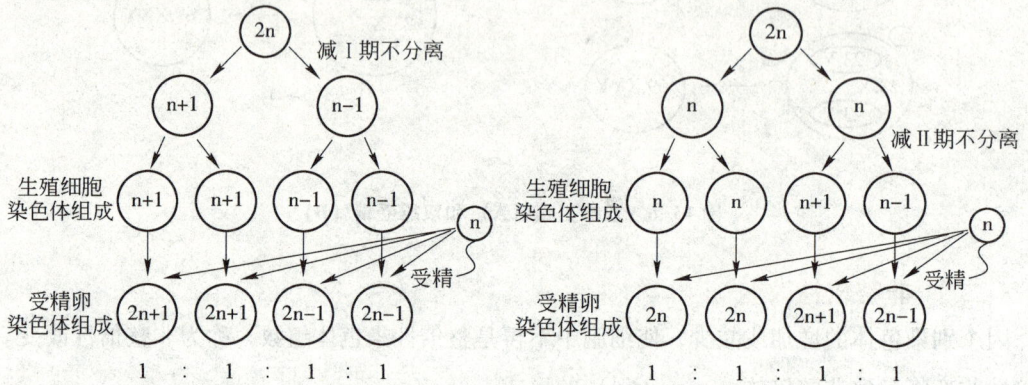

图 13-7　减数分裂不分离导致非整倍体的形成

2. 染色体的丢失　在细胞分裂过程中，因纺锤丝或丝粒功能障碍，或者由于行动迟缓，某条染色体在分裂后期、末期未能被牵引到某一极参与子细胞核的形成，而是滞留于细胞质中直至分解消失，这一过程称为**染色体丢失**（chromosome lose）或**后期迟滞**（anaphase lag）。

二、染色体结构畸变

在射线、诱变剂等物理、化学、生物因素的作用下，染色体可发生断裂（breakage）。某些断裂可在原位接合，称为**愈合**（reunion）；此时将不会产生遗传效应。某些断裂则未在原位重接，而是移动位置、交换片段后变位重接，有时还可发生无着丝粒断片的丢失，这时就将引起**染色体结构畸变**（structural aberration）。

为了统一、规范地描述各种染色体结构畸变，人类细胞遗传学命名的国际体制规定了相应的命名符号及缩写术语（参见表 5-1），并制定了简式和详式两种描述方法。在简式中应依次写明：染色体总数，性染色体组成，重排染色体的畸变类型，在其后的 1 个括号内写明受累染色体的序号，在另一个括号内标明断裂点所在的区、带号。如果用详式表示，则在最后一个括号内不仅说明断裂点的位置，还必须详细描述重排染色体带的组成。如 1 号染色体在长臂 2 区 1 带发生断裂，且远侧端丢失，用简式应表示为：46，XX，del（1）（q21）；用详式应表示为：46，XX，del（1）（pter→q21：）。

临床上常见的染色体结构畸变类型主要有：缺失、重复、倒位、易位、插入、环状染色体、双着丝粒染色体和等臂染色体等。

1. 缺失　因染色体断裂导致部分片段丢失所引起的结构畸变称为**缺失**（deletion）。如果染色体的长臂或短臂上发生一次断裂且未能在原位重接，无着丝粒断片将会在以后的分裂过程中丢失，称为**末端缺失**（terminal deletion）。如图 13-8A 所示，1 号染色体在其长臂 2 区 1 带处发生了断裂，且远侧片断（q21→qter）丢失，余下的 1 号染色体由短臂末端至长臂 2 区 1 带构成。此结构畸变用简式可描述为：46，XX（XY），del（1）（q21）；详式可描述为：46，XX（XY），del（1）（pter→q21:）。如果染色体在长臂或短臂内发生两次断裂，两断点之间的片段丢失，其后染色体上的远、近两个断端重接，这种染色体畸变称为**中间缺失**（interstitial deletion）。如图 13-8B 所示，3 号染色体在长臂 q21 和 q31 处均发生了两次断裂，q21 与 q31 之间的断片丢失，之后染色体又在两断点 q21 与 q31 处重接。该畸变用简式可描述为：46，XX（XY），del（3）（q21q31）；详式可描述为：46，XX（XY），del（3）（pter→q21::q31→qter）。

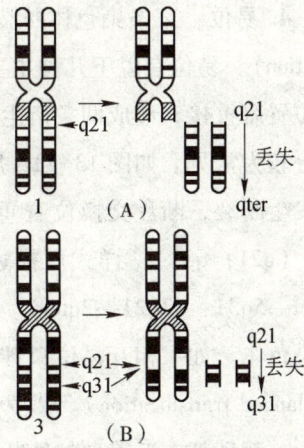

图 13-8　末端缺失（A）和中间缺失（B）

2. **倒位**　一条染色体发生两次断裂后，断片倒转 180° 后再与两端的断片重接，称为**倒位**（inversion）。如果两个断裂点之间含有着丝粒，则称为**臂间倒位**（pericentric inversion）。如图 13-9A 所示：2 号染色体 p21 至 q31 之间片段发生臂间倒位，用简式可描述为：46，XX（XY），inv（2）（p21q31）；详式可描述为：46，XX（XY），inv（2）（pter→p21::q31→p21::q31→qter）。如果两次断裂发生在着丝粒的同一侧，即在染色体的同一臂（长臂或短臂）内，则称为**臂内倒位**（paracentric inversion）。如图 13-9B 所示，1 号染色体 p22 至 p34 之间发生臂内倒位，用简式可描述为：46，XX（XY），inv（1）（p22p34）；详式可描述为：46，XX（XY），inv（1）（pter→p34::p22→p34::p22→qter）。

3. **重复**　某一染色体片段含有两份或两份以上称为**重复**（duplication）。重复往往是同源染色体或姐妹染色单体之间染色体节段发生不等交换、单方易位或插入的结果。如果重复片段的原近着丝粒端仍处在近着丝粒一侧，称为**正位重复**（direct duplication）；如果原近着丝粒端处于远侧，则称为**倒位重复**（inverted duplication）。如图 13-10 所示，2 号染色体短臂内 p13→p23 片段发生倒位重复，用简式可描述为：46，XX（XY），invdup（2）（p13p23）；详式可描述为：46，XX（XY），invdup（2）（pter→p23::p13→p23::p23→qter）。

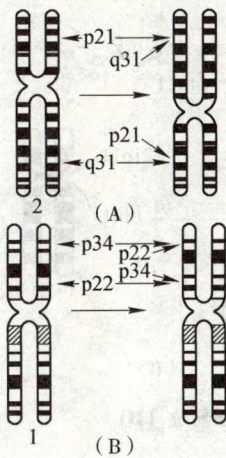

图 13-9　臂间倒位（A）和臂内倒位（B）

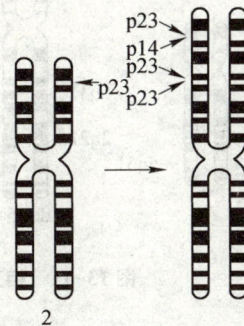

图 13-10　倒位重复

NOTE

4. 易位　某条染色体断裂后形成的断片转移到另一条非同源染色体上，称为**易位**（translocation）。易位有以下几种主要类型：①相互易位：两条非同源染色体同时发生断裂，断片交换位置后重接，形成两条衍生染色体，称为**相互易位**（reciprocal translocation）。相互易位在临床上较为常见。如图 13-11A 所示，在 2 号染色体长臂 2 区 1 带和 5 号染色体长臂 3 区 1 带分别发生断裂，断片交换位置重接，形成相互易位，用简式可描述为：46，XX（XY），t（2；5）（q21；q31）；详式可描述为：46，XX（XY），t（2；5）（2pter→2q21∶∶5q31→5qter；5pter→5q31∶∶2q21→2qter）。描述时应注意首先描述序号较小的染色体，然后再描述序号较大的染色体。如果相互易位只涉及断片位置的改变，而无染色体片段的增减，则称为**平衡易位**（balanced translocation）。②罗伯逊易位：如果相互易位发生在 D、G 组两条近端着丝粒染色体之间，而且都在近着丝粒处断裂和重接，称为**罗伯逊易位**（Robertsonian translocation），也称为**着丝粒融合**（centric fusion）。结果导致两条染色体的长臂在着丝粒处重接形成一条大的衍生染色体，包含了原来两条近端着丝粒染色体的绝大部分遗传物质。而两短臂也在着丝粒处融合为一条小染色体，该小染色体常常在以后的分裂过程中丢失；但因这条小染色体含有的遗传物质很少，且主要由异染色质组成，它的丢失不会引起明显的遗传效应。所以，罗伯逊易位携带者尽管只有 45 条染色体，但遗传物质和正常个体差异不大，表现型一般均属于正常，也称其为平衡易位携带者。如图 13-11B 所示，在 14 号染色体短臂 1 区 1 带和 21 号染色体长臂 1 区 1 带同时发生断裂，断片交换位置重接后，两长臂组成一条新的衍生染色体，其余部分丢失。该畸变用简式可描述为：45，XX（XY），-14，-21，+t（14；21）（p11；q11）；详式可描述为：45，XX（XY），-14，-21，+t（14；21）（14qter→14p11∶∶21q11→21qter）。该个体将可能产生少一条正常 14 号染色体，而多一条 14、21 易位染色体的配子，与正常配子结合后即为易位型 21 三体患者。③复杂易位：如果有三条或三条以上的染色体同时发生断裂，相互交换片段后重接，称为**复杂易位**（complex translocation）。此外，易位还包括在两条非同源染色体间，伴随染色体的丢失、插入现象一起发生的单方易位、插入易位等。

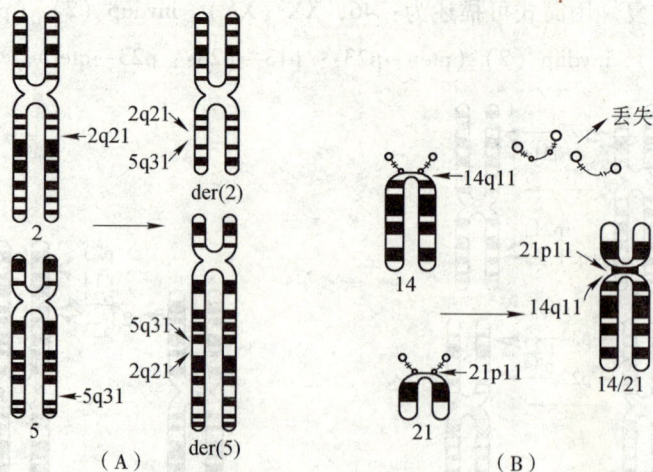

图 13-11　相互易位（A）和罗伯逊易位（B）

5. 插入　某条染色体的长臂或短臂内发生两次断裂，中间断片转接到另一条染色体的某一断裂点处，这样形成的结构畸变称为**插入**（insertion）。如果插入片段的方向与原来相同，称为**正位插入**（direct insertion）；如果插入片段的方向与原来相反，则称为**倒位插入**（inverted insertion）。

6. 环状染色体　一条染色体的长、短臂上各发生一次断裂后，含着丝粒片段的两侧断端重接在一起，将形成一条**环状染色体**（ring chromosome）。原两侧断点以远的部分丢失，因此，环状染色体的形成也同时伴随着染色体片段的缺失。

7. 双着丝粒染色体　两条染色体各自发生一次断裂后，两个含着丝粒的片段相互连接在一起，形成一条具有两个着丝粒的**双着丝粒染色体**（dicentric chromosome）。剩余的两个无着丝粒的片段将在分裂中丢失。因这样形成的衍生染色体所具有的两个着丝粒在分裂时将分别被纺锤丝拉向两极，导致形成**染色体桥**（chromosome bridge），最终易被拉断而形成新的结构畸变，所以属于非稳定型结构畸变。

8. 等臂染色体　一条衍生染色体的两个臂在形态和遗传组成上完全相同，称为**等臂染色体**（isochromosome）。在正常分裂后期，着丝粒应纵裂使姐妹染色单体分开，而着丝粒如果发生了异常的横裂，则将产生两条只具有长臂或短臂的等臂染色体，即形成带有整臂缺失或整臂重复的染色体。

第三节　染色体病

染色体数目或结构畸变所导致的疾病称为**染色体病**（chromosome disease）。染色体畸变，即使是微小的差异，都将导致许多基因的增减或改变，所以往往将影响机体的多方面功能，带来严重的后果，形成多发畸形、智力低下、生长发育迟缓及多器官、系统的功能障碍，称之为染色体病。体细胞内的染色体畸变还经常与肿瘤发生有关。

染色体病常表现为多种症状的综合征，其诱因主要包括染色体数目异常或结构畸变两大类。由于染色体是基因的载体，因此当染色体发生畸变时，所涉及的基因较多，受累个体常表现为具有多种症状的综合征，如往往出现先天性多发畸形，智力发育障碍，生长发育迟缓以及流产或死胎等。很多患者还往往在刚出生或胎儿期夭折，少数能够出生并存活的个体也将出现严重的身体和智力障碍，故对人类危害极大。根据发病原因及表型的差异，下面将染色体病分为染色体数目异常导致的疾病、染色体结构异常导致的疾病及两性畸形三部分介绍。

一、染色体数目异常的疾病

（一）常染色体数目异常的疾病

1. 21 三体综合征　21 三体综合征（trisomy 21 syndrome）由 Langdon Down 在 1866 年首先描述，故也称为 Down 综合征，即唐氏综合征，是人类最常见的一种染色体病。在新生儿中发病率为 1/800～1/600。本病的主要临床特征为：身体发育迟缓，智力低下。患者呈现特种面容：眼间距宽，眼裂狭小，外眼角上斜，内眦赘皮，鼻根低平，耳小低位，舌大且常伸出口外（图 13-12）。患者常伴有各种先天性心脏病，肌张力低，有特殊皮纹改变，如通贯手、第 5 指只有一横纹、三叉点 t 高位等。男性患者

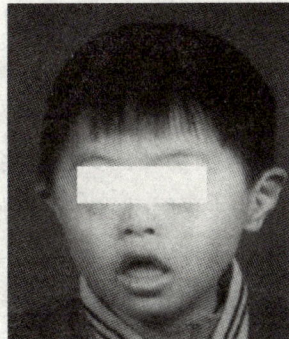

图 13-12　21 三体综合征患儿面容

NOTE

常有隐睾，精子生成少，一般不育；女性患者少数可生育，并有可能将此病传给子代。

先天愚型患者中约 92.5% 为 21 三体型，核型为 47，XX（XY），+21；其形成原因主要是配子发生减数分裂过程中 21 号染色体不分离，其中大多数是母亲卵子形成过程中的不分离造成的，而且其发生概率随母亲年龄升高而增加。嵌合型个体较少见，约占 2.5%，核型为 46，XX（XY）／47，XX（XY），+21，症状可较轻。先天愚型患者中约 5% 为易位型（详见本节二、2.），一般患者的双亲之一为平衡易位携带者。

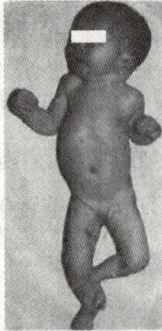

图 13-13 18 三体综合征患儿外观

2. 18 三体综合征 18 三体综合征（trisomy 18 syndrome）由 Edwards 在 1860 年首先发现，故也称为 Edwards 综合征。在新生儿中发病率为 1/8000~1/3500。本病的症状较复杂，患者在宫内生长迟缓，95% 的胎儿流产；出生的患儿体重低，异常表型主要有：眼裂小，耳畸形伴低位，小颌，唇裂或腭裂；95% 有先天心脏病；手呈特殊握拳姿势，足呈摇椅样畸形足，智力低下，肌张力亢进（图 13-13）。婴儿期死亡率高，只有极个别患儿能活到儿童期。

患者中 80% 核型为 47，XX（XY），+18；约 10% 为嵌合型，核型为 46，XX（XY）／47，XX（XY），+18；其余患者为易位型，其中主要是 18 号染色体与 D 组染色体间的易位。

3. 13 三体综合征 13 三体综合征（Patau syndrome）本病由 Patau 在 1960 年首先发现，故也称为 Patau 综合征。新生儿发病率为 1/25000~1/5000。其症状往往较严重，主要表现在：小头、小眼球，耳畸形伴低位，唇裂或腭裂；神经系统严重发育缺陷，智力严重低下，无嗅脑；80% 伴有先天性心脏病；多指（趾），手呈特殊握拳姿势如 18 三体；性器官发育异常。99% 的 13 三体胎儿流产，已出生的患儿 90% 在六个月内死亡。

患者中约 80% 核型为 47，XX（XY），+13；多数为母亲卵子形成过程中第一次减数分裂不分离导致的。5% 为嵌合型，10%~15% 为易位型（D/D 易位），其中以 13q~14q 为最多见。

（二） 性染色体数目异常的疾病

1. 先天性睾丸发育不全综合征 本病由 Klinefelter 在 1942 年首先报道，故也称为 klinefelter 综合征（Klinefelter syndrome）。本病的发病率较高，在男性中的发病率为 1/1000~1/800，而在男性不育症患者中可占 10%。主要临床症状包括：身材瘦高，四肢细长；第二性征发育不良：阴毛、胡须稀少；音调高，无喉结。部分患者有乳房发育，皮肤细嫩。阴茎发育不良，睾丸小或隐睾，睾丸内曲细精管呈玻璃样变性，无精子生成，故不育（图 13-14）。少数患者可有轻度智力低下。一些患者有精神分裂症倾向。

患者中 80% 以上核型为：47，XXY；10%~15% 为嵌合型，如 46，XY／47，XXY；46，XY／48，XXXY 等。另外，少数患者核型为：48，XXXX、48，XXYY、49，XXXXY 等。47，XXY 核型产生的主要原因是生殖细胞形成过程中减数分裂时性染色体发生不分离造成的，其中 60% 是卵子形成中发生的。

2. 性腺发育不全综合征 又称先天性卵巢发育不良综合征，本病由 Turner 在 1938 年首先报道，故也称为 Turner 综合征（Turner Syndrome）。本病在新生女婴中的发病率为 1/5000~1/2500。其主要临床症状为：出生体重低，身材矮小；蹼颈，后发际低，内眦赘皮，盾状胸，肘外翻。性腺呈条索状，原发闭经。可伴有先天性心脏病（图 13-15）。

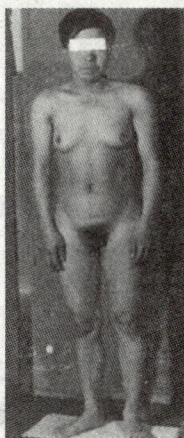

图 13-14 先天性睾丸发育不全
综合征患者外观

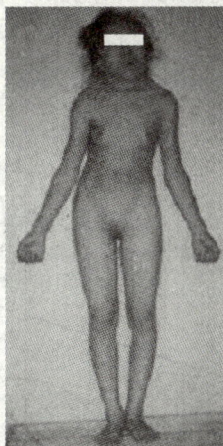

图 13-15 性腺发育不全
综合征患者外观

患者中约 60% 核型为 45，X。其中 75% 以上由父亲精子形成时减 I 期 XY 染色体不分离引起。部分患者为嵌合体，如 45，X／46，XX、45，X／47，XXX 等；嵌合体症状较轻。还有部分患者因 X 染色体结构畸变造成，如长臂缺失（46，XXq⁻）、短臂缺失（46，XXp⁻）、X 长臂或短臂等臂染色体 ［46，X，i（Xq）；46，X，i（Xp）］、环状染色体 ［46，X，r（X）］ 等。

二、染色体结构异常的疾病

1. 5p⁻ 综合征 1963 年 Lejeune 等首先报道。本病因 5 号染色体短臂部分缺失所致，称为 5p **部分单体综合征**（partial monosomy 5p syndrome）。新生儿发病率约为 1/50000，是染色体结构畸变中发病率较高的一种遗传病。由于患儿有似猫叫样尖细的啼哭声，因此也被称为**猫叫综合征**（cri－du－chat syndrome）。主要临床症状还包括：智力低下，生长发育障碍，肌张力低；小头，满月脸，眼间距宽，外眼角下斜，内眦赘皮，低位耳，下颌小。50% 伴有先天性心脏病（图 13-16）。大部分患儿可活至儿童期，少数可至成年。

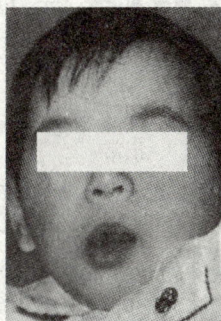

图 13-16 5p⁻ 综合征患儿面容

患者核型为：46，XX（XY），5p⁻ 或 46，XX（XY），del（5）（p15）。其缺失部分的断裂点是 5p15，断裂后远端片段丢失。80% 患者为染色体长段的单纯缺失，约 10% 为不平衡易位引起。多数病例是父母生殖细胞中新发生的染色体畸变引起的。

2. 易位型先天愚型 1960 年 Polani 首次报道了易位型先天愚型，约占先天愚型患者的 5%。患者多出的 21 号染色体并不是独立存在的，而是易位到 D 组或 G 组另一近端着丝粒染色体上，故患者整个核型的染色体总数仍为 46 条。易位型患者也表现出典型的先天愚型症状。常见的有 D/G 易位，其中最常见的为 21 号染色体易位至 14 号染色体上，即 14/21 易位：患者核型为 46，XX（XY），-14，+t（14q21q）；患者的易位染色体可从亲代染色体平衡易位携带者遗传而来（图 13-17）。这种染色体平衡易位携带者在生殖细胞形成时，经减数分裂可产生 4

NOTE

种类型的配子，受精后可形成 4 种核型的个体，即正常个体、21 单体型个体（死亡）、14/21 易位型先天愚型患者和 14/21 染色体平衡易位携带者。

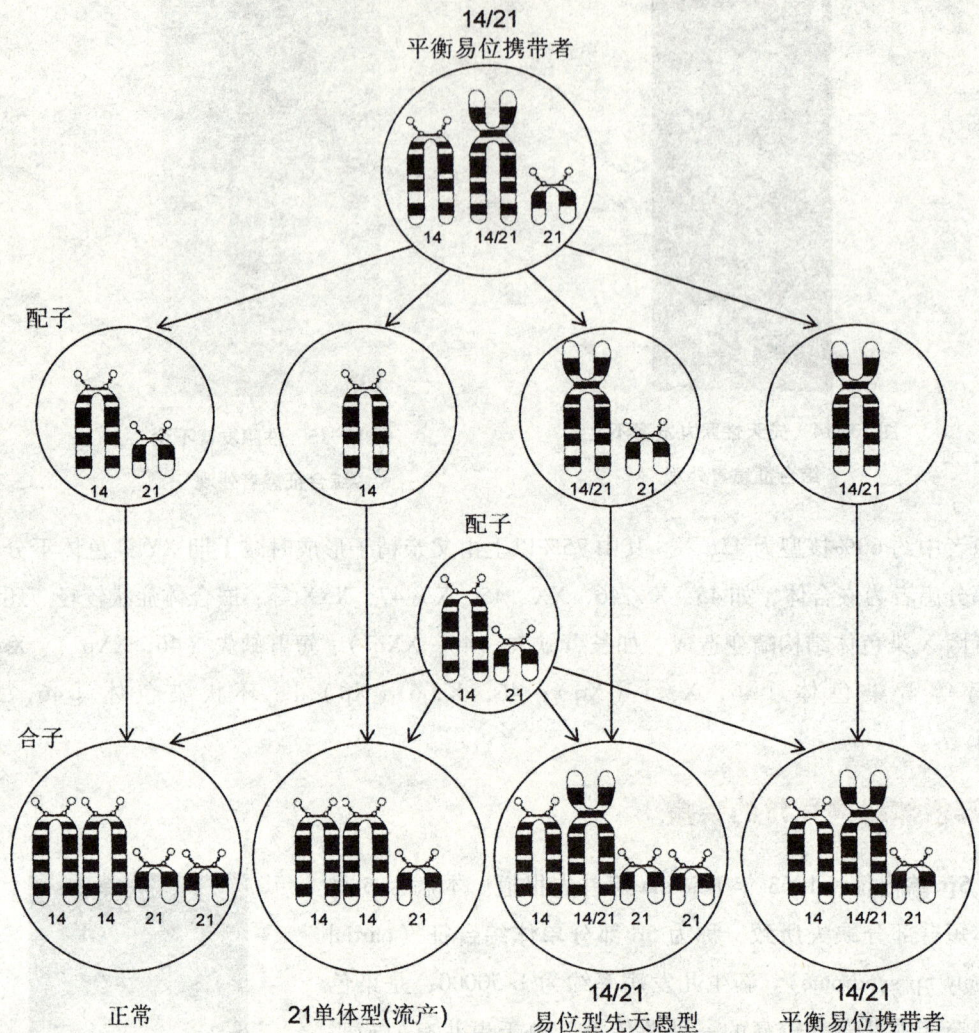

图 13-17　14/21 染色体平衡易位携带者与正常个体婚配图解

知识链接

微缺失综合征

小片段染色体的缺失即微缺失综合征（microdeletion syndrome）是介于单基因病和染色体病之间的过渡类型，因其往往涉及多个基因位点的缺失，所以常可导致多器官受累。临床典型病例如普拉德-威利综合征、快乐木偶综合征、视网膜母细胞瘤、肾母细胞瘤等。

三、两性畸形

患者的性腺或内外生殖器、副性征具有不同程度的两性特征，称为两性畸形。如果患者体内兼具男性睾丸和女性卵巢两种性腺，则称为**真两性畸形**（hermaphroditism），患者的外生殖器和副性征均不同程度地介于两性之间；如果患者体内只有一种性腺，但其外生殖器和副性征具有两性特征，则称为**假两性畸形**（pseudo hermaphroditism）。

根据核型不同，真两性畸形主要包括：①46，XX 型：发病原因与 X 染色体或常染色体上具有 Y 染色体的易位片段有关，而该易位片段含有 SRY 基因。②46，XY 型：发病原因一般认为是患者体内有部分核型为 46，XX 或 45，X 的细胞造成的。③46，XX／46，XY 型：发病原因是"双受精"导致了 XX 型受精卵和 XY 型受精卵融合在一个个体内形成了嵌合体，由两个染色体组成不同的合子构成的嵌合体也称为**异源嵌合体**（chimera）。根据体内性腺的种类，假两性畸形可分为两种类型：性腺为睾丸称为男性假两性畸形，性腺为卵巢则称为女性假两性畸形。

知识拓展

染色体的多态性

在正常健康人群中，染色体存在各种恒定的微小变异，称为**染色体的多态性**（chromosome polymorphism）；因此，同一编号的染色体在不同个体其带纹宽窄、着色深浅等方面均有差异。如 Y 染色体长臂结构异染色质区的变异、D 组和 G 组染色体短臂、随体及随体柄部次缢痕区的变异、第 1、9 和 16 号染色体次缢痕区的变异等。染色体的多态性在亲权鉴定、产前诊断（追溯染色体来源）及进行不同种族遗传学研究等方面均具有重要的理论和实践应用价值。

思考题

1. 染色体数目畸变的主要原因是什么？

2. 写出下列核型对应疾病的名称，并说明这些核型产生的主要机制：

①47，XY，+21　②45，X　③47，XXY　④46，XX，5p⁻　⑤46，XX/46，XY

3. 说明下述每组概念间的区别：

①常染色质与异染色质　②X 染色质与 Y 染色质　③自发畸变与诱发畸变

4. 描述正常人体细胞染色体的分组核型及其分类特征。

5. 一对夫妇表型正常，怀孕 5 胎中流产 2 次。存活的 3 个孩子中，女儿外表正常，但核型检测只有 45 条染色体。2 个男孩中，一个正常，一个染色体数虽为 46 条，但为先天愚型患儿。试问：这对夫妇及其子女的核型可能如何？子女的患病风险可能为多少？

第十四章　群体遗传学

群体遗传学（population genetics）是研究群体的遗传结构及其变化规律的科学。通过对群体中的基因分布、基因频率和基因型频率规律的研究，可以了解群体演变的基本过程和趋势。医学群体遗传学则主要研究致病基因在人类群体中的变化规律，这将阐明遗传病在群体中的发生及流行规律，为预防疾病的发生提供科学依据。

群体（population）是指同一物种生活在某一地区内、能够相互交配并能生成有繁殖能力后代的个体群。由于遗传信息在群体内是可以流动的，而在群体间是相对隔离的，故把某一群体内所含有的全部基因称为一个**基因库**（gene pool）。

第一节　基因频率和基因型频率

基因频率（gene frequency）是指群体中某一等位基因占全部等位基因的比率，它是群体遗传组成的内容和标志之一，反映了该基因在群体中的相对数量。如果群体中某个基因座位上有两个基因成员，且为显隐性关系，分别是 A 基因和 a 基因，显性基因 A 的频率以 p 表示，隐性基因 a 的频率以 q 表示，那么：

p＝A 基因数量／A 基因和 a 基因总数量

q = a 基因数量／A 基因和 a 基因总数量

$p + q = 1$

在一个群体中，任何基因座位上全部基因频率的总和等于1。

基因型频率（genotypic frequency）是指群体中某基因型的个体数与该群体个体总数的比率，任何群体各个基因型频率的总和等于1。它反映了该基因型个体在这一群体中的相对数量，也是群体遗传组成的标志之一。根据群体中基因型个体的数量可计算出不同基因型的频率。例如，A、a 这一对等位基因，可以组成 AA、Aa、aa 三种基因型，某一个群体中个体总数为 1000，其中 AA 的个体数为 300，Aa 的个体数为 500，aa 的个体数为 200。则 AA 的基因型频率为 0.30，Aa 的基因型频率为 0.50，aa 的基因型频率为 0.20，全部基因型频率的总和为 0.30+0.50+0.20＝1。

基因频率和基因型频率是两个密切但又截然不同的概念，基因型频率可通过调查群体各种表现型获得，基因频率则可从已知的基因型频率推算出来。如果是共显性遗传，其表现型可以反映出基因型，用基因型频率可直接计算出基因频率。例如，MN 血型由一对共显性的等位基因 L^M 和 L^N 决定，M、N 和 MN 3 种血型个体的基因型分别为 $L^M L^M$、$L^N L^N$ 和 $L^M L^N$。假设某群体有 1500 人，其中 800 人为 M 血型，500 人为 N 血型，200 人为 MN 血型，即在该群体中 3 种基因型的频率分别是：L^ML^M为 800/1500 = 0.533，L^NL^N为 500/1500 = 0.333，L^ML^N为 200/1500 = 0.133。设 L^M 的频率为 p，L^N 的频率为 q，则

$$p = 0.533 + 1/2×0.133 ≈ 0.60 \qquad q = 0.333 + 1/2×0.133 ≈ 0.40$$

在这种情况下，也可以根据基因频率的定义直接计算出等位基因 L^M 和 L^N 的频率：

$$p = （800×2 + 200）/ （1500×2）= 0.6 \quad q =（500×2 + 200）/ （1500×2）= 0.4$$

　　如果等位基因之间在表现型上有显、隐性的区分，在纯合显性和杂合显性个体之间从表现型上无法区别时，不能直接用基因型频率来计算基因频率。但如果一个群体中的这对等位基因已达到遗传平衡，则可用遗传平衡定律推算出其基因频率。

第二节　遗传平衡定律

一、遗传平衡定律

　　在一定条件下，群体中的基因频率和基因型频率在世代传递中保持不变。

　　英国数学家 Hardy（1908 年）和德国医生 Weinberg（1909 年）分别应用数理统计方法来探讨群体中基因频率的变化，得出一致的结论：对于一个能连续随机交配的大型群体，如果没有突变、选择、迁移等因素的影响，群体中的基因频率和基因型频率在世代传递中保持不变。这样的群体被认为处于遗传平衡状态。这就是 Hardy-Weinberg 定律，又称**遗传平衡定律**（law of genetic equilibrium）。显然，一个群体要处于遗传平衡状态，就需要满足一定条件，即①群体很大；②随机婚配；③没有突变发生；④没有自然选择；⑤没有个体的大规模迁移。

　　如果一个群体达到这种状态，就是一个遗传平衡的群体，否则就是一个不平衡的群体。

　　假定有一对等位基因 A 和 a，基因 A 的频率为 p，基因 a 的频率为 q，$p+q=1$。根据数学原理 $(p+q)^2=1$，二项式展开为 $p^2+2pq+q^2=1$。

　　在遗传平衡状态下，如果以 P 表示 AA 基因型频率；H 表示 Aa 基因型频率；Q 表示 aa 基因型频率，群体的基因频率和基因型频率的关系为：$P=p^2$，$H=2pq$，$Q=q^2$。

　　例如，一个 100 人的群体中，纯合子 AA 有 60 人，杂合子 Aa 有 20 人，纯合子 aa 有 20 人。这个群体是否达到遗传平衡呢？

　　该群体基因型频率：$P=60/100=0.6$，$H=20/100=0.2$，$Q=20/100=0.2$；

　　该群体基因频率：

$p=p^2+1/2（2pq）= 0.6+0.2/2=0.7$，

$q=q^2+1/2（2pq）= 0.2+0.2/2=0.3$，

$p+q=0.7+0.3=1$；

　　如果这个群体是遗传平衡的群体，$(p+q)^2=p^2+2pq+q^2=1$，基因型的频率理论上应为 $p^2+2pq+q^2=0.49+0.42+0.09=1$。可是这个群体并非如此，实际上基因型频率=0.6+0.2+0.2=1，是一个不平衡的群体。

　　上述遗传不平衡的群体在随机婚配的条件下，子一代中，基因 A 的频率将仍是 0.7，基因 a 的频率将仍是 0.3。但是，基因型 AA：Aa：aa 的比例会立即发生变化，见表 14-1。

NOTE

表 14-1　亲代群体雌、雄生殖细胞间随机组合所得子代群体各种基因型及其频率

		精子	
		A（0.7）	**a（0.3）**
卵子	A（0.7）	AA（0.49）	Aa（0.21）
	a（0.3）	Aa（0.21）	aa（0.09）

从表中可见，各种基因型的频率：p^2（AA）= 0.49，$2pq$（Aa）= 0.42，q^2（aa）= 0.09。如此就达到了遗传平衡，以后在随机婚配所生的各代中，都将保持这种遗传平衡而不发生变化。因此，一个遗传不平衡的群体，只要经过一代随机婚配就可达到遗传平衡。

二、遗传平衡定律的应用

应用遗传平衡定律，从已知的某种基因型频率推导出各等位基因的频率和其他基因型频率，这在医学遗传学中具有重要的应用价值。根据遗传平衡定律计算出疾病基因在人类群体中的频率分布及其在群体中的变化规律，可望对遗传病的诊断、预防进行指导。

（一）估计常染色体显性基因的频率

在常染色体显性遗传病中，患者基因型为 AA 或 Aa，所以常染色体显性遗传病的发病率 $H = p^2+2pq$。由于群体中纯合子（AA）患者罕见，趋于 0，绝大多数患者为杂合子（Aa）发病。杂合子的频率为 $2pq$。一般情况下 p 很小，把 q 看作 1，群体发病率 $H \approx 2p$，故 $p \approx H/2$。因此，知道群体发病率 H，就可求得基因 A 的频率。

（二）估计常染色体隐性基因频率和杂合子频率

根据遗传平衡定律，只要调查隐性纯合子（aa）的频率 Q，由于 $Q=q^2$，即 $q=\sqrt{Q}$，就可以计算出该群体中隐性基因的频率；而 $p+q=1$，进一步可算出显性基因频率及其他基因型的频率。

例如，某地白化病（AR）的发病率为 1/20 000。白化病为隐性遗传病，患者的基因型为 aa，根据遗传平衡定律：

发病率 $= Q = q^2$，即 $q = \sqrt{发病率} = \sqrt{1/20\ 000} = 0.0071$，

$p = 1-q = 1-0.0071 = 0.9929$，

正常人中显性纯合子：P（AA）$= p^2 = 0.9929^2 = 0.9859$，

正常人中携带者：H（Aa）$= 2pq = 2 \times 0.9929 \times 0.0071 = 0.0141$。

（三）估计复等位基因的频率

人类的 ABO 血型是受控于 9q34 的一组复等位基因 I^A、I^B 和 i，设 I^A 频率为 p，I^B 频率为 q，i 频率为 r。在遗传平衡状态时，各种基因型及其频率见表 14-2。

表 14-2　I^A、I^B、i 复等位基因遗传平衡时各种基因型及其频率

		精子		
		I^A（p）	**I^B（q）**	**i（r）**
卵子	I^A（p）	$I^A I^A$（p^2）	$I^A I^B$（pq）	I^Ai（pr）
	I^B（q）	$I^A I^B$（pq）	$I^B I^B$（q^2）	I^Bi（qr）
	i（r）	I^Ai（pr）	I^Bi（qr）	ii（r^2）

各种血型分布符合（$p+q+r$）^{2}展开式。例如，在某地共调查 190177 人，其中 A 型 79324 人，B 型 16276 人，O 型 88717 人，AB 型 5 860 人。该群体 ABO 血型的遗传结构可作如下分析。

因 O 血型频率 $=r^2=88717/190177=0.4665$，得 $r=\sqrt{0.4665}=0.6830$。

又因 A 血型 +O 血型频率 =（79324+88717）/190177 = 0.8836，得 $p+r=\sqrt{0.8836}=0.9400$。因此：

$p=0.9400-r=0.9400-0.6830=0.2570$

$q=1-(p+r)=1-0.9400=0.0600$

各基因型的频率为：

A 型：p^2（I^AI^A）=（0.2570）^{2} = 0.0660 2pr（I^Ai）= 2×0.257 0×0.6830 = 0.3511

B 型：q^2（I^BI^B）=（0.0600）^{2} = 0.0036 2qr（I^Bi）= 2×0.0600×0.6830 = 0.0820

AB 型：2pq（I^AI^B）= 2×0.2570×0.0600 = 0.0308 或 2pq（I^AI^B）= 5860/190177 = 0.0308

O 型：r^2（ii）=（0.6830）^{2} = 0.4665

综上所述，该群体 ABO 血型的遗传结构情况为：I^A、I^B、i 的基因频率分别为 0.2570、0.0600、0.6830；I^AI^A、I^Ai 的基因型频率分别为 0.0660、0.3511；I^BI^B、I^Bi 的基因型频率分别为 0.0036、0.0820；I^AI^B 的基因型频率为 0.0308；ii 的基因型频率为 0.4665。

（四） 估计 X 连锁基因的频率

群体中女性性染色体组成为 XX，男性性染色体组成为 XY。设群体中 X^A 的基因频率为 p，X^a 的基因频率为 q，女性有三种不同的基因型：X^AX^A、X^AX^a、X^aX^a；男性有两种不同的基因型：X^AY、X^aY。女性可生成两种不同类型的配子：X^A、X^a。男性除生成 X^A、X^a 配子外，还可生成 Y 配子，且 X 配子与 Y 配子数量相等，又 $p+q=1$，所以 Y 配子的频率亦为 1。在随机婚配下达到遗传平衡时，各种不同基因型及其频率见表 14-3。

表 14-3 遗传平衡时 X 连锁基因的各种基因型及其频率

		精子		
		X^A（p）	X^a（q）	Y（1）
卵子	X^A（p）	X^AX^A（p^2）	X^AX^a（pq）	X^AY（p）
	X^a（q）	X^AX^a（pq）	X^aX^a（q^2）	X^aY（q）

由于男性为半合子，故只要知道男性发病率，即可知道致病基因的频率。

例如，红绿色盲为 X 连锁隐性遗传病，已知其在男性中的发病率为 7%，该群体的遗传结构如下：

红绿色盲基因频率：q（X^aY）= 男性发病率 =7% = 0.07，

正常等位基因频率：$p=1-q=1-0.07=0.93$，

女性中各种基因型频率：p^2（X^AX^A）=（0.93）^{2} = 0.8649，

2pq（X^AX^a）= 2×0.93×0.07 = 0.1302，

q^2（X^aX^a）=（0.07）^{2} = 0.0049，

男性各种基因型频率：q（X^aY）=7% = 0.07，

p（X^aY）= 1-0.07 = 0.93。

NOTE

第三节　影响遗传平衡的因素

遗传平衡的群体是理想的无限大的群体，实际上这种理想群体在自然界是不存在的。理想群体中基因突变、自然选择、遗传漂变、迁移、非随机婚配等五个要素的任何一个条件的改变，都会影响群体中的基因频率和基因型频率，从而改变群体的遗传结构。以下我们分别讨论这些因素对遗传平衡的影响。

一、基因突变

基因突变在自然界中普遍存在，一个基因发生突变的概率称**突变率**（mutation rate），通常以每代每 100 万个基因中发生突变的次数（n）来表示，即 $n \times 10^{-6}$/基因/代。

有一对等位基因 A 和 a，设 A 突变为 a 的频率为 u，a 突变为 A 的频率为 v。若 A 的基因频率为 p，a 的基因频率为 q，则在每一代中有 pu 个 A 突变为 a，有 qv 个 a 突变为 A。若 $pu>qv$，则 a 的基因频率会逐代增大；若 $pu<qv$，则 A 的基因频率会逐代增大。如果群体中基因频率保持不变，即处于平衡状态时，$pu=qv$，又因 $p+q=1$，所以 $p=\dfrac{v}{u+v}$，$q=\dfrac{u}{u+v}$。

因此，在没有自然选择等其他因素作用时，仅由突变而保持的遗传平衡中，等位基因的频率完全由其突变率决定。一些中性突变（neutral mutation）就可能有这种效应。例如，人类对苯硫脲（Phenylthiourea，PTC）的尝味能力，决定于 $7q$ 上的基因 T。T 突变为 t 后，失去对 PTC 的尝味能力。这种突变对人类既无明显的益处，也无明显的害处，属中性突变。中性突变不受到选择的作用，各有关基因的频率很容易用突变间的平衡来说明。

二、自然选择

自然界中，大多数基因突变可能产生有害的表型效应而面临选择的作用。选择（selection）是影响群体遗传平衡的另一个重要因素。选择的作用在于增高或降低个体的适合度，从而改变群体的遗传结构。

（一）适合度

个体在一定环境条件下能够生存并把基因传给下一代的能力称为**适合度**（fitness）。适合度一般用相对生育率（relative fertility，f）来表示：

$$f = \frac{\text{患者生育率}}{\text{患者正常同胞生育率}}$$

可见正常人的适合度为 1，患者的适合度<1。

例如，在丹麦做了一次调查，发现 108 名软骨发育不全性侏儒症患者生育了 27 个孩子，这些患者的 457 个正常同胞共生育了 582 个孩子。侏儒症患者的适合度即为：

$$f = \frac{\text{患者生育率}}{\text{患者正常同胞生育率}} = \frac{27/108}{582/457} = 0.20$$

这表明患者比正常人的适合度降低了 0.80。

（二）选择系数

在选择作用下适合度降低的程度称为**选择系数**（selective coefficient，S），它反映了某一基因型个体在群体中不利于生存的程度，所以：

$$S = 1 - f$$

在上述例子中，侏儒症的适合度为 0.20，则其选择系数 $S = 1 - f = 1 - 0.20 = 0.80$。说明侏儒症患者的基因有 80% 的可能性不能传给后代而被选择作用淘汰。

（三）选择的作用

选择使有害基因被淘汰，使群体中有害基因频率逐代降低，但选择对显性基因、隐性基因和 X 连锁基因改变的有效程度是不同的。

1. 选择对常染色体显性致病基因的作用　选择对常染色体显性致病基因的作用是比较明显的，凡带有显性基因的个体（AA 和 Aa）都将受到选择的作用。如果群体处于选择和突变的共同作用下，达到一种动态平衡状态，那么，每代被选择作用淘汰的显性基因必然由突变来补充。设群体 A 的基因频率为 p，群体中 a 突变为 A 基因的频率为 v，则 $v = Sp$。

由于显性遗传病患者绝大多数为杂合子，所以发病率 H 等于 $2pq$，因 p 值很小，$q \approx 1$，则 $H = 2p$，即 $p = 1/2\ H$，因此：$v = Sp = S \times 1/2H$。

例如，有调查资料表明，软骨发育不全侏儒症在丹麦哥本哈根的发病率为 $10/94075 = 0.0001062$，已知本病的选择系数 $S = 0.8$，因此，致病基因的突变率为：$v = S \times 1/2H = 1/2 \times 0.8 \times 0.0001062 = 42.5 \times 10^{-6}/$基因/代。

2. 选择对常染色体隐性致病基因的作用　对于常染色体隐性遗传病而言，患者的基因型为 aa，基因型 AA 或 Aa 为正常人。选择只对 aa 的个体起作用，Aa 的个体则可在群体中保留许多世代而不受选择的影响，因此选择对隐性基因的作用是不明显的。

设群体中 a 的基因频率为 q，A 突变为 a 的频率为 u，aa 的频率为 q^2，如果选择系数为 S，则每一代就有 Sq^2 的隐性基因被淘汰。被淘汰的基因将由突变基因来补偿，即 $u = Sq^2$。这样，根据发病率（q^2）、选择系数（S）或适合度（f）就可求出隐性致病基因的突变率。

例如，苯丙酮尿症（PKU）是一种常染色体隐性遗传病，在我国人群中的发病率为 $1/16500$，该病的适合度 $f = 0.15$，选择系数 $S = 0.85$。因此，PKU 基因的突变率为：

$$u = Sq^2 = 0.85 \times 1/16500 = 52 \times 10^{-6}/\text{基因/代}。$$

3. 选择对 X 连锁显性致病基因的作用　选择如果对 X 连锁显性基因起作用，群体中 X^AY、X^AX^A、X^AX^a 都将受影响，而 X^aX^a、X^aY 不受影响。如果群体中某种 X 连锁显性致病基因 X^A 的频率为 p，男性为半合子，男性的患病率就等于致病基因 X^A 的频率 p，而女性杂合子患者的频率是 $2pq \approx 2p$（因为 p 很小，$q \approx 1$），女性纯合子 X^AX^A 的频率为 p^2，其值很小，可以忽略不计。这样男性受选择的致病基因频率为 $1/3\ p$，女性受选择的致病基因频率为 $2/3\ p$。如果选择系数为 S，每一代将有 $S \times (1/3p + 2/3p) = Sp$ 的 X 连锁显性致病基因被淘汰，这将由 X^a 突变为 X^A 来补偿，因此，致病基因的突变率 $v = Sp$。

4. 选择对 X 连锁隐性致病基因的作用　对于 X 连锁隐性遗传病，女性患者基因型为 X^aX^a，正常女性基因型为 X^AX^A、X^AX^a，所以，选择对致病基因的作用在女性类似于常染色体隐性致病基因；男性为半合子，男性患者基因型为 X^aY，男性正常人基因型为 X^AY，即男性一旦带有致病基因即受到选择作用，因此，选择对致病基因的作用在男性类似于常染色体显性致病基因；又因人群中 X 染色体 2/3 分布在女性，1/3 分布在男性，故选择对 X 连锁隐性基因的作用大于常染色体隐性基因而小于常染色体显性基因。

当由选择和突变共同作用保持遗传平衡时，被选择掉的 X 连锁隐性致病基因将由突变来补充，即 $u = 2/3\ Sq^2 + 1/3\ Sq$，因为 Sq 远大于 Sq^2，所以 $u \approx 1/3\ Sq$。

例如，血友病在男性的发病率为 0.00008，在女性极少见。已知血友病的适合度为 0.29，因此，致病基因的突变率：

$$u \approx 1/3 Sq = 1/3 \times (1-0.29) \times 0.00008 = 19 \times 10^{-6} / 基因/代$$

三、遗传漂变

在隔离的小群体中，由于所生育的子女数目较少，可导致等位基因的频率产生相当大的随机波动，称为**随机遗传漂变**（random genetic drift）。

假设有 16 个环境相同的小岛，每个小岛都住有基因型为 Aa 的男女各一人，在他们婚后所生的子女中，出现的基因型及比例为 AA：Aa：aa = 1：2：1。如果每对夫妇只生一对男女，其后代将出现的婚配组合见表 14-4。

表 14-4   假想小岛上后代的婚配组合

男 ＼ 女	AA	Aa	Aa	aa
AA	AA×AA	AA×Aa	AA×Aa	AA×aa
Aa	Aa×AA	Aa×Aa	Aa×Aa	Aa×aa
Aa	Aa×AA	Aa×Aa	Aa×Aa	Aa×aa
aa	aa×AA	aa×Aa	aa×Aa	aa×aa

各小岛后代中各婚配型的频率和婚配双方的基因频率见表 14-5。

表 14-5   各小岛中后代的婚配型频率和婚配双亲的基因频率

婚配组合	组合数	概率	婚配双亲的基因频率 A	a
AA×AA	1	1/4×1/4=1/16	1	0
AA×Aa	2	2×1/4×1/2=1/4	0.75	0.25
AA×aa	2	2×1/4×1/4=1/8	0.5	0.5
Aa×Aa	1	1/2×1/2=1/4	0.5	0.5
Aa×aa	2	2×1/2×1/4=1/4	0.25	0.75
aa×aa	1	1/4×1/4=1/16	0	1

从上表可知，16 个小岛上有 1 个小岛仅留下基因型为 AA 的男女，这样，全部基因都是 A 了，在该岛上 A 基因固定下来，a 基因消失了。在另一个小岛上，留下的男女基因型均为 aa，表明 aa 基因固定，A 基因消失了。其余的 14 个小岛 A 基因和 a 基因以不同的频率存在。

小群体通常是由于社会或地理因素使一小群人与大人群隔离所形成。在小的隔离群体中，可以看到**奠基者效应**（foundereffect），即少数个体离开大群体后，形成一个相对隔离状态，由于只能彼此间婚配，他们的基因型对将形成的新群体的基因频率产生较大的影响。遗传漂变的速度与群体的大小有关，群体越小，漂变的速度越快，甚至一代后就可出现某些基因的消失或固定；群体越大，漂变过程缓慢，甚至达到遗传平衡状态。

基因的随机遗传漂变，可以解释为什么有的遗传病在某些群体中频率特别高的现象。例如，在太平洋的东卡罗林群岛的 Pingelap 人中有 4%～10% 的先天盲人。造成这种局面的原因是 1780～1790 年，一次台风袭击该岛，造成大部分居民死亡，只留下 9 个男人和数目不详的女人。推测可能其中 1 人或几人是先天盲基因的携带者，由于小群体中婚配的限制，导致后代出现了先天盲的高发病率。

四、迁移

迁移（migration）能使遗传上有差异的两个群体进行婚配而使基因得到交流，从而改变原有群体的基因频率。迁移压力的大小取决于：①两个群体间基因频率的差异。差异越大，基因频率改变越大；②每代移入基因的比例。小群体迁入大群体，影响小；而大群体迁入小群体，影响则大。

由于迁移，导致基因从一个群体向另一个群体扩散，这一过程称为**基因流动**（gene flow）或基因流。基因流动可使群体间的基因差异逐步消失。对 ABO 血型不同等位基因频率在世界群体中分布的调查，为基因流提供了一种很好的例证。ABO 血型的 I^B 等位基因频率从东亚的 0.30 降至西欧的 0.06，就是由于 I^B 基因在东方的原始突变后逐渐扩散到更多的西欧群体中。

五、非随机婚配和近亲婚配

遗传平衡的群体要求是大群体，而且是随机婚配的。但由于人类婚配往往要受地域、民族、风俗、宗教等诸多因素的影响，很难做到完全随机。非随机婚配的类型通常有两种：一种是选型婚配，根据肤色、身高、生活习性、智力等的相似程度来择偶；另一种是近亲婚配，近亲婚配是一种比较常见的非随机婚配方式，且它可对人类造成较大危害，在此予以重点讨论。

（一）近婚系数

近亲婚配是指在 3～4 代以内有共同祖先的个体之间的婚配。因此，近亲婚配可导致隐性遗传病在子代中发病率显著增高。近亲婚配后其子女从婚配双方得到同一基因的概率称为**近婚系数**（inbreeding coefficient，F）。不同近亲关系的个体近婚系数不同。

1. 常染色体基因的近婚系数

（1）表兄妹婚配　从图 14-1 看，P_1 在 A 座位上有一对等位基因 A_1A_2，P_2 在 A 座位上有一对等位基因 A_3A_4。P_1 把 A_1 传给 B_1 的概率是 1/2，B_1 将 A_1 传给 C_1 的概率也是 1/2，C_1 再把 A_1 传给 S 的概率仍是 1/2。这样，S 从 P_1 得到 A_1 的概率为 $(1/2)^3$。同理，S 从 P_1 经 B_2、C_2 得到 A_1 的概率也为 $(1/2)^3$。所以，S 成为 A_1A_1 纯合子的概率为 $(1/2)^6 = 1/64$。同理 S 成为 A_2A_2、A_3A_3、A_4A_4 纯合子的概率都为 1/64。因此，S 成为 A 座位这 4 个基因纯合子的总概率为 $4×1/64 = 1/16$，即表兄妹的近婚系数 F 为 1/16。

（2）舅甥女（或姑侄）婚配　P_1 和 P_2 在 A 座位上的 4 个基因传给 S，使 S 成为纯合体，都需要传递 5 步，即 $P_1 \rightarrow B_1 \rightarrow S$，$P_1 \rightarrow B_2 \rightarrow C \rightarrow S$；或 $P_2 \rightarrow B_1 \rightarrow S$，$P_2 \rightarrow B_2 \rightarrow C \rightarrow S$；每步可能性为 $1/2$，概率为 $(1/2)^5$，基因传递路线为 4 条，所以总概率为 $4 \times (1/2)^5 = 1/8$，即 $F = 1/8$（图 14-2）。

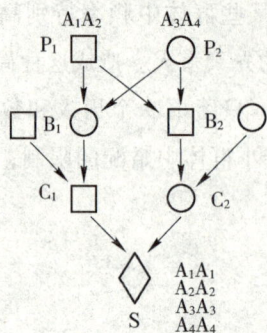

图 14-1　表兄妹婚配的基因传递　　　图 14-2　舅甥女婚配的基因传递

2. X 连锁基因的近婚系数　X 连锁基因近婚系数的计算方法与常染色体不同。因为男性中只有一条 X 染色体，所以不存在纯合问题。近亲结婚只对女性有影响，近婚系数只计算女性的 F 值。X 连锁基因的传递中，父亲只传给女儿，概率为 1，计算步数可以不计；女性往下传递时每步概率都是 $1/2$。

（1）**姨表兄妹婚配**　图 14-3 表明，基因 X_1 可经 $P_1 \rightarrow B_1 \rightarrow C_1 \rightarrow S$；$P_1 \rightarrow B_2 \rightarrow C_2 \rightarrow S$，计算传递步数一共是 3 步（$B_1$ 到 C_1，B_2 到 C_2，C_2 到 S），S 成为 X_1X_1 纯合体概率为 $(1/2)^3 = 1/8$。基因 X_2 和 X_3 的传递步数相同，由 $P_2 \rightarrow B_1 \rightarrow C_1 \rightarrow S$，$P_2 \rightarrow B_2 \rightarrow C_2 \rightarrow S$；可计算步数为 5 步（$P_2 \rightarrow B_1 \rightarrow C_1$，$P_2 \rightarrow B_2 \rightarrow C_2 \rightarrow S$），所以 S 成为 X_2X_2、X_3X_3 纯合体的概率为 $2 \times (1/2)^5 = 1/16$。所以，近婚系数 $F = 1/8 + 1/16 = 3/16$。

（2）**舅表兄妹婚配**　如图 14-4 所示，X_1 不能形成纯合，因为 P_1 和 B_2 都是男性，传递中断。X_2 和 X_3 经 B_1 向 S 传递可计 2 步，经 B_2 向 S 传递也计为 2 步，S 成为 X_2X_2、X_3X_3 纯合体的概率各为 $(1/2)^4$。所以，近婚系数 $F = 2 \times (1/2)^4 = 1/8$。

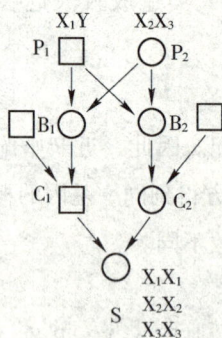

图 14-3　姨表兄妹婚配 X 连锁基因的传递　　　图 14-4　舅表兄妹婚配 X 连锁基因的传递

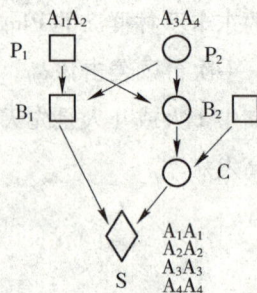

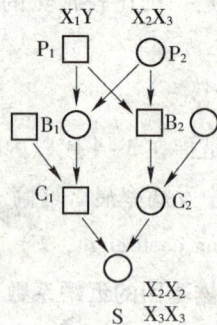

（3）**姑表兄妹及堂兄妹婚配**　在姑表兄妹及堂兄妹婚配中，从图 14-5、图 14-6 可以看到基因 X_1、X_2 和 X_3 传递都会中断。所以，近婚系数 $F = 0$。

从上述可知，三级亲属的常染色体的近婚系数都为 $1/16$，而 X 连锁基因的近婚系数以姨表婚配最大，舅表次之，姑表和堂兄妹为 0，所以姨表婚配危害最大。

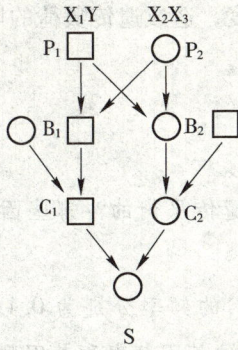

图 14-5 姑表兄妹婚配 X 连锁基因的传递　　　　图 14-6 堂兄妹婚配 X 连锁基因的传递

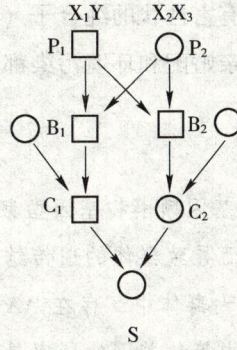

（二）平均近婚系数

以上是从个体角度反映近亲婚配后代成为纯合体可能性大小，而评价群体的近亲婚配的程度常用**平均近婚系数**（average inbreeding coefficient，a）。群体的平均近婚系数（a 值）是近亲婚配所生子女数与其 F 值乘积的平均值。例如，在一个 100 人的小群体中，其中 5 人为表兄妹婚配的后代（$F=1/16$），7 人为二级表兄妹婚配的后代（$F=1/64$），其余人无亲缘关系（$F=0$）。

$$平均近婚系数 \, a = （5×1/16+7×1/64）/100 = 0.0042$$

一般来说，平均近婚系数达 1% 即为高值。通常在一些封闭或隔离的群体中或有特殊婚配风俗的人群中 a 值较高；在发达的国家和地区 a 值较低。

（三）近亲婚配的危害

近亲婚配的危害主要在于增加了群体中纯合子患者的频率，并且也增加了群体遗传负荷。近亲婚配不仅使后代患隐性遗传病的患者增多，而且一些多基因遗传病的发病率也增高，引起流产、夭亡的机会增大，因此，禁止近亲结婚对于降低遗传病的发病率，提高人群的遗传素质都有深远意义。

第四节　遗传负荷

遗传负荷（genetic load）是指在一个群体中，由于致死基因（lethal gene）或有害基因的存在而使该群体适合度降低的现象。一个群体遗传负荷的大小，一般用该群体中每个个体平均带有的有害基因的数量来表示。据估计，我国不同地区不同民族人群中，至少每人有 5~6 个有害基因以杂合方式存在，这就是我们的遗传负荷。

一个群体的遗传负荷主要来源于突变负荷和分离负荷。

突变负荷（mutational load）是指由于基因的致死突变（lethal mutation）或有害的基因突变产生而降低了适合度，给群体带来的负荷。它是遗传负荷的主要或根本来源。一般来说，显性突变，由于选择的有效作用，有害或致死基因将随着个体死亡而消失，所以并不增高群体的遗传负荷；隐性突变，由于有害或致死基因可以杂合子状态保留于群体中，因此会增高群体的遗传负荷；X 连锁隐性突变产生的有害或致死基因，可以通过女性杂合子得以部分保留，因此，也在一定程度上增高群体的遗传负荷。

分离负荷（segregational load）是指由于杂合子（Aa）之间的婚配，后代中必将因基因分

NOTE

离而产生部分有害性状的纯合子（aa），从而降低群体的适合度，造成遗传负荷的增高。

此外，近亲婚配和环境污染都可以使群体的遗传负荷增高。

思考题

1. 什么是基因频率和基因型频率？怎样判断一个群体是遗传平衡的？哪些因素会破坏群体的遗传平衡而导致群体的遗传结构发生改变？

2. 在一个大群体中，存在 AA、Aa、aa 三种基因型，它们的频率分别为 0.1、0.6、0.3，那么这个群体中等位基因的频率是多少？随机交配一代后，等位基因频率和基因型频率分别是多少？

第十五章　临床遗传学

临床遗传学（clinical genetics）是运用医学遗传学理论和方法研究临床遗传性疾病的诊断、治疗和预防的学科，是医学遗传学的重要组成部分，是医学遗传与遗传医学（genetic medicine）相交叉的领域。

第一节　遗传病的诊断

遗传病的诊断是项复杂的工作，它需要各个学科的密切配合，需要先进的辅助诊断仪器设备和特殊的诊断技术。遗传病的诊断包括常规诊断和特殊诊断。常规诊断指与一般疾病相同的诊断方法，包括病史、症状、体征、常规实验室检查等；特殊诊断包括家系分析、家系调查、系谱分析、生化遗传学、细胞遗传学、分子遗传学等方法进行诊断，而且遗传病的特殊诊断往往是确诊的关键。

目前，临床上的遗传病诊断按诊断时期可分为以下四种：临症诊断、症状前诊断、产前诊断、着床前诊断。

一、临证诊断

临症诊断（symptomatic diagnosis）是医务工作者根据已出现症状患者的各种临床表现进行分析，并进行疾病的诊断和遗传方式的判断，是遗传病临床诊断的主要内容。

（一）病史、症状和体征观测

1. 病史　本着准确、详尽的原则，主要采集以下与遗传病家族聚集现象有关的项目：①家族史：患者家族中父、母家系各成员的患同种疾病的历史。②婚姻史：婚龄、次数、配偶家系健康情况及两者是否近亲婚配等。③生育史：育龄、子女数及其健康情况；有无早产史、死产史和流产史，孕早期是否患过病毒性疾病或接触过致畸因素等。

2. 症状和体征　遗传病有和其他疾病相同的症状和体征，往往又有其本身特异性症候群，为诊断提供初步线索。由于大多数遗传病在婴儿或儿童期即可有体征和症状表现，故除观察外貌特征外，还要注意身体发育快慢、智力增进情况、性器官及第二性征发育是否异常等。

（二）系谱分析

系谱分析不仅有利于确定患者所患疾病是否为遗传病，还有助于区分单基因病与多基因病，有助于区分某些表型相似的遗传病以及由于遗传异质性而出现的不同遗传方式。系谱分析时应注意系谱的系统性、完整性和可靠性。分析显性遗传病时，应注意对已有延迟显性的年轻患者；由于外显不全呈隔代遗传时，不要误认为是隐性遗传；有些遗传病家系除先证者外，家庭成员中找不到其他患者，此时应考虑是否为新的基因突变；要注意显性与隐性概念的相对性，同一遗传病可因观察指标不同而得出不同的遗传方式，从而导致发病风险的错误估计。

（三） 细胞遗传学检查

细胞遗传学检查，即染色体检查或核型分析，是确诊染色体病的主要方法。

染色体检查标本的来源，主要取自外周血、绒毛、羊水中脱落细胞和脐血、皮肤等各种组织。

染色体检查的指征：有明显的智力发育不全；生长迟缓或伴有其他先天畸形者；夫妇之一有染色体异常，如平衡结构重排、嵌合体等；家族中已有染色体异常或先天畸形的个体；多发性流产妇女及其丈夫；原发性闭经和女性不育症；无精子症男子和男性不育症；两性内外生殖器畸形者；疑为先天愚型的患儿及其父母；原因不明的智力低下伴有大耳、大睾丸和多动症者；35 岁以上的高龄孕妇。

1. 染色体显带技术　一般采用 G 显带和其他的显带技术，以分析患者是否存在染色体的数目或者结构异常，G 显带是分析人体染色体疾病的常规方法。

2. 流式核型分析　对于细胞悬液标本，可采用流式细胞仪，做流式核型分析。流式核型分析能测量个别染色体的 DNA 含量。将染色体悬液作荧光染色，然后用一种光子扩增器测定每一条染色体由镭射所激发出来的荧光强度。这种检查可用来作性别鉴定、非整倍体的检出和染色体大小异常的测定。

3. 荧光原位杂交　荧光原位杂交（fluorescence in situ hybridization，FISH）应用标记的 DNA 特异片段（探针）与玻片上的细胞中期染色体或间期核内的 DNA 或 RNA 杂交，研究核酸片段的位置、相互关系称为原位杂交。用荧光生物素和蛋白抗体进行免疫检测和放大杂交信号，使探针杂交区域发出荧光，这种原位杂交称为荧光原位杂交（FISH）。荧光原位杂交可用来分析微小的染色体异常。目前，更多采用的是直接应用带有荧光标记的寡核苷酸探针，无需抗原抗体反应，使整个过程简化。此法灵敏度不如经典 FISH。但随着技术的进步，尤其是电脑辅助 FISH 分析系统的应用，目前直接法 FISH 的特异性和敏感性已能完全满足实际需要。

（四） 生化检查

生化检查是以生化手段定性、定量地分析机体中的酶、蛋白质及其代谢产物，是临床诊断单基因病的首选方法，常用于检测单基因改变所导致的酶缺陷疾病。如取毛囊组织，检测酪氨酸酶的活性可诊断白化病；取肝组织，检测苯丙氨酸羟化酶，可用于诊断苯丙酮尿症。目前某些针对血液和尿液的生化分析检测可运用滤纸片和显色反应进行，方法简便，非常适于初检和普查。

（五） 基因诊断

基因诊断是利用脱氧核糖核酸（DNA）重组技术在分子水平上检测人类遗传病的缺陷基因以诊断疾病，基因诊断方法的最大优点就在于不受个体发育阶段和实验取材的限制，因此，在发病之前就能预先诊断，及早采取措施。基因诊断的方法主要是分子杂交、**聚合酶链反应**（polymerase chain reaction，PCR）及相关技术、DNA 测序、基因芯片技术等。

1. 分子杂交　分子杂交（molecular hybridization）是根据碱基互补配对的原则，将已知的特定基因（某些遗传病的特定基因）用同位素等标记，制成基因探针，利用分子杂交技术，基因探针与同源序列互补形成杂交体，以此检测组织细胞内有无特定基因或 DNA 片段的一种方法，包括斑点杂交、southern 印迹、northern 印迹及原位杂交等。

2. PCR 及相关技术

（1）聚合酶链反应（polymerase chain reaction，PCR） PCR 通过变性、退火、延伸的循环周期，使特定的基因或 DNA 片段在短短的 2~3 小时内扩增数十万至百万倍，大大缩短了诊断时间。近年来出现的实时荧光定量 PCR 还可准确检测多基因遗传病组织或细胞中 mRNA 的表达量。

（2）PCR 相关技术 PCR 常结合其他技术进行诊断。

①PCR/ASO 探针斑点杂交 等位基因特异的寡核苷酸探针杂交（ASO）是最早用来检测点突变的方法。用人工合成的 19 个碱基左右长度的 ASO 探针，在严格的杂交洗脱温度下，可区分一个碱基的差别，用针对正常和突变的 ASO 可准确鉴定个体的基因型。使用 TMA 杂交系统，洗脱条件只与 ASO 的长度有关，而与 ASO 碱基组分无关，这样可将同一基因的不同突变的 ASO 探针固定在滤膜上反向杂交，通过标记待测个体 DNA 的 PCR 扩增产物，即可同时鉴定待测个体的基因型。

②PCR/单链构象多态性（single strand conformation polymorphism，SSCP） DNA 单链构象多态性是指等长的单链 DNA 因核苷酸序列的差别而产生构象差异，在非变性聚丙烯酰胺凝胶中表现为电泳迁移率的差别。将突变所在区域的 DNA 片段进行 PCR 扩增后，进行电泳。根据单链条带位置的改变判断某个体是否存在特异的突变。以 SSCP 为线索，还可通过扩增片段的直接测序确定突变位点。但并不是所有的核苷酸序列改变都引起单链构象改变，因此 SSCP 并不能鉴别所有突变。

3. DNA 测序 DNA 测序（DNA sequencing）是诊断已知或未知突变基因的最直接可靠的方法。DNA 序列测定方法的诞生为详细分析遗传病等疾病的基因结构与功能奠定了基础。目前测序技术已从第一代的 Sanger 等发明的双脱氧测序法以及第二代的高通量基因组测序技术，发展到了以单分子实时测序为特点的第三代高通量测序技术。该技术有望为人类从基因水平深入理解疾病的发生、发展、诊断和治疗提供新的手段，使个体化医疗成为现实。

4. DNA 芯片 DNA 芯片（DNA chip）是指将许多（成千上万）特定的寡核苷酸片段或基因片段作为探针，有规律地排列固定于支持物上，称 DNA 微阵列（microarray）技术。样品 DNA/RNA 通过 PCR 扩增、体外转录等技术掺入荧光标记分子，然后按碱基配对原理进行杂交，再通过荧光检测系统等对芯片进行扫描，并配以计算机系统对每一探针上的荧光信号做出比较和检测，从而迅速得出所要的信息。基因芯片技术具有多样品并行处理能力（高通量）、检测系统微型化、分析速度快、所需样品量非常少、污染少等优点。DNA 芯片应用于检测基因突变，不仅可以准确地确定突变位点和类型，其快速高效是目前的直接测序所无法比拟的，它可以同时检测多个基因乃至整个基因组的所有突变。

二、症状前诊断

症状前诊断（presymptomatic diagnosis）就是在症状出现之前就确认个体是否患有遗传病。某些常染色体显性遗传病的杂合子个体往往发病年龄延迟，比如 Huntington 舞蹈病杂合子的好发年龄在 40 岁左右，而这时的杂合子个体已经生儿育女，他们有 1/2 的机会将致病基因传给子代，造成子代得病。如能在可疑杂合子个体生育之前就做出诊断，就能避免影响子代的常染色体显性杂合子个体。症状前诊断主要依赖于家系调查和系谱分析，依赖于各种临床检查和实验室检查，也依赖于 DNA 诊断技术的应用。通过家系调查和系谱分析可估计出家系中各成员的杂合子风险。对风险较高的个体应做进一步检查，以明确诊断。目前，在症状出现前能明确诊断的方法主要有 DNA 检查。

三、产前诊断

产前诊断（prenatal diagnosis）是对胚胎或胎儿在出生前是否患有某种遗传病或先天畸形做出准确的诊断，从而防止具有遗传病或先天畸形患儿的出生。

（一）产前诊断的对象

根据遗传性疾病的严重程度和发病率的高低可将出生前诊断的对象排列如下：①夫妇之一有染色体畸变，特别是平衡易位携带者，或夫妇染色体核型虽正常但曾生育过染色体病患儿的夫妇；②35 岁以上的高龄孕妇；③夫妇之一有开放性神经管畸形，或是生育过这种畸形儿的孕妇；④夫妇之一有先天性代谢缺陷，或生育过这种患儿的孕妇；⑤X 连锁遗传病基因携带者孕妇；⑥有原因不明的习惯性流产史的孕妇；⑦羊水过多的孕妇；⑧夫妇之一有致畸因素接触史的孕妇；⑨具有遗传病家族史，又系近亲婚配的孕妇。

（二）产前诊断的方法与应用

1. B 超　能详细地检查胎儿的外部形态和内部结构，可通过某些细胞微改变提示染色体异常，使许多胎儿的遗传性疾病得以早期诊断。B 超可用于诊断如下疾病：中枢神经系统异常，主要包括**神经管缺陷**（neural tube defect，NTD）、脑积水、小脑畸形等；面、颈部异常，如唇、腭裂和颈部囊状淋巴管瘤等；先天性心脏病；胸部异常包括支气管、肺发育畸形，先天性膈疝，膈膨出和胸腔积液等；染色体异常（已有报道证实超声检查的某些征象与染色体异常有关，如股骨短小和颈部皮褶增厚提示 21 三体征，其敏感性为 82%，特异性为 98%；脐动脉血流异常或单根脐动脉均提示染色体异常）；肢体缺陷；其他如先天性肾缺如、肾囊肿、先天性巨结肠等。由于 B 超对胎儿和孕妇基本无损害，因此，B 超检查为目前首选的诊断方法。

2. 磁共振检查　妊娠 16 周后，胎儿四肢长骨、短骨和肋骨已经骨化，可通过磁共振显像。磁共振检查效果显著优于 X 线检查，并且 X 线对胎儿有一定危害性，故目前已不用 X 线对胎儿进行产前诊断。磁共振检查主要用于了解胎儿有无先天性畸形，如无脑儿、脑积水、骨骼畸形、侏儒、多指、短指或缺肢、脊柱裂及胸廓畸形等。

3. 羊膜穿刺法　羊膜穿刺法（amniocentesis）是指在 B 超监视下，用注射器经孕妇腹壁、子宫到羊膜腔抽取胎儿羊水，然后将细胞收集、培养进行染色体分析、酶和蛋白质检测；也可以不进行培养，直接从细胞中提取 DNA 进行基因分析，它是产前诊断最基本的方法之一。羊膜穿刺一般在妊娠 16~20 周时进行。羊膜腔穿刺的操作是比较安全的，胎儿丢失的风险率很低（0.5%~1%），发生感染和血肿也较罕见；其他妇科并发症则更少。

4. 绒毛取样法　绒毛取样法（chorionicvillus sampling，CVS）是指在 B 超的监视下，用一特制的塑料或金属导管从阴道经宫颈进入子宫，再沿子宫壁到达预定的取样位置，并用内管吸取绒毛。绒毛取样一般在妊娠 7~9 周时进行。但经宫颈取样有易致标本污染、胎儿或母体感染，以及操作不便等缺点；也有人采用经腹壁获取绒毛的方法，因为该途径感染的风险低。绒毛可直接或经培养后进行类似羊水细胞取材的各项分析。绒毛取样法的优点是检查时间早，需要做出选择性流产时，不会给孕妇带来更多的损伤和痛苦。

5. 脐带穿刺术　脐带穿刺术（cordocentesis）是指在 B 超监视下用一细针经腹壁进入胎儿脐带并抽取胎儿血样作染色体或血液学各种检查。取样最好在妊娠 18 周。该方法引起流产的概率大约为 1%，低于羊膜穿刺（2.5%）和绒毛取样（7%）。

6. 胎儿镜检查　胎儿镜检查（fetoscopy）又称羊膜腔镜或宫腔镜检查，它可在进入羊膜腔后直接观察胎儿的外形、性别、有无畸形等，又可抽取羊水或胎血做各种检查，还可进行宫内治疗。因此，理论上这是一种最理想的方法。然而由于操作困难，并易引起多种并发症，还不易被医护人员所接受。胎儿镜的最佳取样时间是 18~20 周。

四、着床（种植）前诊断

着床前诊断（preimplantation diagnosis）是通过体外受精或子宫灌洗法获得胚胎，取极体、卵裂球或胚泡，经过 DNA 诊断（PCR 技术或荧光原位杂交技术）、蛋白及酶、代谢物的测定，推断胚胎是否正常。这项技术使孕妇既可避免分娩患遗传病的婴儿，又不必进行流产术。

知识链接

测癌试纸

测癌试纸是美国马里兰州 15 岁男孩杰克·安德拉卡在 2013 年发明的一种早期胰腺癌的测试方法，这种方法通过试纸的方式能让"癌症之王"——胰腺癌尚处于萌芽状态时就发出"警报"。另外，杰克的测癌方法同样适用于卵巢癌、肺癌等其他众多癌症。

杰克想出的是一种测试人体血液内"间皮素（Mesothelin）"含量的方法。"间皮素"是早期胰腺癌患者的血液和尿液中常有的一种生物指标。杰克用"间皮素"抗体和碳纳米管制成一种特殊材料，然后覆盖在普通滤纸上，做成一种"测癌试纸"。利用一种针对"间皮素"的特异抗体和具有导电能力的碳纳米管制成一种特殊材料，附着在滤纸上；血液中如含有"间皮素"，则这些"间皮素"会与该抗体特异性结合，致使碳纳米管的导电能力发生变化，继而根据电信号的变化，测试人员可以计算出血液中"间皮素"的含量。

杰克在约翰·霍普金斯大学中的实验证明，他的神奇测癌方法不但完全可行，并且几乎比现有所有的癌症测试方法都更加先进和快速。如今杰克发明的神奇早期测癌法已经申报了美国专利。杰克发明的早期胰腺癌的测试方法，要比现有医学界流行的检测方法速度快上 168 倍、价格便宜 26667 倍，并且敏感度和有效度更是高达 400 倍。

用杰克的神奇测癌法检测一次血液的代价，只需 3 美分，并且 5 分钟就能得知测试结果，而测癌精确度更是超过 90%。杰克发明的简单测癌方法可以用来检测其他各种癌症。因为只需对这种神奇"测癌试纸"上的检测材料做些不同的改变，就能轻易检测出各种不同癌症的生物标记。

曾在美国 FDA 担任新药审评员十年之久的龚兆龙表示，测癌试纸作为一种诊断试剂，通过 FDA 的审批会比新药快得多，但是要正式面市至少还需要两三年的时间。

第二节　遗传病的治疗

遗传病的治疗是对遗传病患者采取一定的措施以纠正或改善机体的病理性状的医学措施。遗传病由于发病机制不同，治疗方法也因此不同。目前随着人们对遗传病发病机制的认识逐渐深入，及分子生物技术在医学中的广泛应用，使遗传病的治疗已从常规治疗跨入基因治疗，为根治遗传病带来了希望。

一、常规治疗原则

（一）手术治疗

当遗传病已发展到各种临床症状都出现尤其是器官组织已出现了损伤，应对某些遗传病患者进行手术矫正畸形、改善症状、器官和组织移植来进行治疗。例如，先天性心脏病的手术矫正，肝移植治疗，α_1抗胰蛋白酶缺乏等。

（二）药物治疗

药物疗法的原则为补其所缺、去其所余。药物治疗在胎儿出生前就进行，可以大幅度地减轻胎儿出生后的遗传病症状。若在出生后，遗传病发展到各种症状已经出现时，已对机体器官造成一定损害，此时药物治疗则主要是对症治疗。

1. 补其所缺　根据某些遗传病的病因给患者针对性地补充某些成分，但这种补充一般是终生性的。如给予甲型血友病患者抗血友病球蛋白，给予垂体侏儒症患者生长激素，给予Turner综合征患者性激素，给予免疫缺陷症患者输注免疫球蛋白等。

2. 去其所余　由于酶促反应障碍，体内贮存过多"毒物"，可使用多种理化方法将过多的毒物排出或抑制其生成。可用促排泄剂、螯合剂、代谢抑制剂、平衡清除法、换血或血浆过滤等方法减少体内多余的毒物，以减缓症状。如肝豆状核变性（Wilson病）是一种铜代谢障碍性疾病，应用青霉胺与铜离子能形成螯合物的原理，给患者服用青霉胺，可除去患者体内细胞中堆积的铜离子。

（三）饮食治疗

饮食疗法的原则是禁其所忌。针对因代谢过程紊乱而造成的底物或前体物质堆积的情况，进行特殊的饮食疗法或配以药物，以控制底物或前体物质的摄入量，降低代谢产物的堆积。如低苯丙氨酸饮食疗法治疗苯丙酮尿症患者。目前已针对不同的代谢病设计出100多种奶粉和食谱。患儿年龄越小，治疗效果越好。

二、基因治疗

基因治疗（gene therapy）是指将人的正常基因导入靶细胞，以纠正或补偿因基因缺陷和异常引起的疾病，达到治疗目的。基因治疗是一种根治遗传病的方法，但基因疗法作为医学界的一项划时代的变革，目前还处在研究和探索阶段之中。

（一）基因治疗的原理与策略

1. 原理　基因是指携带有遗传信息的 DNA 序列，是具有遗传效应的 DNA 分子片段。基因通过指导蛋白质的合成来表达自己所携带的遗传信息，从而控制生物个体的性状。遗传病的根源即在于基因异常，异常基因给予纠正就可以使疾病获得根治。基因疗法正是基于这种思考而产生的。

2. 策略 基因治疗的策略取决于疾病的分子机制。

（1）基因修复 原位修复有缺陷的基因，使其在质和量上均能得到正常表达。目前在技术上似乎还无法做到。

（2）基因代替 指去除整个变异基因，用有功能的正常基因取代之，使致病基因得到永久的更正。

（3）基因抑制和（或）基因失活 导入源基因除去干扰，抑制有害的基因表达。

（4）基因增强 是指将目的基因导入突变细胞或其他细胞，目的基因的表达产物可以补偿缺陷细胞的功能或使原有的功能得到加强。这一方案最适宜隐性单基因疾病的治疗，目前所做的基因治疗均属此类。

（5）重新开放已关闭的基因 目的在于促使有类似功能的基因表达，以超过或代替异常基因的表达。例如，通过去甲基化使已关闭的 γ 珠蛋白基因重新开放，合成 HbF（$\alpha_2\gamma_2$），用以治疗 β 地中海贫血症。

（二） 基因治疗的途径

就基因转移的受体细胞不同，基因治疗有两种途径，即生殖（种系）细胞基因治疗和体细胞基因治疗。

1. 生殖细胞基因治疗 生殖细胞基因治疗（germ cell gene therapy）是将正常基因转移到患者的生殖细胞（精细胞、卵细胞和早期胚胎），使其发育为正常个体并世代传递。这种方法的优点是可以从根本上解决后代的遗传缺陷问题，缺点是只适用于排卵周期短且次数多的动物，而且受精卵易受显微注射和基因转移手术的严重损伤，难以发育成幼体，同时生殖细胞的基因转移还涉及伦理学问题，因此，现在一般不考虑人类的生殖细胞基因治疗。

2. 体细胞基因治疗 体细胞基因治疗（somatic cell gene therapy）是指以体细胞为受体细胞，将目的基因转移到体细胞，并且随机整合到核 DNA 中进行表达，以补偿异常基因的功能缺陷，这种方法较易成功，但可能会由于外源基因的随机插入而产生新的突变。体细胞基因治疗不必矫正所有的体细胞，只需集中于该基因特定表达的体细胞即可。因为每个体细胞都具有相同的染色体。有些基因只在一种类型的体细胞中表达，因此，治疗只需集中到这类细胞上。其次，某些疾病、只需少量基因产物即可改善症状，不需全部有关体细胞都充分表达。

（三） 基因治疗的方法与临床应用

1. 基因治疗的方法

（1）基因转移 基因转移是基因治疗的关键和基础。基因转移的途径有两类：一类是 *in vivo*（**体内**），称为直接活体转移，这是将外源基因装配于特定的真核细胞表达载体，直接导入体内。另一类为 *ex vivo*（**离体**），称为回体转移，这是指将含外源基因的载体在体外导入人体自身或异体细胞（或异种细胞），经体外细胞扩增后，输回人体。*ex vivo* 基因转移途径是目前基因治疗普遍采用的方法。此法安全，效果较易控制，但是步骤多、技术复杂、难度大，不容易推广；*in vivo* 法操作简便，容易推广，缺点是方法尚未成熟，存在疗效短、免疫排斥和安全性问题，但它是基因转移的方向，只有 *in vivo* 基因转移方法成熟了，基因治疗才能真正走向临

NOTE

床。基因转移方法可分为物理、化学和生物学等方法。物理法包括显微注射法、电穿孔法、DNA 颗粒轰击等；化学法包括磷酸钙沉淀法、DEAE-葡聚糖介导转染法、脂质体法等，其中以脂质体法介导的应用较多；生物学法主要指病毒介导的基因转移，病毒为载体是当今最有效的转移目的基因的方法，常用的是反转录病毒和腺病毒。

（2）反义核酸疗法　包括反义 RNA 技术和反基因技术两种。前者是将人工合成的反义 RNA 导入靶细胞，与特定 mRNA 分子互补结合，抑制特定基因的表达。近来又有人引入核酶，使特异的 mRNA 分子降解，以抑制特异基因的表达。反基因技术是将一段 DNA 分子导入靶细胞，与 DNA 双螺旋分子的专一序列形成三螺旋 DNA，以阻止基因的转录。

2. 临床应用　目前发现的遗传病已经达到 8000 多种，然而由于受种种因素的限制，迄今为止，只有 20 种遗传病被列为基因治疗的主要对象，其中部分疾病研究已进入临床试验阶段。

（1）腺苷脱氨酶（ADA）缺乏症　ADA 缺乏症是常染色体隐性遗传病，患者 ADA 的缺乏可使 T 淋巴细胞因代谢产物的累积而死亡，从而导致严重的联合性免疫缺陷症（SCID）。ADA 缺乏症的基因治疗是用反转录病毒载体将 ADA 基因转移到从 SCID 病人体内分离出的 T 淋巴细胞中。1990 年 9 月，美国 Blease 小组对一位 4 岁 ADA 缺乏症的儿童进行了世界首次基因治疗临床试验，向患者体内输注遗传修饰的自身 T 细胞，患者的症状得到改善，但未能发现导入基因的长效作用。1999 年法国学者 Cavazzana-calva 等在造血干细胞的水平上，对两名患 ADA 缺乏症的婴儿成功进行基因治疗，恢复了患儿正常的免疫功能，这是人类历史上第一次真正意义上的基因治疗。

（2）血友病 B　血友病 B 是 X 连锁隐性遗传病，患者凝血Ⅸ因子缺乏（相应基因定位在 Xq27.1-q27.2），临床表现为出血、凝血时间异常。1991 年，血友病 B 成为世界上第二个进入遗传病基因治疗临床试验的病种，我国复旦大学薛京伦教授等尝试将Ⅸ因子基因插入转录病毒载体并转移到患者皮肤成纤维细胞中，经体外培养，再植入患者的皮下获得表达；随后把这些转染的细胞再送回到患者体内，患者血浆中凝血因子Ⅸ浓度上升，其临床症状也有所改善。2003 年薛京伦等又成功研制重组 AAV-2 人凝血因子Ⅸ注射液，将腺病毒载体介导的Ⅸ因子基因直接肌肉注射到体内，方法简单，易于推广。

（3）**囊性纤维化**（cystic fibrosis，CF）　是白种人常见的致死性疾病，为常染色体隐性遗传，该病是由于跨膜转导因子（CFTR）基因突变，导致上皮细胞氯离子通道异常，多种器官功能受损。应用腺病毒输入正常的 CFTR 基因到达呼吸道上皮的多基因治疗的实验已经成功，应用腺病毒将 CFTR 基因转移到体内胆管上皮细胞内最初全部表达。

第三节　遗传病的预防

近年来，我国遗传性疾病比例上升，预防遗传性疾病发病的问题日益重要。遗传性疾病目前多无有效的治疗方法，因此，做好婚前检查，开展好遗传病的预防十分重要。国际上采用遗传咨询、产前诊断、遗传筛查三结合的方法，我国遗传病的预防也从这三方面进行。为了更好地控制各地区遗传病以及针对其进行预防，控制其在一些家庭中的发生及群体中流行，遗传病的登记和随访、遗传保健也是遗传病预防中不可缺少的方法。

一、遗传筛查

遗传筛查（genetic screening）是以群体为对象，检测个人是否携带致病基因（通常指隐性遗传病基因），或某种疾病的易感基因型、风险基因型，以防止可能的疾病在个人身上或者遗传到后代身上发生。遗传筛查包括出生前筛查、新生儿筛查、携带者检测三个方面。

（一）出生前筛查

出生前筛查也称**产前筛查**（prenatal screening），是指通过使用无创伤性方法对孕早、中期孕妇进行检查，从而发现高风险胎儿的检测。经过筛查到的高风险病例必须再通过其他诊断方法检查以做最后的诊断。目前开展的出生前筛查主要方法是：通过测定孕妇血清标志物如 PAPP-α、β-hCG 和甲胎蛋白（AFP）等，结合遗传学超声检查，对发病率较高的 21 三体综合征、18 三体综合征和开放性神经管缺损等疾病进行筛查、诊断。而进行检查的最佳时期是妊娠 15~20 周。

（二）新生儿筛查

新生儿筛查（neonatal screening）是指对全体新生儿进行某些遗传性疾病或先天畸形的筛查。它主要针对那些危害大、出生时症状不明显、早治早防、收效明显的疾病。目前我国主要开展对苯丙酮尿症（PKU）、先天性甲状腺功能低下、β 地中海贫血、G6PD 缺乏症等的筛查。新生儿标本通常采集足跟血，制成干纸血片进行筛查。

（三）携带者筛查

携带者是指表型正常但带有致病基因或异常染色体，能传递给后代使之患病的个体，包括隐性遗传病的杂合体、染色体平衡易位的个体、带有显性致病基因而暂时表达正常的顿挫型或迟发外显者。

携带者筛查（carrier screening）是指对某一群体有高发病率的遗传病进行的群体检查。一般采用经济实用、准确可靠的方法进行。筛出携带者后进行婚育指导，以达到预防该病在群体中发生的目的。携带者的检出方法包括临床水平、细胞水平、酶和蛋白质水平、基因水平四大类，必要时还应结合系谱分析方法。

（四）症状前筛查

症状前筛查（presymptomatic screening）是对迟发显性遗传病在症状出现前进行检查，做出预测性的诊断。其目的是在群体中检测和发现携带有致病基因但尚未出现临床症状的个体，以便及时进行预防性治疗，防止或降低可能发生的严重的临床后果。目前已开展的症状前筛查疾病包括成人多囊肾、亨廷顿舞蹈症、血色素沉着症、遗传性乳腺癌、非息肉性结肠大肠癌、老年性痴呆等。症状前筛查检测一些常见病相关基因，这对疾病的防治和人类寿命的延长以及生命质量的提高具有重要意义。

二、遗传咨询

遗传咨询（genetic counseling）是由临床医生和遗传学工作者解答遗传病患者及其亲属提出的有关遗传性疾病的病因、遗传方式、诊断、治疗及预防等问题，估计患者的子女再患某病的概率并提出建议及指导，以供患者及其亲属参考。

（一）遗传咨询的对象和步骤

1. 遗传咨询的对象　有以下情况者应进行遗传咨询：①夫妇一方患有某种遗传病需要给

NOTE

予生育指导者；②一对夫妇生了一个遗传病患儿，询问再发风险者；③一对夫妇婚后多年不育或妻子出现不明原因的习惯性流产，要求从遗传角度寻找不育或流产的原因者；④婚前或婚后了解到家属中有遗传病患者，担心子代也会患此遗传病者；⑤近亲婚配的夫妇要求给予生育指导者；⑥家庭成员中得了病因不明的疑难杂症，要求肯定或排除遗传病的可能性者。

2. 遗传咨询的程序

（1）通过病史、家族史绘制系谱图，并根据现有症状、体征、实验室检查（包括染色体检查、生化检查等）以及辅助性仪器检查确定是否为遗传病。

（2）根据该遗传病的发病规律等确定其遗传方式，并由此推算出预期的风险率。

（3）向患者及其家属提出建议，如终生不能生育、终止妊娠或需要进行产前诊断后再做决定等。对高危对象要进行监护和随访。

（二） 遗传病再发风险的评估

遗传病再发风险评估是遗传咨询的核心内容，也是遗传咨询门诊有别于一般医疗门诊的主要特点。再发风险率又称为复发风险率，是指曾生育过一个或几个遗传病患儿，再生育该病患儿的概率。现在这一概念已经扩大到凡有信息可导致一对夫妇再生育患儿（包括第一胎）的概率，但这一情况称患病风险较适当。

再发风险的估计一般遵循下列原则：染色体病和多基因病以其群众发病率为经验危险率，只有少数例外。单基因病则根据孟德尔规律做出再发风险的估计，介绍如下。

1. 亲代基因型已推定时 子代的再发风险率可按单基因不同遗传方式的传递规律加以估计。

（1）常染色体显性遗传病 此类疾病的先证者多为杂合子患者。夫妇一方患病时，子代每胎再发风险率是1/2；夫妇双方均为患者时，子代再发风险率为3/4；夫妇双方均正常时，子代再发风险率是0。

（2）常染色体隐性遗传病 此类疾病的患者均为隐性纯合子。先证者双方均为杂合子，他们子代再发风险率是1/4，表型正常的子代是杂合子的可能性为2/3，完全正常的机会是1/4；如夫妇一方为患者，另一方为显性纯合子，此时子代不会发病，但全部是杂合子；如夫妇一方为患者，另一方为杂合子时，子代发病机会是1/2，携带者的机会也是1/2，需要注意的是遗传异质性现象，如白化症夫妇或先天性耳聋夫妇生育了正常子代，这是因为这对夫妇的致病基因不在同一位点上，造成子代为双重杂合子（double heterozygote），但不构成隐性纯合子。

（3）X连锁显性遗传病 此类疾病的发病率男女有别。当丈夫患病、妻子正常时，他们的儿子全部正常，而女儿全部是杂合子患者；当妻子有病、丈夫正常时，他们的儿子和女儿的发病机会均为1/2；当夫妇双方均为患者时，女儿全部得病，而儿子仅有1/2机会得病。

（4）XX连锁隐性遗传病 此类疾病，女性患者为隐性纯合子，男性患者为半合子。在丈夫患病、妻子正常时，儿子全部正常，女儿全部是杂合子；在妻子是患者、丈夫正常时，儿子全部患病，即再发风险率为1，女儿全部是杂合子；在妻子为杂合子、丈夫正常时，儿子得病机会是1/2，女儿得病机会为0，但女儿有1/2机会成为杂合子；在丈夫为患者、妻子是杂合子时，儿子得病的机会是1/2，女儿得病机会也是1/2。

2. 亲代基因型未能推定时 子代的再发风险率可按bayes逆概率定理加以估计。

三、遗传登记和随访

（一） 遗传登记

遗传医学中心为了控制该地区某遗传病的发生，在遗传咨询的基础上必须进行遗传登记（genetic register）。遗传登记的内容应包括个人病史、发育史、婚育史、生育次数、亲属病情、系谱绘制、风险个体、近亲婚配资料的统计整理等内容。遗传登记可在以下几方面发挥作用：①保存了先证者及其家系成员的资料，适当时机调出资料以供应用；②与家系成员保持长期联系，一旦有新的治疗方法，可再与咨询者联系，以充分利用新成就控制遗传病；③保存随访资料，以利于检查遗传服务的效率。

（二） 遗传随访

遗传随访（genetic follow-up）是对已确诊的遗传病患者及其家属做定期的门诊检查或家访，以便动态观察患者及其家属各成员的变化情况，同时给予必要的医疗服务。一般来说，对遗传登记的家系均应进行长期随访。

四、遗传保健

遗传保健（genetic health care）是遗传医学的一个组成部分，它不仅为遗传病患者提供服务，更重要的是，为遗传病家系成员和人群中的遗传病高风险对象提供医学遗传服务。它要为遗传病患者提供最好的现代医学处理，为遗传病家系成员和人群中的遗传病高风险者提供遗传咨询，通过婚前咨询、群体筛查、杂合子检出、出生前诊断、症状前诊断等各个环节的措施预防出生遗传病患儿，尽可能保证遗传病家系成员的健康。

遗传保健首先是防止环境污染（废气、废水、废渣放射），其次是纠正不良的生活习惯（吸烟、喝酒、食用不当食物等）。遗传保健是提高人口素质的根本所在，最终对人类社会产生巨大的推动作用。

思考题

1. 羊膜穿刺和绒毛膜取样可以进行哪些方面的检查？
2. 什么是症状前诊断？如何进行症状前诊断？
3. 什么是产前诊断？产前诊断的适应证有哪些？
4. 简述遗传病的治疗原则？
5. 遗传病治疗的主要手段有哪些？列举基因治疗的典型病例。
6. 什么是遗传咨询？临床上如何进行遗传咨询？
7. 简述携带者检出的意义及主要方法。
8. 如何估计染色体病的再发风险？

NOTE

第十六章　中医遗传学

第一节　概　述

中医学蕴含着丰富的遗传学思想，但尚未形成独立学科。《内经》首篇首句中"生而神灵"就是强调遗传学思想的科学命题。近20年来，一些学者运用现代遗传学理论，完成"肾为先天之本"遗传行为的基因表达等研究，尝试将经典的中医遗传学思想与现代的分子遗传学相结合，而逐渐形成一门新兴学科：中医遗传学。

一、中医遗传学的含义

遗传学是研究生物的遗传与变异的科学；相应地，**中医遗传学**（TCM Genetics）可定义为：在中医学领域研究遗传、变异及防治的科学。中医学是集保健、优生、预防、治疗于一体的中国特色学科，蕴含系列遗传与变异的思想。中医遗传学将现代遗传学原理与阴阳整体论等中医学思想相结合，研究个体阴阳遗传系统变化规律与防治的科学。

中医遗传学以中医传统经典为出发点，是中医研究微观基因与宏观证候表型的一门学问。就遗传学而论，基于肾本理论、阴阳整体论、易理术数等中医学经典思想，成为一门独具特色的学科；而就中医学而言，基于家系与双生子证候特征，藏象行为遗传等前沿研究成果，它又是具有集成创新性的学科。

万事万物的变易（含变异）与不易（含遗传）的哲理思想，起源于《周易》。《周易》蕴含的意义为三易，即一切事物都不断变化发展的变易（属阳，变异），万变之中有不变的不易（属阴，遗传），纷繁变化的事物都是有规律可循的简易；"生生知谓易"（《易·系辞》），蕴涵对生物阴阳变化的遗传性与变异性。《灵枢·通天》对阴阳个体遗传系统通过与环境在同一时段相互作用后的定势表现（含基因表达），可按其阴阳属性分为具有相对稳定性的五类个性（含遗传），即"有太阴之人，少阴之人，太阳之人，少阳之人，阴阳和平之人，凡五（型）人者，其态不同，其筋骨气血各不（相）等"。它暗示五态人的气质，既有稳定性，又有变易性。

二、"时代断层"与"遗传隔离"

中医遗传学属于医学遗传学范畴。但是，当今医学遗传学被狭义化了，仅指发源于西方的现代医学遗传学部分。它没有包括中医学的传统遗传学思想和实践，如《内经》的藏象、肾气学说，孙思邈先天用药的优生观，陈自民的"尸传"遗传论，李中梓"肾为先天之本"理论；而这些都是我们今天中医遗传学要深入研究、弘扬光大的。简而言之，中医遗传学主要依附中医理论体系，依靠两千多年来临床实践的独特疗效和预防方法。但是，中医传统的遗传学思想与当今遗传学说之间已出现明显的"时代断层"，已造成"遗传隔离"；两种学术思想不能沟通，不能互相交换"基因"。

中医遗传学的建立必须弥补"时代断层"，拆除"遗传隔离"。用现代遗传学的理论和方法研究传统的遗传学思想，有利于系统深化先天调理用药的遗传学依据。尤其是要充分利用分子遗传学、基因组学等方法，贴合中医合理内核而设计实验研究与观察方案，才能将传统的中医遗传学思想升华为当代"中医遗传学"新兴学科。

三、中医遗传学的研究领域

中医遗传学研究领域包括实验研究、临床观察、文献整理和理论研究等四个方面。

1. 实验研究　是现代科学最有效的方法。然而，中医素不重视实验研究，对现代分析检测方法、分子遗传学技术等引入不足，造成遗传学在现代中医理论研究方面的阙如。中医遗传学应当建立自己的经典实验，建立既体现中医传统理论又符合现代科研规范的实验技术。目前，较规范的中医遗传学实验平台已经开始建立。

2. 临床观察　是中医遗传学的基本方法。在先天胎疾、先天虚证、先天实证、先天畸形等方面，古人积累了大量观察资料。但是，其目的性不强、系统性较差、诊断手段落后。中医遗传学的建立就应改变这种状况，进行系统、准确、可靠的临床观察。

3. 理论研究和文献整理　文献研究上中医学有得天独厚的条件。浩如烟海的古籍医书蕴含极为丰富的遗传学思想史料，应分门别类地整理。例如，现存 8264 种志书中杂录、怪异、产异、杂志、志余、灾祥、灾变、妖怪、神异、妖异等节、目中，记有多胎、畸胎、异胎、异产等内容多达 25000 条。对传统古籍文献的整理和认识，要同时采用中医理论、遗传科学思想，双管齐下地深入研究，诸如肾本、禀赋、作强、肾气、化生、元神、天癸、命门、胎教、神明、胎病、藏精等。既要继承传统中医文化，更要参照遗传学先进方法。

四、中医遗传学的特点

1. 先天用药的药理遗传学思想　中药在胎教胎养、先天补益等方面有着极其丰富的实践经验总结；如中药防治新生儿 ABO 溶血症疗效独到。应深化阐释其作用机制。

2. 道法自然的整体遗传特色　中医学立足于整体观，面对西医遗传学的成就切不可妄自菲薄，抛掉自身法宝。应创造性地将现代分析技术应用于中医遗传学研究。

3. 从整体涌现性高度去把握研究　用中医整体系统方法去统帅研究纷繁复杂的基因调控等微观研究成果，局部的研究要以整体的思想观念作为指导，充分凸显系统生物学之整体大于局部之和（即整体涌现性，whole emergence）的基本特征。

五、中医遗传学思想发展史

1. 远古到殷周的中医遗传学思想萌芽期　远古到殷周是中医遗传学思想的萌芽期。尽管缺乏文字记载，但可通过一些出土文物和生殖、繁衍、婚偶、性交、哺育等丰富的壁画图像，推测先民原始的遗传思想。《易经》阴阳，也就是天地阴阳之交合，而成就个体的繁衍传代。

NOTE

殷墟出土的甲骨文中，涉及医学与生育方面的卜辞就有 1177 片，主要记载和预测后妃怀孕与否、孩子有无先天疾病等，初步流露出遗传学思想。

2. 战国至两汉的医学遗传学思想　该时期"诸子蜂起，百家争鸣"，学术思想极为活跃。《礼记·曲礼》指出："取（娶）妻不取（娶）同姓"，《左传》僖公二十三年载："男女同姓，其生不蕃"；表明先秦遗传学思想中"同姓不婚"的重要见解。《内经》包含了丰富的遗传学思想。如：①"肾精"包涵了遗传物质；②"生而神灵"包涵了智能遗传思想；③"两神相搏"包涵了优生优育思想；④"肾主生殖"有发育遗传学思想的萌芽；⑤"根中""神机"包涵有基因调节作用；⑥"生生化化"有物种进化思想；⑦禀赋差异为辨证个体特性的遗传思想；⑧"胎孕不育，治之不全"有环境与遗传相互作用的思想。

3. 隋唐至宋元中医遗传学思想　其遗传学思想无论深度和广度都有了明显发展，尤其胎教、胎养在妇科、儿科。南北朝褚澄的《褚氏遗书》有《受形》、《精血》、《求嗣》、《问子》等的专章讨论，积累了较多遗传学思想资料。隋代巢元方的《诸病源候论》有妊娠候、胎养候谈到胎教胎养，孕妇保健和优生优育内容。唐代孙思邈《备急千金要方》将妇女科提到全书之首位，诸如求子、胎教、胎养、房中补益、男女生育、性别转化、良好产乳、优生优育、经络逐月养胎及胎养方等广泛内容，具有中医遗传学思想的鲜明特色。宋代陈自明《妇人大全良方》对先天和遗传研究贡献最大。他分求嗣门、胎养门、妊子论、受形篇、孕元立本章、凝形殊禀章等专题逐节讨论了遗传学系列问题，从深度和广度上看都是超乎前人的。

4. 明清中医遗传学思想　明清中医遗传学思想有了新发展，在父母和子代的先天性疾病方面更加深入，如发现男性精子决定子代性别。李中梓《医学必读·肾为先天之本论》的著名理论，贯通肾藏精、主生殖、作强，治病必求于本，本于阴阳等诸说法，升华为"肾为先天之本"，对后世产生了巨大的影响。

六、中医遗传学的研究意义

中医遗传学作为一门新兴学科，是"精光之论，大圣之业，宣明大道"（《素问·气交变大论》）。其重要意义分述如下。

1. 预防先天疾病　弘扬"治未病"思想，强调个体形成之初或恶证发生前防治的重要意义，在预防遗传病与先天疾病方面尤为重要。如《诸病源候论》指出："夫妻心情平和舒畅，交媾而孕者，其后代不仅长寿，而且智慧过人；若怀畏惧之情而交媾，不仅无孕，更当虑及后代，智劣命短。"

2. 治疗疑难杂症　《名医类案》所载曹操的头风（偏头痛）等遗传性疾病，仅有华佗能医治，但也只能抑制症状的发作；对于现代肿瘤、糖尿病等，用中医的阴阳系统遗传原理进行辨证论治，已证明可提高疗效。可望提高疑难杂症的治疗效果。

3. 养生　对《内经》天年百岁等经典养生论，中医遗传学可结合功能基因组的衰老、长寿等研究进展，深入研究传统养生术的科学内涵，发展适合现代养生的方法。

4. 减少精神障碍　人生精、气、神三宝中，神一旦产生，便处于主导地位。"心忧惕思虑则伤神，神伤则恐惧自失……"中医遗传学认识到先天遗传背景是精神障碍的重要病机基础之一，疾病、环境、社会等诸多诱因是其发病的因素。胎教、胎养、养心、调神、制情的专门方法，均有助于减少先后天的精神障碍。

5. 提高人类素质　《素问·上古天真论》曰："昔在黄帝，生而神灵，弱而能言，幼而徇齐，长而敦敏，成而登天"；古人认识到智能是有一定遗传背景的。林乔等发现智能遗传受到多因素的影响，用阴阳系统遗传学原理来提高人类的素质和智能，除方药调理之外，尤需社会教育、家庭教育、心理调整、营养、防治疾病、顺应自然、优异环境等多方面的协同作用，共同提高个人与群体的素质与智能水平。

第二节　中医遗传学理论基础

一、肾本先天论

"肾为先天之本"（简称肾本）理论，是中医遗传学思想的基本论断之一。早在《内经》中就有"肾藏精"之说，意指"肾"有产生和藏储遗传物质的基本含义；中医学认为遗传物质当归属肾精。"天一之源"（虞抟、王圻等）指遗传物质的本源；"先天之生"（《内经》）即肾主生殖的过程；"先天之用"（《保生秘要》）乃弗学而能的本能行为；"先天生身"（吴谦）意味着肾气主宰生长发育。王米渠等"肾为先天之本行为遗传的基因表达研究"等国家自然科学基金系列研究成果，证实恐伤母鼠肾气，可产生子一代的肾虚鼠，其生殖行为、居息行为和自发活动等本能行为异常，为遗传行为的宏观表征。而在微观表征方面则可见 c-fos 等基因表达异常。

二、阴阳整体论

中医对遗传变异现象的认识，具有宏观、整体等特征，常根据时（如四气调神）、空（如异法方宜）而异，结合天人一体、形神一体、脏腑一体的整体系统观。如对一个畸形胎，中医不仅要追溯其父母家族，而且整体联系到天地气化影响，故有"胎孕不育，治之不全"（《素问·五常政大论》）之论。中医辨证论治注重多因素整合、个体特征、动态转归、整体效应研究。

三、易理术数论

易理是中华古典文化和科学的源头；遗传变异的许多问题，都可以用其广涵的术数概念来推衍。故《素问·上古天真论》有"和于术数"之说。《易经》以太一、二仪（阴阳）、三才、四象、八卦、十二消息、二十四气（律）、三十二爻、六十四卦、三百六十五日、五千四百年等一系列数理推衍，以概括万事万物的发生发展规律。若局限于遗传学，以易理理论方式推论则可看到"太一"与合子，"两仪"与 DNA 互补链，"三才"与三联密码，六十四卦与氨基酸遗传密码，均可见东方古典易理术数与当今分子遗传学有远距离、大跨度的可比研究之处。如林乔用易经术数研究人类寿限的遗传系统，对配子的遗传系统研究。

四、藏象行为论

藏象是中医观察个体性状的一个重要方法，其具体内容有：活体动态的信息观、五脏中心的整体观、司外揣内的联系观、以常衡变的对比观。行为遗传学重点研究个体行为表现及其性状遗传表象，是个体水平的遗传学研究。中医遗传学借用其方法和实验，论证"恐伤肾"理论，用恐吓孕鼠后其子代"恐则气下"（二便增加），行为"缩萎"（攀爬降低）为主要特征，借此评定肾气藏象的盈亏，肾虚的程度。

五、先天禀赋论

中医常以禀赋观概括个体遗传因素及先天影响，主要表现为遗传性状、气质特征、疾病易感性和寿限长短等方面。中医辨证论治的实质是根据个体心身特点及其当时的疾病反应状态，有针对性地进行治疗和预防，从而达到最佳疗效。禀赋遗传是个体差异的根本背景，为健康、疾病和寿命的重要基础，所以中医必定重视先天禀赋，这方面较为系统的理论有天年寿限、发病倾向、体态胖瘦和阴阳人格等方面。

关于禀赋遗传的提法上，传统文化中有胎传、禀赋、素体等。含义较窄的为胎传，亦称胎肖、胎气、胎赋、胎禀等。《内经》阴阳人格体质学说是禀赋说的系统集中表现，它来源于《灵枢·通天》和《灵枢·阴阳二十五人》，两篇相合分为太阴-水形人、少阴-木形人、阴阳和平-土形人、少阳-金形人和太阳-火形人。从太阳至太阴所禀阳气减少，而阴气增多，正如《类经·人有阴阳分治五态》所言："盖以天禀之纯阴者为阴，多阴少阳者曰少阴；纯阳者为太阳，多阳少阴者为少阳，并阴阳和平之人，而分为五态也。"张介宾强调（先）天禀（赋）是阴气由多至少形成一个太阴→少阴→阴阳和平→少阳→太阳等系列；辨证论治就是在个体禀赋的基础上，根据不同的疾病易感性，审察阴阳气血疾病之变异，而论其治疗。

第三节　中医遗传学临床基础

一、概说

中医长期广泛的临床实践之中，观察到大量的遗传现象，积累了一定先天疾病防治的经验，并完成部分理论的总结。中医"治未病"中有预防先天（遗传）病的独特方法。中医重视对先天疾病（包括遗传病）的预防与治疗，并有先天用药的丰富经验。中医作为一整体医学，常以模糊的藏象理论、精气神学说以解释先天疾病的机制，如"肾为先天之本""肾主生殖""以气相传""驳气""感气""胎气"等。中医学对遗传性疾病的辨证、治疗和预防早已展开，如种嗣、中风、癫痫、呆病、胸痹、痹证、头痛、癥瘕、怔忡、噎膈、乳癌、肠辟、鬼胎等。不过这些中医研究较为笼统。随着中医遗传学研究的深入，就应具体明辨病因是属外因（六淫）、内因（情志、遗传）或不内外因（遗传与环境相互作用），进而阐释其分子生物学机制。

二、先天疾病说

既往中医对先天疾病（含遗传病）分类不太系统，常泛称为胎病、胎疾、初生病、胎产并病、异胎等病类及病名，多是按症状随证定病名。如唐代孙思邈《备急千金要方·房中补益》对由母亲影响下一代的先天疾病分为 9 类。

先天性疾病与遗传病概念密切相关，又有所区别。先天性疾病是指亲代影响到子代的病理现象，个体在出生前即形成的疾病（包括畸形），或潜在某种疾病的倾向性。遗传病是指由于受精卵里的遗传物质结构或功能发生改变传递给后代所引起的疾病。先天性疾病主要指在胎儿发育过程中，由于环境等因素的影响，胎儿器官发育异常，造成形态或机能的改变，导致先天性疾病。例如，母亲在妊娠前感染风疹病毒（"胎毒"）可使胎儿产生先天性心脏病（"气壅疼痛"）或先天性白内障（"眇"）等。这虽是先天性疾病，但并非遗传病。概言之，"未生为先天，已生为后天"，未出生前一切不良的影响因素（含遗传）所造成的疾病，统称先天性疾病。

三、"治未病"防范先天疾病

中医学理论体系中有大量"治未病"思想，这对预防遗传病与先天疾病尤为重要。《素问·四气调神大论》曰："圣人不治已病治未病，夫病已成而后药之，乱已成而后治之，譬犹渴而穿井，斗而铸兵，不亦晚乎？"唐代孙思邈《备急千金要方》中也有"古之医者，上医治未病之病，中医治欲病之病，下医治已病之病"的论述，明确地将疾病分为"未病""欲病""已病"，这与现代医学之三级预防概念十分相似。

先天性疾病一旦形成，其治疗十分困难。其症状定向定势表达的发展结果，往往是终生性的。一般用药仅能改善某些症状，难于彻底治疗。这就更加需要"不治已病治未病"，要强调个体形成之初，或恶证发生前防治的重要意义。《诸病源候论》指出："夫妻心情平和舒畅，交媾而孕者，其后代不仅长寿，而且智慧过人；若怀畏惧之情而交媾，不仅无孕，更当虑及后代智劣命短。"如何用治未病的方法，减少遗传病或先天性疾病患儿的出生，这是广大临床工作者面临的实际和急需解决的问题。

四、胎教胎养的独到见解

胎教胎养是中医的一个独到见解。如北齐徐之才就有"逐月养胎方"，强调孕妇要保持精神清静愉快，如妊娠一月"寝必安静，无令恐惧"；妊娠二月，"当慎护之，勿惊动也"；妊娠三月"端坐清虚""无悲哀思虑惊动"；妊娠四月"当静形体，和心志"；妊娠七月"无大言，无号哭"；妊娠八月"和心静，无使气极"。

"胎教"，要调适心神、协和七情。《万氏妇人科·胎养》说："凡视听言动，莫敢不正；喜怒哀乐，莫敢不慎，故其子女多贤，与非贤母不能也……其母伤，则胎易堕；其子伤，则脏气不完，病斯多矣，盲聋、喑哑、痴呆癫痫，皆禀受不正故也。"说明胎教是指母亲在怀孕期间的各种活动皆能够影响胎儿的正常发育，特别是妊娠早期，胎儿形象始化，禀质未定，颇易受环境影响。因此孕妇应当重视自己的视、听、言、动、喜、怒、哀、乐。这些条件是否对胎儿一些基因的诱导表达，对出生后其基因系统的定势表达，可能会产生一定影响，从古代记载的胎教资料看，这种可能性很大。

五、先天方药的发展

古人把先天补益优生方剂与药物往往收在种子、子嗣、广嗣、不孕、不育、补养、虚劳等门类中。中医古典的药理遗传学思想主要表现有：①胎养方剂和养胎药物；②造成不育不孕的药物（包括避孕药）、滑胎堕胎药物可致畸形；③治疗不育不孕方剂对先天疾病的治疗医案和验方；④先天性倾向的疾病治疗思想。先天补益优生方药之直接目标是"艰于嗣育"（《摄大众妙方·子嗣门》，治疗男子不育与女子不孕；长远目标则是育"麒麟之子"（《万密斋医学全书》），以期孕育健康聪明的子女。如补益双亲先天不足的寿胎丸或滋补肾育胎丸，均能加强垂体卵巢促黄体功能；其主要药物菟丝子、人参等具有促雌兔卵巢子宫生长发育的作用。王米渠在《中医遗传学·先天补益优生方》中，概括出先天补益、种子方药的四个要领，即以六味地黄丸补肾为核心，以当归补血汤养血为纲领，四君子汤补气为基础，以五子衍宗汤种子育精气以为用。

第四节　证候的分子遗传学研究

一、"证乃一类功能基因组"的假说

证是对疾病发展过程中某一阶段的病理概括，包括病位、病因、病性以及邪正交争等内（含遗传）外因素关系，反映出特定病变阶段的病理变化本质。证是中医疗效的支撑点，中医临床独特思维方式的集中体现。科学发展到当今后基因组时代，我们有不断积累的证据，提出假说："证乃一类功能基因组"。首先，人类已进入后基因组时代，一切生命与疾病的基本规律，都应该在这个科学大背景下探讨。其次，基因芯片、蛋白芯片、生物信息学等现代科技为我们提供了前所未有的方法，可以展开辨证论治相关的成千上万基因的研究。第三，近年来在我国中医界，"基因组学是中医药学现代化的一个切入点"曾"发过烧"。尽管证候基因组学的理论探讨、实验研究、临床观察等方面还不尽如人意，但还是让人们看到了"证乃一类功能基因组"的曙光。中医关于遗传病的辨证，大部分与遗传基础有关，很多遗传病一旦发病，就具有终身性的特点。若病已成，目前中西医均是治标，暂时还无法治本。当今科学意义上的"本"，应探讨证候的功能基因组规律。目前，肾阳虚证候的功能基因组研究开展较多。

二、先天肾虚证的遗传行为实验研究

王米渠等"肾为先天之本"研究，采用猫吓孕鼠"恐伤肾"的方法自然造模恐吓母鼠，获得先天肾虚鼠，并针对从肾虚母代到子代不同年龄段肾虚鼠，进行行为遗传、生理病理、生化免疫及相关基因分析，以及先天补肾的疗效与分子疗效等方面的连续动态观察及系统研究。先天肾虚证的遗传行为实验研究中，强调个体行为、细胞、基因层次的整合研究；结果表明：恐吓组与对照组在亮盒排便、跳台等整体行为测量，在大脑皮层厚度等脏器病理形态、脑组织AchE活性等生化指标、白介素-2等免疫测试等细胞层次的观察，多达到显著性差异。用抑制消减杂交筛选出β血红蛋白等10个与恐惧相关的差异表达基因。另外，发现补肾药对子代先天肾虚有一定康复效果，说明补益肾气对遗传行为的宏观表征有积极药效作用。

三、肾阳虚证基因组的候选基因筛选

近年在我国证候基因组研究中，以肾阳虚证的证候基因组研究较为深入。肾阳虚证候基因组已有病证结合、家系分析、温针反证、温肾反证、动物实验等方面的研究，发现肾阳虚证的差异基因表达谱频率较多、较为集中地出现于免疫和代谢相关基因，对这一趋势初步总结出肾阳虚证的第一批候选基因，即人类 TLR5 免疫相关基因 48 条（表 16-1），LPL 脂蛋白脂肪酶 1 等与代谢相关的基因 35 条，提示了中医遗传学研究的理论价值和运用前景。

表 16-1　肾阳虚证的第一批免疫的相关候选基因举例

基因名称	基因编号	基因名称	基因编号
人类 Toll 样受体 5 基因	NM_ 003268	死盒蛋白 2 基因 16	NM_ 003587
干扰素诱导的 TPR 蛋白质 4	NM_ 001549	IgG Fc 片段，CD64 受体基因	NM_ 000566
干扰素诱导蛋白 P78 基因	NM_ 00246	人类淋巴细胞抗原 96 基因	NM_ 015364
γ-干扰素诱导蛋白 16	AF208043	骨髓分化主要反应基因 88	U70451
干扰素刺激蛋白基因	NM_ 005101	中性粒细胞因子 1 基因	NM_ 000265
维甲酸及干扰素诱导蛋白基因	NM_ 012420	趋化因子（C-C 基序）受体 7 基因	NM_ 001838
肿瘤坏死因子 α-诱导的蛋白	M59465	退火素 A1 基因（Anx-1）	NM_ 000700
β1-球蛋白基因	V00722	高 IgJ 相似性蛋白	BG539942
α-球蛋白基因	M76987	肿瘤坏死因子配体 10	NM_ 006573

四、禀赋体质的辨证研究

辨证论治的一个重要的基础是体质。《灵枢·阴阳二十五人》和《灵枢·天年》有阴阳人格体质学说的丰富内容。体质是指在先天禀赋的基础上通过后天环境的作用，随着生长发育和衰老的进程，而逐步形成的物质及其结构、功能、形态、易患性、适应性与应激特性等相对稳定的个体特性。现代分子生物学的发展，也可以相应地对照其微观分子特征，对阴阳体质进行辨析。如周国雄等分析人类白细胞抗原 HLA 与疾病的阴阳体质相关情况，结果将体质分为 3 类：①阳多阴少型，具有脉细、舌质红、苔少口干、体瘦等表征。②阴少阳多型，具有缓脉、舌质淡、自汗、肢冷、体胖等表征。③阴阳和平型：具有平脉、舌质淡红、肌肤柔润、耐劳、耐寒热、开朗、体格高大健壮等表征。这些在中医遗传学的阴阳体质辨证中，在一定程度上都可借鉴。

第五节　病证结合的中医遗传学研究

中医遗传学面对着日益增加的遗传性疾病，既要采用西医辨病，也要采用中医辨证，宜两套思维并进，方为上策。从中医传统学术思想中的胎怯、胎疸、胎瘤、畸形、胎疾、五软和五硬等各种先天（遗传）疾病，到红斑狼疮、糖尿病、高血压、高脂血症、冠心病、色盲、精神分裂症、ABO 溶血症、新生儿硬肿症等疾病的遗传因素与辨证防治，均可充分发挥中、西医两种方法加以预防和治疗。

一、β-地中海贫血症的补肾的分子机制研究

β-地中海贫血症（简称 β 地贫）是一种遗传性溶血性贫血。其发病的分子基础是 β-基因

缺陷，β-珠蛋白不能合成，导致造血障碍。β 地贫治疗迄今仍是世界医学难题。吴志奎等人根据中医肾生髓、藏精、精血同源的理论，分析 β-地贫的主要证候为：肾精不足、血虚精亏。故采用补肾益髓、养血生精之法，以全中药的益髓生血灵为代表方，在广西高发病的山区治疗 β-地中海贫血 78 例取得了肯定疗效。病证结合临床研究表明，中药益髓生血灵治疗 β-地贫疗效显著，优于西药白消安，表明中药治疗的显著疗效和优势。基因分析结果表明，中药治疗不改变患者的基因突变型，但明显提高患者 Hb、HbF 水平，提高珠蛋白链 γ/β+γ 比值，显著提高珠蛋白和 GM-CSF 基因表达。进一步研究，益髓生血灵能明显提高小鼠骨髓 GM-CFU、BFU-E 和 CFU-E。本研究的创新性表现在：①提出并验证了中医肾生髓理论是中药治疗 β-地贫的理论核心。②论证了中药治疗 β-地贫的分子机制，在于能开启 γ-基因表达，诱导 HbF 合成增加，从而代偿了基因缺陷，提高机体生命活力和整体效应，达到治疗目的。③从基因水平阐述了中医肾生髓理论的分子基础，使该经典理论研究达到国际领先水平。④走出了病证结合治疗 β-地贫的新路子，并从分子遗传学机制解释 β-地贫的病证结合治疗理论、法则、作用和特点，为传统中医药治疗 β-地贫的病证提供了科学依据。

二、肾虚证糖尿病家系的差异表达基因研究

糖尿病是多基因遗传疾病，具有明显的家族聚集性；肾为先天之本，禀赋不足可有先天肾虚的因素。如果病证结合地精选肾虚证的糖尿病家系，将为证候的分子生物学、分子遗传学的现代化研究独辟蹊径。高泓等用肾虚证、血瘀证量筛一个糖尿病家系。确诊此家系有 6 例患者既有肾虚（肾阴阳两虚）兼血瘀，又是糖尿病兼高血压，以此患者为核心进行基因芯片实验，发现糖代谢、先天免疫等基因的异常表达，提示中医肾虚证涉及机体代谢减慢、免疫功能下降、生殖功能下降与衰老等各方面。

三、血瘀证冠心病的危险性基因研究

冠心病（CHD）是具有明显遗传倾向的多发性疾病，与多种易感基因多态性有关，尤其与血管紧张素转换酶（ACE）基因多态性、载脂蛋白 E（ApoE）基因多态性等关系密切。中医认为冠心病基本病机为"心脉瘀阻"，血瘀证是冠心病最常见的证型，ApoE、ACE 基因多态性可能为冠心病血瘀证的分子生物学标志之一。袁肇凯筛选 59 例冠心病血瘀证、50 例冠心病非血瘀证患者及 46 例健康人群为研究对象。采用 PCR-RFLP 技术，检测分析 ACE 基因、ApoE 基因的基因多态性。结果发现，冠心病血瘀证组 ApoE-ε4 等位基因与健康对照组比较有显著性差异，ε4 等位基因罹患冠心病血瘀证的相对危险度为 3.914。可见 ApoE-ε4 等位基因可能是 CHD 血瘀证独立的危险因素。ACE 等位基因 D 与 ApoE 基因型 E4/X 对增加 CHD 血瘀证的危险性具有协同作用。

知识拓展

表观遗传学

表观遗传学（epigenetics）指"由染色体改变所引起的稳定且可遗传的表现型，而非 DNA 序列的改变"。表观遗传学认为 DNA 甲基化、组蛋白修饰、RNA 干涉等，可以调控基因表达水平，它实际上是以基因表达水平为主的量变遗传学。首先，表观遗传学是渐变的遗传过程，

NOTE

其突变及回复突变的频率，高于基因突变及回复突变率。第二，表观遗传改变多发生在启动子区，而遗传突变多发生在编码区域。第三，在整个生命过程中，遗传学信息提供了合成包括表观遗传学修饰在内的各种蓝图，而表观遗传信息则通过基因表达水平的调控，提供何时、何地和怎样应用遗传学信息的指令。因此，遗传学和表观遗传学系统既有区别又相辅相成，共同确保细胞的正常功能。

表观遗传学常见类型包括 DNA 甲基化、RNA 干扰、基因组印记、母体效应、基因沉默、核仁显性、休眠转座子激活和 RNA 编辑等。表观遗传学补充了"中心法则"忽略的两个问题：①药物、饮食、生活习惯和环境因素等因素在一定程度上决定了基因的转录和翻译水平；②核酸序列并不是存储遗传信息的唯一载体。

人类的表观遗传效应主要体现在如下几个方面：①一些人类疾病与基因组印记有关。如 Angelman 综合征表型差异依赖于突变是继承于母亲还是父亲的基因组印记。②跨代表观遗传观察。M. Pembrey 等观察到，瑞典男子如在青春期前遭受营养不良，则其孙子较少死于心血管疾病；如果这些男子食物丰富，其孙子的糖尿病死亡率增加。提示这是一种跨代的表观遗传。③很多致畸剂通过表观遗传机制对胎儿发挥特定作用。如胎儿在宫内的生长发育状况与某些成人疾病的发生存在关系。此外，表观遗传可解释老化机制、人类发育和癌症起源，具有重大的理论意义与临床应用价值。

思考题

1. 简述中医遗传学的含义与特点。
2. 比较肾本、先天、遗传等概念的区别与联系。
3. 中医遗传学整体观具体表现在哪些方面？
4. 如何基于中医遗传学原理分析体质类型及其成因？

第三篇　生物的多样性与生物技术

第十七章　生物的多样性与中药资源

第一节　生物的多样性

生物多样性（biodiversity 或 biological diversity）是指在一定时间和一定地区所有生物（动物、植物、微生物）的种类、变异性及与生态系统的多样性总称。它包括遗传多样性（genetic diversity）、物种多样性（species diversity）和生态系统多样性（ecosystem diversity）三个层次，其中物种的多样性是生物多样性的关键，它既体现了生物之间及环境之间的复杂关系，又体现了生物资源的丰富性。我国是一个中药资源十分丰富的国家，而中药主要来源于动物与植物。我国的本草学实为药物学，早在汉末《神农本草经》、南北朝《名医别录》（陶弘景）等书中，已收载有大量的动物、植物、矿物药。明代李时珍所著《本草纲目》收载了动物、植物、矿物药共计 1892 种，将药物分为十六部，六十类，现译成拉丁文、英文、日文等多种外文，是我国对生物分类学的伟大贡献。

一、种的概念和命名方法

（一）种的概念

物种（species），简称"种"，是生物分类学研究的基本单元与核心，是互交繁殖的相同生物形成的自然群体，与其他物种在生殖上相互隔离，并在自然界占据一定的生态地位。一直以来，物种概念的定义备受关注，不同研究方向的生物学家提出 24 种不同或至少有分歧的物种概念，根据其不同的物种概念，物种的界定和物种的数量会出现很大的差异。随着科学的发展以及人们对自然界认识的深入，物种的概念得以不断发展，可以综合表述为：物种是自然分布在一定的区域、具有共同基因组成（由此具有共同的祖先，相似的外形、内部结构、生理、行为及发育等生物学特征）以及能够自然生殖出有生殖力的后代的全部生物个体，具有相对的独立性和稳定性。

（二）种的命名方法

物种是一个生殖的群体，不同的物种之间存在着生殖隔离，而物种内部也会产生因地理上充分隔离后所形成的形态上有一定差别的群体，称为**亚种**（subspecies）。国际上对生物的学名（scientific name）统一规定了命名原则，即瑞典博物学家林奈（Linnaeus C.）所创建的双名法（binomial nomenclature）：物种的学名由两个拉丁字或拉丁化的文字组成，称为"双名法"。

属名在前，种名在后。属名是名词，第一个字母需大写；种名是形容词，是限制属名的，故小写。在种名之后还应加上定名者的姓氏或其缩写。例如中药白头翁的原植物是毛茛科（Ranuculaceae）植物白头翁的根，白头翁的学名是 *Pulsatilla chinensis*（Beg.）Regel。种和属的学名后常附命名人姓氏，以标明来源，便于查找文献。亚种的命名采用"三名法"，即在物种学名之后再加上拉丁文字母的亚种本名组成。

（三）　中药生物种名的鉴定

中药的来源主要是植物和动物。科学的鉴定中药材的生物种名，不仅有利于临床和科研工作，而且有利于药品的生产和文献交流。因此，鉴定中药材的原植物和原动物物种，确定其学名，是生产、临床、科研的一项基础性工作。

二、生物的分类

（一）　生物的分界和分类等级

1. 生物分界概况　生物分界是把地球上的所有生物按照形态、结构、生理功能、分布、生态等特点而划分成一个个比较接近的各种生物类型集体的过程。在我国，从甲骨文的记载中，就可见对动物和植物的划分；在西方，古希腊 Aristotle 首次把生物分为动物和植物两大界。林奈也把生物分为两界。1886 年，德国生物学家海克尔（E. Haeckel）提出三界学说：植物界、动物界和原生生物界。原生生物界包含单细胞的生物、一些简单多细胞动物和植物。到了 19 世纪，随着电镜技术和分子生物学的发展，魏特克（Whittaker R. H.）提出了五界分类系统即：原核生物界、原生生物界、真菌界、植物界和动物界。原五界分类系统忽略了病毒类等非细胞生命类型的分类归属问题，把原生生物界列为一个中间阶段，削弱了原核与真核两个基本阶段的对比性。故 20 世纪 70 年代由我国学者陈世骧及国外一些学者提出三总界六界系统，它包括原核生物总界（内含细菌界和蓝藻界）、真核生物总界（内含植物界、真菌界和动物界）和非细胞生物总界（内含病毒界）。

2. 分类等级　生物分类是研究生物的一种基本方法。现行的**自然分类系统**（natural classification system），主要是根据生物的相似性和差异性（包括形态结构和生理功能等）为基础，参考地理学、生态学等学科的证据，把生物划分为种和属等不同的等级，并对每一类群的形态结构和生理功能等特征进行科学的描述，以弄清不同类群之间的亲缘关系和进化关系。分类的基本单位是种。了解和保护生物的多样性，都需要对生物进行分类。

分类系统是阶元系统，按生物之间的异同程度与亲缘关系的远近分为七个主要级别：界（kingdom）、门（phylum）、纲（class）、目（order）、科（family）、属（genus）、种（species）。现以人为例，列出其分类系统：

动物界　Kingdom Animalia

脊索动物门　Phylum Chordata

脊索动物亚门　Subphylum Veretebrata

哺乳纲　Class Mammalia

真兽亚纲　Subclass Eutheria

灵长目　Order Primates

类人猿亚目　Suborder Anthropoiea

人科　Family Homonidae

人属　Genus *Homo*

人种　Species *Homo Sapiens*

随着研究的进展，分类层次不断增加，单元上下可以附加次生单元，如总纲（超纲）、亚纲、次纲、总目（超目）、亚目、次目、总科（超科）、亚科等。此外，还可增设新的单元，如股、群、族、组等，其中最常设的是族，介于亚科和属之间。

（二）生物界的主要类群

1. 原核生物总界（Superkingdom Procaryota）

（1）**蓝藻界**（Kingdom Cyanophyta）　是一类自养型原核生物，单细胞，群体或丝状体。如地木耳（Lichens）、发菜（*Nostoc commune* var. *flagelliorme*）。

（2）**细菌界**（Kingdom Mycomonera）　是一类不含光合色素、个体微小、异养型生活方式的原核生物。如乳酸杆菌（Lacticacid bacteria）。

2. 真核生物总界（Superkingdom Eucaryota）

（1）**植物界**（Kingdom Plantae）　包括了光能自养型真核生物的类型。全世界现存的植物可分为四大门类：低等植物包含藻类植物门，如衣藻（Chlamydomonas）；高等植物则包含苔藓植物门，如葫芦藓（*Funaria hygrometrica*）；蕨类植物门，如桫椤（*Alsophila spinulosa*）；种子植物门，如胡萝卜（*Daucus carota*）。

（2）**真菌界**（Kingdom Fungi）　是一类营腐生生活的异养真核生物，生殖方式主要以孢子繁殖为主。药用真菌在我国历代本草中都有记载，如茯苓（*Poria cocos*）、灵芝（*Ganoderma lucidum*）、猪苓（*Polyporus umbellatus*）等，至今仍应用不衰。

（3）**动物界**（Kingdom Animalia）　包含所有异养型生活方式的生物，它们大多数以摄食为主，有体内消化道的真核生物。如亚洲野猪（*Sus scrofa*）、羊（*Caprinae*）。

3. 非细胞生物总界（Superkingdom Acytonia）

病毒界（Kingdom Archetista）　是一类非细胞形态的微生物，没有完整的酶系统和细胞器，也没有胞内膜和细胞核。如人类免疫缺陷病毒（Human Immunodeficiency Virus，HIV）。

第二节　中医药资源

一、药用植物资源概述

药用植物的主要资源

1. 药用藻类植物资源　藻类植物是一群比较原始的低等植物，植物体构造简单，无根茎叶的分化，细胞内含叶绿素和其他光合色素，能进行光合作用，分布极广泛。大多数为水生，少数为陆生。

我国是世界上利用海藻最早的国家之一。《神农本草经》曰："海藻，味苦寒，主瘿瘤、气、颈下核，破散结气，痈肿癥瘕坚气，腹中上下鸣，下十二水肿。"明代李时珍《本草纲目》在草部和水草类中载有海藻、海蕴、海带、昆布、水松；苔类中载有干苔、石发、柔苔；

水菜类中载有紫菜、石莼、石花菜、鹿角菜、龙须菜等 10 余种。

2. 药用苔藓植物资源　苔藓植物在医药上被利用的历史较久，我国 11 世纪中期，《嘉祐本草》已记载土马鬃有清热解毒的功效。《本草纲目》也记载了部分药用苔藓植物。目前，全国已知可供药用的苔藓植物有 50 余种。常见的药用苔藓植物有地钱等。

3. 药用蕨类植物资源　现存的蕨类植物约有 12000 种，广泛分布于世界各地，尤其是热带和亚热带最为丰富。我国有 61 科，223 属，约 2600 种。主要分布在华南及西南地区。已知可供药用的蕨类植物有：绵马鳞毛蕨（东北贯众、粗茎鳞毛蕨、金毛狗）*Dryopteris crassirhizoma* Nakai；石韦 *Pyrrosia lingua*（Thunb）Farwell；海金沙 *Lygodium japonicum*（Thunb.）Sw. 等均为常用药。

4. 药用种子植物资源　种子植物是现今世界上最高等的植物，大约 25 万种，占整个植物界 60%以上。

（1）药用裸子植物　裸子植物的主要特征是种子长在孢子叶上，并不包围成子房，种子裸露在外，不形成果实，多数为乔木、灌木。现代裸子植物有 12 科，71 属，约 800 种。我国有 11 科，42 属，240 余种。已知药用的有 10 科，27 属，120 余种。《神农本草经》中就已有记载，至今仍为常用，常见的药用裸子植物有银杏 *Ginkgo biloba* L.，其为银杏科、银杏属落叶乔木。枝叶（银杏叶）具有益心、活血止痛、敛肺平喘、化湿止泻的功效，银杏果可以抑菌杀菌，祛疾止咳，抗痨抑虫，止带浊和降低血清胆固醇。

（2）药用被子植物　被子植物是植物界进化最高级、种类最多、分布最广、适应性最强的类群，可分为两纲：双子叶植物纲和单子叶植物纲。在 33 个药用大科中，双子叶植物有 27 个科，单子叶植物有 6 个科。

①毛茛科 Ranunculaceae：本科植物类型多样，化学成分亦复杂。常见药用植物有：黄连 *Coptis chinensis* Franch.：多年生草本，根茎入药，根须和叶也入药，有清热燥湿、泻火解毒功效；白头翁 *Pulsatilla chinensis*（Bunge.）Regel：多年生草本，根入药，能清热、凉血、止痢；以及芍药、牡丹、乌头、威灵仙等。

②蓼科 Polygonaceae：本科的化学成分有黄酮类、蒽醌类和鞣质等。常见药用植物有：掌叶大黄 *Rheum palmatum* L.、唐古特大黄 *R. tanguticum* Maxim. ex Balf.、药用大黄 *Rheum officinale* Baill，多年生高大草本，根和根茎入药，为中药正品大黄，能泻热通肠、凉血解毒、逐瘀通经；以及何首乌、虎杖等。

③蔷薇科 Rosaceae：本科的化学成分有：三萜皂苷、多元酚类、二萜生物碱、黄酮类等。熊果苷有尿道消毒作用，鹤草酚能驱绦虫，山楂酸有强心、降压作用。常见药用植物有：龙芽草（仙鹤草）*Agrimonia pilosa* Ledeb.，多年生草本。全草能收敛止血，根芽能驱绦虫。

④豆科 Leguminosae：本科化学成分多样，富含黄酮类及吡啶型、吲哚型生物碱。还有蒽醌类、三萜皂苷、鞣质和氨基酸。常见药用植物有：膜荚黄芪 *Astragalus membranaceus*（Fisch.）Bge.，多年生草本。根入药，能补气固表、利尿、排脓。

⑤伞形科 Umbelliferae：本科植物含多类化学成分。主要有挥发油、香豆素类、黄酮类、三萜皂苷和生物碱等。常见药用植物有：当归 *Angellica sinensis*（Oliv）Diels.、柴胡 *Bupleurum chinensie* DC.、川芎 *Ligusticum chuanxiong* Hort.、羌活 *Notopterygium incisum* Ting ex H. T. Chang、防风 *Saposhnikkovia divaricata*（Turcz.）Schischk 等。

⑥五加科 Araliaceae：本科化学成分以富含三萜皂苷为其特点。常见药用植物有：人参 *Panax ginseng* C. A. Mey. 等。

⑦唇形科 Labiatae：本科植物多含挥发油，其他有萜类、黄酮类、生物碱等。常见药用植物有：黄芩 *Scutellaria baicalensis* Georgi，多年生草本，根入药，能清热燥湿、泻火解毒、止血安胎；以及益母草 *Leonurus japonicus* Houtt.、丹参 *Salvia miltiorrhiza* Bge.、薄荷 *Mentha haplocalyx* Briq.、荆芥 *Schizonepeta tenuifolia* Briq.、紫苏 *Perilla frutescens*（L.）Britt.。

⑧菊科 Compositae：本科化学成分多样，最突出的是倍半萜内脂。常见药用植物有：白术 *Atractylodes macrocephala* Koidz.，多年生草本，根茎入药，能补脾健胃、燥湿化痰、利水止汗、安胎；以及菊花、苍术、木香（云木香、广木香）、黄花蒿、茵陈蒿、紫菀、旋覆花、祁州漏芦、蒲公英等。

⑨天南星科 Araceae：本科化学成分有挥发油、聚糖类、生物碱等。常见药用植物有：天南星 *Arisema erubescens*（*Wall.*）Schott，多年生草本，块茎入药，能燥湿化痰、祛风定惊、消肿散结；以及半夏、独角莲、石菖蒲、千年健等。

⑩百合科 Liliaceae：本科植物的化学成分多样。含有生物碱类。常见药用植物有：百合 *Lilium brownii* F. E. Brown. var. *viridulum* Backer，多年生草本，鳞茎入药，能润肺养阴、清心安神；以及黄精、芦荟、麦冬等。

二、药用动物资源概述

我国历代本草对药用动物都有记载，药用动物达 1581 种。

（一）脊索动物门资源

现在已知的脊索动物（Chordata）有 7 万多种，现生的种类有 4 万多种，都具有脊索、背神经管、咽鳃裂三大特征。根据脊索的发达程度分为三个亚门：①尾索动物亚门：如柄海鞘。②头索动物亚门：如文昌鱼。③脊椎动物亚门，分为六纲：即圆口纲，鱼纲，两栖纲，爬行纲，鸟纲，哺乳纲。

（二）药用无脊椎动物资源

1. 原生动物门（Protozoa）　约有 3 万种，分布较广。

2. 海绵动物门（Spongia）　中药紫梢花即为脆针海绵 Spongilla fragilis。

3. 腔肠动物门（Coelenterata）　中药如海蜇，以口腕部、伞部入药。

4. 环节动物门（Annelida）　中药如蚂蟥，干燥全体入药，学名水蛭。

5. 软体动物门（Mollusca）　中药如金乌贼，骨状内壳药用，称海螵蛸，又名乌贼骨。其肉、墨囊等亦可供药用。

6. 节肢动物门（Arthropoda）　中药用如大刀螂，干燥全体入药，名螳螂。螳螂所产卵鞘入药，名桑螵蛸。

7. 棘皮动物门（Echinodermata）　中药如海参，主要以内脏的腌制干燥体供药用。

（三）药用脊椎动物资源

1. 鱼纲（Pisces）　中药如刁海龙，干燥全体入药。

2. 两栖纲（Amphibia）　中药如中华大蟾蜍。

3. 爬行纲（Reptilia）　中药如蛤蚧，以除去内脏的干燥体供药用。

NOTE

4. 鸟纲 （Aves）   中药如乌骨鸡，去羽毛、去内脏的全体入药。

5. 哺乳纲 （Mammalia）   中药如穿山甲，鳞甲及肉可入药。

三、中药材道地性评价及保护重要中药遗传资源

（一）中药材"道地性"评价

"道地药材"（Chinese geo-herbalism）是人们公认且来源于特定产地的名优正品药材，是中药材精粹之所在，也是历代医家防病治病最有力的武器之一。从个体和科学角度来说，道地药材是该药材原物种在其种系和区系的发生发展过程中，长期受孕育该物种的自然生态条件和人类活动影响而形成的特殊产物。遗传变异、环境饰变和人文作用是道地药材形成的"三大动力"。道地药材有着丰富的科学内涵，国家相关部门和科研院所的学者对其支持和研究方兴未艾。"十一五"期间，国家科技支撑计划首次设立了中药资源可持续发展专项，集中全国力量对中药材品种选育、中药种植适生性区划、中药栽培立地条件及土壤修复、中药病虫害防治等问题进行了空前深入的研究。"十二五"规划进一步提出要重点突破中药材规范化种植技术、中药质量评价等关键技术。

历代本草中对"道地药材"内涵的阐述主要体现在以下四个方面：①中医理论指导；②工艺技术的体现；③同种异地；④异种异质。

（二）保护重要中药遗传资源

1. 珍稀濒危中药资源的现状   在《中国物种红色名录》第一卷中，有100余种药用植物被列为珍稀濒危植物。药用动物中黑熊、马鹿、中国林蛙、蛤蚧等40个种类的资源也显著减少；因此，对珍稀濒危中药资源进行保护迫在眉睫。

2. 药用动植物资源的合理开发和利用   用生态平衡的自然规律和经济规律全面指导中药经济。避免中药生产中对生态平衡的各种破坏，建立生态药业模式。对本地区珍稀濒危药用动、植物品种进行引种驯化，迁地保存，变野生为栽培，变野生为驯养，这既是有效的保护措施，还可通过研究它们的生物学和生态学特性，积极进行引种驯化、驯养的科学实验并及时推广科研成果，以取得社会效益和经济效益。通过实现中药资源管理的现代化，使中药资源得到科学的管理、保护与合理利用。

"十二五"期间，要建立有区域特色的中药研发共性技术平台。重点支持100余个常用中药材品种，开展中药规范化种植研究和10余个中药材大品种的深度开发，开展30个传统中药大品种的二次开发，促进3~5个中药品种进入国际市场。

思考题

1. 什么是物种？物种的四个标准是什么？

2. 以人为例写出生物分类等级。

3. 列举10种常见的药用种子植物药用部位和分类地位。

4. 列举10种常见的药用动物药用部位和分类地位。

5. 如何保护重要中药遗传资源？

第十八章　生物技术与中医药

第一节　生物技术简介

生物技术（biotechnology）是一门应用生物科学研究成果以工程手段增加数量和提高质量，从而满足人类日益增长的对生物制品的需求的技术。生物技术的广泛应用，为开展中医药研究和生产提供了良好的机会和方法。

一、细胞工程

细胞工程（cell engineering）是指应用细胞生物学、发育生物学、遗传学和分子生物学的理论与方法，按照人们的需要和设计，在细胞整体水平或细胞器水平上的遗传操作，重组细胞的结构和内含物，以改变细胞的结构和功能，即通过细胞融合、核质移植、染色体或基因移植以及组织和细胞培养等方法，快速繁殖和培养出人们所需要的具有特定生物学特性的细胞、生物个体和新物种的生物工程技术。

1. 细胞融合　细胞融合（cell fusion）又称**细胞杂交**（cell hybridization），是指用人工方法使2个或2个以上不同类型的体细胞合并形成一个细胞的过程，是一种不经过有性生殖过程而得到杂种细胞的方法。

2. 细胞亚结构移植　是指将细胞的亚结构（如细胞核、染色体等）移植到另一个细胞中，从而赋予重建的细胞以某种新的功能，主要包括细胞拆合、染色体工程和染色体组工程。

3. 细胞培养技术　是在人工条件下高密度、大规模培养的用动、植物细胞来生产生物产品的技术。目前已经能用细胞工程生产疫苗和生长因子、药材原料或药用有效成分、部位。利用细胞培养系统可进行毒品和药物检测、治疗。

4. 干细胞工程　干细胞工程（stem cell engineering）是在细胞培养技术基础上发展起来的一项新的细胞工程。它利用干细胞的增殖特性，多分化潜能及其增殖分化的高度有序性，通过体外培养干细胞、诱导干细胞定向分化或利用转基因技术处理干细胞以改变其特性的方法，以达到利用干细胞为人类服务的目的。

5. 基因转移　基因转移（gene transfer）是指应用分子生物学和细胞生物学手段将纯化的外源DNA导入受体细胞，使外源DNA所包含的基因在受体细胞内进行表达的过程。

二、发酵工程

发酵工程是以微生物为基础，通过对微生物生长与代谢过程中的各种调控，达到所需产物的目的。因此，发酵工程亦称为微生物工程。

中药发酵工程是借鉴中医药组方思想，将单味中药、具有类似或协同作用的中药进行发酵，目的是产生新化合物、增强功效或者降低单一药物不良作用。中草药经发酵、生物转化后，其有效成分能被充分分离、提取；经生物转化更具有生物活性。

三、酶工程

酶工程是利用酶、含酶细胞器或细胞作为生物催化剂，借助工程手段将相应的原料转化成有用物质并应用于社会生活的一种技术。

由于重组 DNA 技术的发展，酶除了用作常规治疗外，还可以作为医学工程的某些组成部分而发挥医疗作用，如在体外循环装置中，利用酶清除血液废物，防止血栓形成和体内酶控药物释放系统等。另外，酶作为临床体外检测试剂，可以快速、灵敏、准确地测定体内某些代谢产物，也是酶在医疗上一个重要的应用。酶工程技术具有反应特异性高、快速、高效、反应条件温和且易于控制等优点，目前已用于中药有效成分的提取、分离和纯化，以及获得中药高活性物质的研究。

四、蛋白质工程

蛋白质工程（protein engineering）是在重组 DNA 方法用于"操纵"蛋白质结构之后发展起来的分子生物学分支。它是以蛋白质分子的结构及其功能为基础，通过基因修饰和基因合成，对现存蛋白质加以改造，并设计和构建性能比自然界现存蛋白质更优良更符合人类需要的新型蛋白质。蛋白质工程的出现，为认识和改造蛋白质分子提供了强有力的手段。

中药作用的细胞信号分子传导路径、中药作用前后基因和蛋白质表达图谱的改变，有可能发现新基因和蛋白质，这不仅有利于从分子水平上研究其病理机制，而且有利于进行新药设计和作为生物标记的靶点，因为药物作用的主要靶点是蛋白质。因此，蛋白质组技术在中药新药的创新和二次开发中具有广阔的应用前景。

第二节　生物技术在中药学中的应用

一、生物技术在中药材鉴定中的应用

传统的中药品种鉴定主要是从来源、性状、显微及理化方法等方面进行的。但是一些局部入药的动物药材或经过多道工序炮制加工的药材或是道地药材，有的失去原本性状而难辨真伪，有的难以分辨品质优劣，而出现以假乱真、以次充好的现象，阻碍中药的发展。随着分子生物学和基因工程技术的日趋成熟，通过基因工程分析手段，从遗传物质的 DNA 分子水平检测生物遗传多样性并进行分类与鉴定已成为一个新的便捷、准确的鉴定方法。

（一）DNA 分子遗传标记技术在中药鉴定中的应用

1. 随机扩增多态性技术　随机扩增多态性技术（random amplified polymorphic DNA，RAPD）是美国的 Williams 和 Welsh 两个研究小组于 1990 年同时提出的一种运用随机引物扩增，寻找多态性 DNA 片段的遗传标记技术。

RAPD 技术可直接分析药材 DNA 的多态性，找出药材特有的 DNA 片段进行药材鉴定，RAPD 主要是对一些同属不同种、同名不同种的药材鉴定，可有效地对中药的基原、种、真

伪、原粉制剂进行有效的鉴定。

2. 限制性片段长度多态性技术　限制性片段长度多态性技术（restriction fragment length polymorphism，RFLP）检测 DNA 在限制性内切酶酶切后形成的特定 DNA 片段的大小的技术。因此，凡是可以引起酶切位点变异的突变如点突变（新产生和去除酶切位点）和一段 DNA 的重新组织（如插入和缺失造成酶切位点间的长度发生变化）等均可导致 RFLP 的产生。RFLP 是 20 世纪 70 年代发展起来的 DNA 片断诊断技术。RFLP 标记呈孟德尔遗传模式，是一种共显性标记，能区分纯合基因型和杂合基因型，因此特别适用于构建基因连锁图，是居群内和居群间遗传变异、亲缘关系研究强有力的工具。将药材 DNA 用限制性内切酶消化后，进行限制性片段长度多态性分析，确定其基因的种属特异性，亦可对药材 DNA 的 PCR 扩增产物进行限制性片段长度多态性分析，找出种属特异性来鉴别中药。

3. 扩增片段长度多态性技术　扩增片段长度多态性技术（amplified fragment length polymorphism，AFLP）对基因组 DNA 进行双酶切，形成分子量大小不同的随机限制片段，再进行 PCR 扩增，根据扩增片段长度多态性的比较分析，可用于构建遗传图谱、标定基因和杂种鉴定以辅助育种。是一种基于 PCR 的 DNA 指纹技术，也是一种 RFLP 与 PCR 相结合的技术。AFLP 技术包括三个主要内容：①模板的制备；②片段的扩增；③聚丙烯酰胺变性胶电泳分离检测。

国内中药材道地性研究的传统方法主要从药材生药、生态和药理等性状，显微特征的变异，特征性的药用成分分析，同工酶和可溶性蛋白电泳的聚类分析，道地性产地药材和土壤中微量元素分析，紫外谱线、红外指纹图谱等理化性质来鉴别，由于道地性药材和非道地性药材在形态和生药性状等特征上的差异常不明显，给应用传统方法鉴别道地药材带来了困难。利用 AFLP 技术绘制不同产地中药材的 AFLP 指纹图谱和遗传多样性，确定道地性产区药材的特异性差异带，从而区分道地药材。在资源调查、鉴定研究的基础上，建立中药材道地性评价体系，为最终从分子生物学水平上建立中药材道地性的统一质量控制标准，提供简便、快速、准确的鉴别技术。

（二）　电泳法

电泳是指分散系中带电的分子或颗粒在外加电场的影响下，向电极移动的现象。电泳过程中因存在着样品的浓缩效应、分子筛效应、电荷效应，因而蛋白质分子得到了很好的分离。电泳法鉴别通常经染色后显示出谱带，根据蛋白谱带数、泳动率、着色深浅、特征性的谱带、特征蛋白分子量等来区分不同中药品种。

（三）　生物免疫-蛋白质免疫

根据中药含有种属特有的蛋白，用它们制成特异性的抗体，利用抗原、抗体的特异性结合，通过沉淀和显色反应进行定性定量分析。

1. 一般免疫化学法　采用免疫沉淀技术，适用于 10^{-3} s~10^{-5} s 范围特征多肽的鉴别。例如，免疫双扩散用在专属鉴别及火箭电泳用来进行含量测定。

2. 酶标记免疫法　通过催化显色反应的酶（如辣根过氧化物酶）标记二抗，具有放大的功能，检测底限可达高达 10^{-9} g 以上。有以下两种分析方法：①**免疫印迹法**（immunity blotting），可用于特征蛋白的定性鉴别。②酶联免疫吸附试验（ELISA），可用于特征蛋白的定量检测。ELISA 是使抗原或抗体结合到固相载体表面，并保持其免疫活性，通过抗原抗体的免疫反应和酶的高度催化作用而进行定量测定的免疫学分析技术。

二、生物技术在中药药理学和毒理学研究中的应用

（一）　生物技术在中药药理学研究中的应用

中药是一个复杂体系，化学组成复杂，其分子作用机制是一个多靶点、多途径、网络化的整体过程，传统的单个功能的研究方法难以完全解析其机制。采用分子生物学技术如蛋白质组技术从细胞、分子水平研究中药控制细胞的路径，对信号转导途径的干预及效应的蛋白质图谱等，采用如生物芯片、酵母双杂交系统、噬菌体展示技术等可用于研究中药如何调控机体内的基因和蛋白质的表达及其相互作用；采用把疾病相关的基因或蛋白质如酶、受体、离子通道等高密度点布于载体上，制成检测芯片，用疾病相关的芯片在细胞或整体动物模型中去筛选中药的有效成分或部位，从而优化中药的配方和组成，发现并鉴定功能基因及蛋白质，可以揭示中药复方的作用靶点和对细胞周期的调控过程。

1. 生物技术在中医药动物模型研究中的应用　①在基因研究水平上建立研究中药复方的筛选模型；②构建基因的腺病毒载体；③建立模式生物细胞中基因表达模型；④建立病原体基因的表达模型；⑤建立证候基因模型。

2. 在细胞水平建立筛选模型　根据疾病的发生机制，结合细胞培养技术，在细胞水平建立相关的病理模型，可以进行大规模中药的筛选和中医药理论的研究。

3. 在整体动物水平建立筛选模型　①建立遗传基因突变型小鼠疾病模型；②建立转基因和基因剔除小鼠模型。

4. 中药干预基因表达的研究　即中药疗效与基因表达的相关性研究。随着分子生物学技术的迅速发展，人们对许多疾病的发病机制有了新的认识。运用这些新技术，中药干预基因表达的研究也取得了一定进展。以疾病发生发展的分子机制为理论基础，推测中药疗效的产生及其对相关基因表达的相关性。分子杂交技术已广泛地用于中药调控人体组织、器官功能蛋白基因表达水平、活性酶基因表达水平等中药单方、复方的作用机制研究。

（二）　生物技术在中药毒理学研究中的应用

在中药新药研究中，许多药物因其所具有的毒副作用而开发失败，同时某些中药的毒性成分又是有效成分，了解其剂量与毒副作用之间的关系十分重要。观察药物处理后，细胞、组织和器官中基因表达的差异，可以对药物的毒性程度及代谢特点有初步的了解。将可能受中药毒性影响的基因，包括凋亡、细胞周期调控、药物转化和代谢、DNA 复制及修复、热休克、氧化应激反应等相关的基因，制备成基因芯片，从动物或暴露于药物的培养组织中提取的相匹配遗传物质与芯片上的探针结合，根据检测到的信息分析药物中的有毒成分，从而采取防护措施，控制剂量范围，寻找拮抗药物等，以避免毒副作用的发生。

用于基因变异检测的生物技术主要有：①化学物与 DNA 结合的定性测定；②基因一级结构改变的检测；③DNA 加合物的检测；④基因表达产物的检测。

第三节　中医药研究新技术简介

一、基因工程与转基因工程

基因工程（gene engineering）是将不同生物的基因在体外人工剪切、组合并和载体（质粒、噬菌体、病毒）DNA 连接，然后转入微生物或细胞内进行扩增，并使转入的基因在细胞内表达，产生所需要的蛋白质的技术。**转基因动物**（transgenic animals）就是指在其基因组内稳定地整合外源基因，并能遗传给后代的动物。

基因工程技术在中药中的研究主要从事中药及其活性成分的作用机制研究，转基因动、植物的研究，中药活性蛋白质或多肽的基因工程生产研究，中药活性成分生物合成途径关键酶的研究以及道地名贵中药材的基因库的构建等方面。

"中药基因组计划"是从基因组学的高度，从分子水平上来发现研究中药的基因，寻找有效成分基因，将功能基因克隆表达并进行"工厂化生产"或转入植物进行"田间种植"；寻找、发现和克隆表达那些用于合成具有生物活性的小分子有机物的酶基因，利用代谢酶工程在实验室合成这部分中药有效成分。

利用转基因动物可以建立人类疾病的动物模型，为人类疾病病因研究，以及测试新的治疗方法提供了有力手段。

二、指纹图谱技术

中药指纹图谱是指中药材或中成药经适当处理后，采取一定的分析手段，得到能够标示该中药材或中成药特性的共有峰的图谱。指纹图谱的作用主要是反应复杂成分的中药及其制剂内在质量的均一性和稳定性。在指纹图谱中，只要能明确关键部分，就可对样品进行质量控制。构建中药指纹图谱的常用方法如下。

1. 色谱法　①薄层色谱（TLC）法；②高效液相色谱（HPLC）法；③气相色谱（GC）法；④裂解气相色谱法；⑤高效毛细管电泳（CE）技术；⑥高效逆流色谱（HSCCC）法。

2. 光谱法　①紫外光谱（UV）法；②红外光谱（IR）法；③核磁共振（NMR）法；④质谱（MS）法。

3. X-射线衍射（XRD）法　当物质被 X-射线照射时可产生不同强度的衍射现象，它反映了物质的组成、品型、分子内成键方式、分子构型、构象等。

三、纳米技术与中医药

纳米中药是指运用纳米技术制造的、粒径小于 100nm 的中药有效成分、有效部位、原药及其复方制剂。纳米中药的制备技术主要有：①超细粉碎技术；②固体分散技术；③包合技术。

四、生物芯片技术与中医药

生物芯片是通过微加工技术和微电子技术将生物分子固着于硅片、玻璃片（珠）、塑胶片

（珠）、陶瓷等固相介质上形成的微型生物化学分析系统。根据生物分子间特异相互作用的原理，从而实现对 DNA、RNA、多肽、蛋白质，以及其他生物成分的高通量快速准确的检测。随着生物芯片技术的不断发展和完善，作为系统生物学与中医药学研究的一个桥梁，它将通过以下几个方面推动中医药的现代化发展。

1. 促进中药药理学的发展   有些疾病与基因结构、调控和表达异常密切相关。因此，从基因水平上研究中药作用机制是十分必要的。如将生物芯片技术用于中药药理等方面的研究，将会发现中药作用的靶基因，为研究中药的分子机制提供科学依据。

2. 促进中药新药的研制   利用基因芯片技术，观察中药对基因表达的影响，可发现药物作用的靶点，为中药的高通量筛选提供了可能。

3. 促进中药鉴定学的发展   在一块芯片上同时点上成千上万个探针，从分子水平对地道药材进行鉴定，具有高效、准确、科学的特点，并为中药复方组分的鉴定提供了新途径。

4. 促进中药毒理学的研究   采用生物芯片技术，研究药物的致基因突变作用，进行药物的安全性评价，已成为分子毒理学的重要内容，而且为从遗传分子水平阐明中药十八反、十九畏的机制提供了科学手段。

思考题

1. 何为生物技术，它包括哪些内容？
2. 生物技术在中医药学中有哪些应用？

第四篇　生命与环境

第十九章　生物与环境

环境（enviroment）是指某一特定生物个体或群体周围所有一切的总和，包括生物因子和非生物因子。特定的生物构成了环境的主体。环境依主体而定，是一个相对的概念，当主体发生转换时，环境的组成也随之而变。环境有大小之分，大到整个宇宙，小到基本粒子。生物依赖于环境而存在，是环境的组成部分。在漫长的进化历史中，生物逐渐适应了它所栖息的环境，不间断地从环境中摄入和排出物质与能量，生物依赖于环境而存在，是环境的组成部分。同时，环境以生物为主体和中心，受生命活动的影响而改变，生物与环境形成了相互依赖、相互作用、相互制约的统一整体。

第一节　环境对生物的影响

一、环境因子构成

生态学（ecology）是研究生物体与其周围环境（包括非生物环境和生物环境）相互关系的科学。生态因子（ecological factor）是直接或间接作用于生物的所有环境要素的统称，它们影响着生物的生命活动和生活周期。根据是否具有生命的特征，生态因子分为生物因子和非生物因子。

（一）生物因子

生物因子（biotic factor）生物有机体不是孤立生存的，在其生存环境中甚至其体内都有其他生物的存在，这些生物便构成了生物因子，主要包括动物、植物和微生物，通过斗争和互助作用直接影响着生物有机体的存活和数量。斗争多发生在生物争夺食物、配偶、生活空间或其他生活资源时；互助多发生在生物共同抵御敌人或恶劣的自然条件中。

1. 种内关系　种内关系（intra-specific relationship）指同种生物个体间的斗争和互助关系。例如，羊群中的羊在觅食时，彼此之间是种内斗争关系，食物越短缺，斗争也就体现得越充分；严寒来临时，羊群中的羊紧挨在一起，以维持体温取暖御寒，彼此之间转变为种内互助。

2. 种间关系　种间关系（inter-specific relationship）指不同种生物个体间的斗争和互助关系。种间斗争主要表现为竞争、寄生和捕食；种间互助主要表现为共栖和共生。

（1）**竞争**　竞争（competition）是指两种生物因共同的食物、空间或水域而发生的斗争关系。在同一地区内，生物的种类越丰富，种间竞争越激烈。

（2）**寄生**　寄生（parasitism）是指一种动物生活在寄主的体内或体外，从寄主的身体摄取营养物质，并对寄主造成严重危害的关系。例如：蛔虫寄生在人体肠道内，从人体获取物质和能量，可引起儿童营养障碍、发育不良；其分泌的毒素可使成年人精神不安、失眠、头痛。

（3）**捕食**　捕食（predation）是指一种生物以另一种生物为食的关系。最典型的捕食是食肉动物捕食食草动物和其他食肉动物。

（4）**共栖**　共栖（symbiosis）是指两个不同种的生物生活在一起，一方受益却不伤害到另一方。例如：绿毛龟实际是藻类和乌龟的共栖体，藻类附生于乌龟体表，因乌龟的活动而获取更多的阳光和空气，但藻类的生存并不伤害到乌龟。

（5）**共生**　共生（mutualism）是指不同物种的生物个体互相依赖，彼此互利地生活在一起，若一方缺失，则另一方也不能独立生存。例如：在白蚁消化道内生活着一种厌氧性鞭毛虫，它能分泌水解纤维素的酶，白蚁借助于这种酶将自己的食物——木材消化掉。如果杀死鞭毛虫，白蚁会因为缺乏食物而随即死亡。所以，白蚁和鞭毛虫之间就构成了共生关系。

（二）非生物因子

生物有机体生存环境中存在的**非生物因子**（abiotic factor），主要包括气候因子（如：光照、温度、大气、水分、气压、风、雪、雷、闪电等），土壤因子（如：土壤的结构、性质及土壤中的生物）和地形因子（如：海拔高度、山脉的走向及坡度等）。

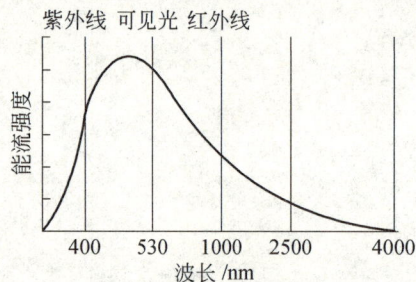

图 19-1　地球大气的太阳光谱

1. 光　从太阳表面以电磁波的形式释放出来的能量称为太阳光，也叫太阳辐射。它是一切生物所需能量的最终来源。红外线（波长大于 760nm）、可见光（波长 380~760nm）和短波（波长小于 380nm）是太阳光谱的主要组成。太阳辐射能分配比例大致为：红外线区占 43%、可见光区占 50%、紫外光区占 7%（见图 19-1）。绝大部分生态系统的能量流动始于植物利用光合作用对太阳辐射的同化。地球上所有生态因子中，最具规律性和稳定性变化的就是日照长短的变化。光线影响着生物的热能代谢、生活周期和地理分布。经过长期的进化，生物最终选择了光作为生物节律的信号。生物依日照的长短而呈现规律性变化的反应称为光周期现象。

2. 温度　太阳辐射使地表受热，温度随光的周期性变化而变化，称为节律性变温。温度与生命活动的任一理化过程密切相关，直接影响着生物的生长和发育。这是因为理化过程的催化剂——酶对温度的要求很高，达不到其活性所需的最适温度，理化反应将难以进行。温度对动物的影响尤为显著，它直接影响着动物的体温。生物在进化过程中逐渐表现出对环境温度的适应。例如，动物的夏眠和昼伏夜出是对高温的适应；恒温动物的四肢、外耳及尾巴的变小变短可减少散热，是对低温的适应。

3. 水　作为内部介质，水是原生质的重要组成成分，生物体的一般含水量为 60%~80%，水是生命活动的基础，是良好的溶剂，生物体内各种物质的运输以及新陈代谢都要在水溶液中进行。作为外部介质，降水量的多少直接影响着生物的生长发育与分布。例如，我国从东南到西北可以分为三个等雨量区，植被随之划分为湿润森林带、干旱草原带和荒漠带。

4. 空气　空气的主要组成为 N_2、O_2、CO_2、CH_4、O_3、惰性气体、水蒸气。其中，与生物关系最为密切的是 O_2 和 CO_2。有机物的氧化、动植物的呼吸作用必须依赖 O_2，CO_2 则是光合作用的主要原料。

5. 土壤　是一薄层由生物和气候共同改造的地球外壳，位于陆地生态系统的底部。既是水和营养物质的储存场所，又是生物的藏身处和排污处；既是生物的栖息地，又是物质循环和转化的重要基地。除 C、H、O、N 外，生物所需的元素，绝大部分来自土壤矿物质和有机质的分解。

综上所述，到 18 世纪末，生命科学的发展大体上是由对生命现象的描述发展到以实验观察为依据，对生命现象进行分析和推理，从而逐步建立起比较严密的生命科学体系。

二、环境因子的相互作用

环境中的各种因子互相联系、互相制约地综合作用于生物，不能孤立存在。在一定条件下，对生物起决定作用的环境因子称为主导因子，它的改变会带动其他因子的变化，最终影响到生物。分析和研究主导因子，有助于定向地控制和改造生物，使其按照人类的意向发展。例如，光照和温度是影响植物开花的主导因子，利用这一点，人为的控制光照和温度，就能使植物反季节开花。直接作用于生物的环境因子（如光、温度、水分等）称为直接因子，通过影响直接因子而作用于生物的环境因子称为间接因子（如山脉的坡度）。环境因子间虽然非等价，有直接和间接作用，有主次之分，但它们一个都不能少，任何因子的作用都不能被完全替代。而且，在一定条件下，它们的位置还可相互转化，变主为次，变次为主。这是因为生物对某一极限因子的耐受限度会因其他因子的改变而改变，当某一因子数量不足时，可以通过相近环境因子的加强而得以补充。

第二节　生态学层次的基本特征

一、种群生态学的基本概念与密度调节规律

（一）种群的概念

种群（population）是指同一时间内占据一定空间和地域的同种生物个体的组合，是物种在自然界存在的基本单位。该定义强调种群是同种生物个体以种内关系形成的生物系统。例如，寄生在同一个病人体内的恶性疟原虫就组成了一个种群。它们具有大致相同的基因库，栖于共同的生态环境，拥有相同的食物来源。

（二）种群的基本特征

自然种群具有三个基本特征：

1. 空间特征　种群具有一定的空间分布。

2. 数量特征　每单位面积（或空间）上的个体数量（即密度）是变动的。

3. 遗传特征　种群具有一定的基因组成以区别于其他物种。但是，基因组成随生物的进化而变动。

（三）种群的密度

种群密度（population density）是单位时间或空间内种群的大小，通常以个体数目或**生物量**（biomass）来表示。种群的密度变化很大。如岩石表面的藤壶密度为 5000 个/平方米，而土壤中节肢动物的密度可达几十万只/平方米。种群的**绝对密度**（absolute density），即单位面积或空间上个体的实际数目，一般难以确定。通常以种群的**相对密度**（relative density），即表示动物数量的相对指标来代替。例如，10 只/公顷黄鼠是绝对密度；而每置百铗，日捕获 10 只，就是相对密度，即 10% 捕获率。动物的洞穴、粪堆都可作为相对密度的指标。

现代人口调查是最完善的种群数量统计方法，能获得有关人口动态的一切重要信息。

（四）种群的分布

种群中个体的分布有三种方式。

1. 均匀型　均匀型（uniform）各个体在空间上为等距离分布，相等空间上的个体数目相对稳定。例如，蜂巢中的蛹。均匀型在自然界十分罕见，人工栽培种群多属于此类。

2. 随机型　随机型（random）指每一个体在种群领域中各个点上出现的机会是相等的。随机型仅见于单一环境和不表现任何聚丛倾向的物种上。植物在最初入侵某一区域时，呈随机分布。

3. 成群型　成群型（clumped）指个体成群成团分布，是最常见的分布方式。形成原因有：资源分布的不均匀，动物的聚群行为，植物种子以母株为扩散中心的传播方式，环境因子的块斑状分布等。

（五）种群的数量变动

种群的数量变动是互相矛盾的两组过程（出生和死亡、迁入和迁出）相互作用的综合结果，研究种群数量变动称为**种群动态**（population dynamic）。种群统计学借助于种群参数研究种群的数量变动。

1. 初级种群参数　包括出生率、死亡率、迁入和迁出。它们与种群的密度变化密切相关。

（1）**出生率**（natality）　泛指任何生物产生新个体的能力，以单位时间内出生的新个体数来表示。最大出生率是**繁殖潜力**（potential rate），即在理想条件下所能产生的后代数目。实际出生率是一段时间内种群每个雌体实际的成功繁殖量。出生率的大小与性成熟的速度、胚胎发育所需的时间、每年繁殖的次数等密切相关，是种群增长的主要因素。

（2）**死亡率**（mortality）　指单位时间内种群内死亡个体的平均数。最小死亡率只涉及因生理寿命所致的老年个体的死亡。实际死亡率远远超过这个数值，并随种群密度的增大、生存斗争的加剧而上升。死亡率是种群数量减少的主要因素。

（3）**迁入**　是个体由别的种群进入领地。其结果使领地内的种群数量上升。由于人为因素将某种生物带入其原产地以外的地区而致该种群不断扩大，分布区逐步扩展的过程，称为**生态入侵**（ecological invasion）。例如，加拿大一枝黄花、墨西哥紫茎泽兰自迁入我国后，大面积疯长蔓延，很快发展成单种优势群落，造成对农田、林木、畜牧的危害。因此，不同地域间的物种引进要慎之又慎。

（4）**迁出**　是个体离开种群的领地，其结果使原领地的种群数量下降。

2. 次级种群参数　包括性比、年龄结构和种群增长率。

（1）**性比**（sex ratio）　指种群中雌雄个体的比例。

（2）**年龄结构**（age structure）　是种群内各种年龄个体的比例，一般指幼体（繁殖前期）、成体（繁殖期）及老年（繁殖后期）个体的分布。它可以预测种群的数量变动。用不同宽度的横柱从小到大配置而成的表示年龄结构的图称为**年龄锥体**（age pyramid）（见图19-2）。年龄锥体有3种类型：①金字塔型［图19-2（a）］，幼体及成体的比例极多，老年个体极少，种群出生率大于死亡率，代表增长型种群。②钟型［图19-2（b）］，幼体、成体及老年个体数量大致相等。种群出生率和死亡率大致平衡，代表稳定型种群。③壶型［图19-2（c）］，幼体比例较小，老年个体的比例较大，种群出生率小于死亡率，代表下降型（或衰退型）种群。

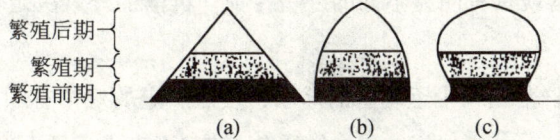

图19-2　年龄锥体的3种基本类型

（**a**）增长型种群；（**b**）稳定型种群；（**c**）下降型种群

（3）**种群增长率**（rate of increase）　由公式$r=\ln R_o/T$计算得出。

r代表种群增长率；R_o代表世代的净增殖率。

T代表世代时间及种群中子代从母体出生到子代再产子的平均时间。

由公式可知，要使r值减小，有两种方法：降低R_o值和提高T值。针对这两点，我国推行了限制每对夫妇子女数量及晚婚晚育政策，有效减缓了人口增长率。

（六）　种群调节

种群的数量变动主要是密度制约因子（如种内关系、种间关系、营养、疾病等）和非密度制约因子（如气候、土壤等非生物因子）共同调节的结果。当种群数量上升时，种群内的个体越来越拥挤，各种因子的综合作用使生存斗争激烈、死亡率上升、出生率下降、迁出增加，起着"负反馈"的调节作用。因而，所有种群的增长曲线均十分相似，形如"S"（见图19-3）。即开始时有一段停滞期，然后进入对数期，种群数量呈对数上升，最后降至稳定的平衡期。种群长期维

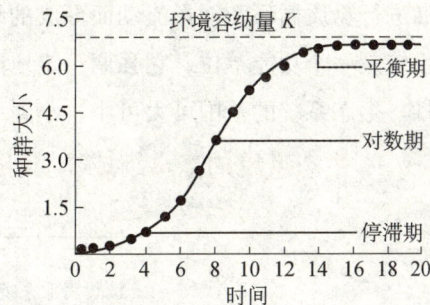

图19-3　种群增长模型图

持在几乎相同的水平上，称为种群平衡。当种群长久处于不利条件下，种群数量就会出现持久性下降，导致种群衰落甚至灭亡。人类的过度捕杀、野生生物栖息地的破坏，使种群衰落和灭亡的速度在现代大大加快了。

二、群落生态学

群落（community）是指在特定时间聚集在相同地区内的各种生物种群的自然组合。一个生态系统中具有生命的部分就是生物群落。它具有以下基本特征：

1. 有一定的种类组成　群落大多数是由植物、动物和微生物种群组成的集合体。不同的群落，其植物、动物和微生物的组成也不同，种类组成是区别群落的首要特征，也是度量群落

多样性的基础。

2. 不同物种相互联系、相互影响 虽然群落是生物种群的集合体，但并不是许多物种的任意、简单的组合。能否构成群落，主要取决于两个条件：①各物种必须共同适应它们的环境；②各物种必须相互联系并取得平衡和协调。

3. 形成群落环境 生物与环境是密不可分的统一体，生物在适应环境的同时也改造着环境，群落环境也就随着群落的产生而产生，随着群落的成熟而成熟。

4. 有一定的外貌 群落中的植物处于不同的高度和密度，群落的外部形态因之而异。例如，森林群落和草原群落就具有明显不同的外貌特征。群落的外貌决定于群落优势的生活型和层片结构。

5. 群落是动态的 群落是一个运动着的体系，按照一定的规律有顺序地不停演变，此演变过程叫作**群落演替**（community succession）。在群落的演替顺序中，最先出现的为先驱群落，最终到达顶极群落。即使是顶极群落也只是暂时的稳定，变化是不可避免的。

6. 有一定的分布范围 由于地球呈球形并依一定轨道旋转，以致投射到地表各个区域的太阳能不均匀，使自然条件自北向南、自西向东呈现有规律的地带性分布。生物群落适应环境而生，群落就分布于自己的特定地段或生境上。

7. 有边界特征 群落种类繁多，它们大多数以过渡带的形式完成交替，当环境梯度变化较大或者梯度突然中断时，群落的边界就十分明显。

三、生态系统生态学

生态系统（ecosystem）是指在自然界的一定的空间内，生物群落与其生活的环境之间，由于不断进行物质循环和能量流动而形成的统一整体。它是相互作用着的生物与非生物的系统。生态系统是一个功能单位，它强调一定地域内各生物相互之间以及生物与环境之间的功能上的统一性。生态系统的范围可大可小，小到一个池塘，大到整个地球，都是生态系统。

（一）生态系统的基本组成（见图19-4）

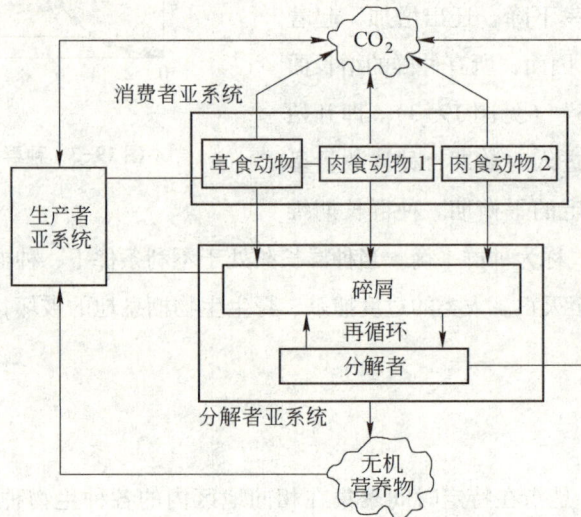

图 19-4 生态系统结构的一般性模型

注：连线和箭头表示系统成分间物质传递的主要途径。有机物质库以方块表示，无机物质库以圆形表示。

1. 非生物环境　非生物环境（abiotic enviroment）包括参加物质循环的无机物（如C、H、O、N等元素以及无机盐、CO_2、H_2O、N_2、O_2等），有机物（如核酸、蛋白质、糖类、脂类、腐殖质等）以及气候条件或其他物理条件（如光、温度、湿度、气压等）。

2. 生产者　生产者（producer）是以简单的无机物制造食物的**自养生物**（autotroph）。主要是营光合作用的绿色植物，也包括一些光合细菌和营化能合成作用的微生物。太阳光能只有通过生产者才能输入生态系统。

3. 消费者　消费者（consumer）是不能直接从无机物制造有机物，必须依赖于生产者制造的有机物的**异养生物**（heterotroph）。根据其在食物链中所占的位置分为初级、次级、三级等消费者。

4. 分解者　分解者（decomposer）又叫还原者，是把动植物尸体的复杂有机物分解为生产者能重新利用的简单无机物并释放出能量的异养生物。它是生态系统中物质循环不可缺少的组成部分，细菌和真菌是常见的分解者。

（二）　生态系统的基本功能

1. 生态系统的能量流动　生态系统的能量流动开始于绿色植物的光合作用对太阳能的固定，在生态系统中逐次被利用、消耗而最终消失。所以，生态系统的能流是单向的，不可逆转的，它只能被有机体或种群利用一次就转化成热并散失了。

生态系统中的能量或物质，以食物的形式进行传递，各种生物按其取食和被食的关系而排列成的链状结构，称为**食物链**（food chain）。食物链上，每一环节上的所有生物为一个营养级。由于各营养级的生物对能量的利用率和同化率不能达到100%。因而，通过各个营养级的能量是递减的，只有约10%的能量能传递到下一营养级，使得能量传递图呈金字塔形。

2. 生态系统的物质循环　环境中的营养物质经生产者进入生态系统，被其他生物反复利用，最后又归于环境的过程，称为**物质循环**（cycle of material）。分为三类：水循环（water cycle）、气体型循环（gaseous cycle）和沉积型循环（sedimentary cycle）。其中气体型循环以**碳循环**（carbon cycle）（见图19-5）和氮循环（nitrogen cycle）为主。沉积型循环以**磷循环**（phosphorus cycle）和硫循环（sulphur cycle）为主。

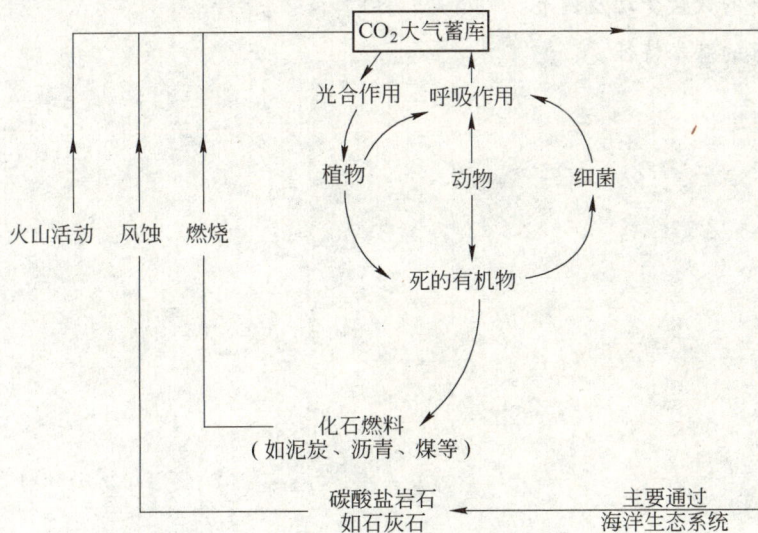

图 19-5　生态系统中的碳循环

NOTE

知识拓展

微生态学与中医学

微生态学（microecology）概念由德国 Volker Rush 于 1977 年提出，是研究正常微生物群结构、功能及其与宿主相互关系的科学，是细胞和分子水平的生态学。经由长期进化与相互适应，生物宿主的体内外分布着一定种类和数量的特定微生物群，称之为正常菌群（Normal Flora）。正常菌群分布于人体皮肤、呼吸道、外耳道、消化道、鼻腔、泌尿生殖道等；其重要生理功能包括：拮抗作用（抑制并排斥病原菌入侵）；免疫作用（刺激宿主产生免疫效应）；抗肿瘤作用（清除致癌因子，激活抗肿瘤免疫等）；排毒作用与抗衰老作用等。

正常条件下，微生态系统中的微生物与微生物、微生物与宿主、微生物与环境之间，处于动态平衡状态。微生态平衡是自然条件下形成的，受干扰后可通过自我调节而回复平衡。但受到超过自动调节限度的干扰破坏时，则会出现微生态失调。微生态失调可因慢性病、癌症、手术、辐射、感染、抗生素等引起；其具体机制包括菌群失调、定位转移、血行感染、易位病灶和宿主转换。微生态失调和多种疾病相关联，包括菌群失调引起的感染性疾病，以及肥胖、糖尿病等全身性代谢性疾病。中医学是古典的生态医学。整体观是中医学的根本理论基石，强调个体与其生存的自然生态系统密切关联。中医学理法方药均注重个体、整体、动态、平衡、协调等微生态学基本理念；"阴平阳密，精神乃治"，"正气存内，邪不可干"，"扶正祛邪"，"以平为期"等论述，与微生态学理论不谋而合。尤为重要的是，中医学数千年来积累了丰富的微生态学临床应用经验，其科学内涵值得深入阐释，研究成果反过来又对医学微生态学发展有所启迪。我国微生态学创始人之一魏曦教授曾预言："微生态学很可能成为打开中医奥秘大门的一把金钥匙"。

思考题

1. 什么是环境、种群、群落和生态系统？
2. 简述环境因子的相互作用。
3. 简述种群的数量变动及调节。
4. 简述群落的基本特征。

第二十章　人类和环境

环境（Environment）包括以大气、水、土壤、植物、动物、微生物等为内容的物质因素，环境往往指相对于人类这个主体而言的一切自然环境要素的总和，是人类赖以生存和发展的物质条件的综合体，环境为人类的社会生产和生活提供了广泛的空间、丰富的资源和必要的条件。人类为了生存发展，提高生活质量、维护和促进健康，需要充分开发利用环境中的各种资源，但是也会由于自然因素和人类行为的作用，使环境受到破坏，使人体健康受到影响，因而认清环境与健康的关系，规范自己的社会行为，是正确处理人类与环境关系的重要准则。

人口急剧增加、环境严重污染、自然资源迅速减少甚至枯竭，这些问题已成为影响生态平衡、威胁人类健康和生存的三大问题。因此，高度重视资源和生态环境问题，增强可持续发展意识，正在逐步成为全人类的共识。

第一节　资源衰减与人口增长

自然资源是指自然环境中与人类社会发展有关的、能被利用来产生使用价值并影响劳动生产率的自然诸要素。自然资源是人类生活和生产的来源，是人类社会和经济发展的物质基础，同时也是构成人类生存环境的基本要素。人口是指在一定地域和社会范围内人口种群的总体，即生活在一定时间、一定地域、一定社会生产方式，具有一定数量和质量的人所组成的社会群体。自然资源是有限的，而人口的快速增长，人类对自然资源不合理的开发与利用，以及经济发展中的资源空心化的现象，致使许多资源短缺，甚至趋于枯竭。全球性"资源危机"正威胁着人类的命运。

一、生物资源

生物资源是可再生资源，包括动物、植物和微生物。由于受自身遗传因素和外界客观条件的限制，其再生能力是有限的，如过度利用，超过了再生能力的上限，其再生能力将部分甚至全部丧失。

1. 森林资源　森林是陆地生态系统的主体，是地球上最重要的资源之一，是生物多样化的基础。森林是天然的动植物园，哺育着各种飞禽走兽、生长着许多珍贵林木和药材，为生产和生活提供多种宝贵的原材料和丰富的食品；森林还能够调节气候、净化空气、保持水土、防止和减轻旱涝、风沙、冰雹等自然灾害。

人类文明初期，地球陆地的 2/3 被森林所覆盖，约为 76 亿公顷。随着经济的发展和人口

NOTE

规模的扩大，森林面积不断缩减，到 20 世纪 80 年代，世界森林面积已减少至 20 亿公顷，森林覆盖率下降到 27%。森林消耗和破坏的主要原因包括焚林狩猎、毁林开荒、燃料消耗、战争破坏及其他掠夺性的开发等，如今人为破坏森林的速度估计每年达到 1680 万公顷，被誉为"自然天堂"的原始森林也难逃厄运。森林资源过度消耗，严重影响了人们正常的生产生活秩序。

2. 草原资源 如果说森林是垂直屏障的话，草原则是水平屏障。作为"地球的衣被"，草原具有防风固沙、涵养水源、保持水土、净化空气，以及维护生物多样性等重要生态功能，为人类提供各种形式的蛋白质、能源和大量的工业原料。全世界现有草场 31.75 亿公顷，占陆地面积的 20%。我国是一个草原大国，拥有各类天然草原近 4 亿公顷，草原面积居世界第二位，占全球草原面积的 13%。

目前，中国 90% 以上可利用的天然草原不同程度地退化、沙化、盐渍化、石漠化，并有加速趋势。内蒙古是我国第一大牧区，可利用草地面积 6359 万公顷，其中 3867 万公顷草地已沙化、退化，约占 60%，曾经的"天苍苍、野茫茫，风吹草低见牛羊"的美景再也难觅芳踪，更令人担忧的是，草场退化趋势还在继续，并且退化速度不断增加。加剧草原退化的主要原因有：气候变暖、干旱、大风、鼠害、虫害等自然灾害，以及草原过度放牧、不合理开垦、工业污染、乱采滥挖等人为破坏活动。草场退化使大面积国土气候更加干燥，进而又加速了草地沙化，形成了恶性循环。严重影响人体健康和生命安全的沙尘暴，已成为一个跨地区、跨国界的大气环境问题之源。

3. 动植物资源 目前人类所认识和研究的动植物有 200 多万种，生物的这种多样性不仅提供了人类生存不可缺少的生物资源，构成了人类生存的生物圈环境，同时也为人类的科学研究和开发利用提供了极为丰富的基因库。自然界中生物物种的形成和灭绝是生物进化过程中的重要组成部分，但自从地球上有了人类，物种的形成和灭绝就受到了很大的影响：20 世纪以来，被人类所认识的动植物中大约有 20% 已经灭绝，世界上已有的 593 种鸟、400 多种兽、209 种两栖爬行动物以及 2 万多种高等植物濒临灭绝。有关资料显示：目前地球上每天有 75 个物种灭绝，平均每小时就有 3 个物种被贴上死亡标签，物种的消亡速度比自然速度快了 1000 倍，预计到 2050 年物种消亡的速度还将再增加 10 倍，灭绝速度非常惊人。

生物多样性锐减，生物物种的灭绝，严重地影响了人类的生存与发展。

二、生态资源

在人类生态系统中，一切被生物和人类的生存、繁衍和发展所利用的物质、能量、信息、时间和空间，都可以视为生物和人类的生态资源。生态资源是人类赖以生存和社会经济发展的基础。

1. 水资源 水是地球上一切生命发生和存在的最重要的物质基础，是人类赖以生存的特殊资源，是经济发展和社会进步的生命线。就全球范围来讲，水是充足的，据 2006 年 3 月召开的第四届世界水资源论坛公布的数据：全世界水资源总量约 14 亿立方千米，地球表面积的 70.8% 为水所覆盖；然而水又是匮乏的，因为地球上全部水资源的 97.5% 为无法饮用的咸水，只有 2.5% 是可饮用的淡水，除去冰川和地下水，适于人类享用的仅为 0.01%。

联合国 2006 年 3 月公布的《世界水资源开发报告》显示，全球用水量在 20 世纪增加了

6倍，其增长速度是人口增速的两倍，许多国家正面临水资源危机。同时，水污染也进一步蚕食着大量可供消费的水资源，并危害人类的健康，水资源危机不仅阻碍了世界可持续发展，而且威胁着世界和平。预计到2025年，水危机将蔓延到大约50个国家，全球近35亿人为水所困。

我国是一个干旱缺水严重的国家。淡水资源总量为28000亿立方米，人均水资源量只有2220立方米，仅为世界平均水平的1/4，是全球人均水资源最贫乏的国家之一。同时，中国又是世界上用水量最多的国家，仅2002年，全国淡水取用量达到5497亿立方米，大约占世界年取用量的13%。据统计，全国660座城市中有400多座缺水，110多座严重缺水，年缺水总量估计为400亿立方米，严重影响到农作物的产量和饮用水量。随着我国社会和经济的发展，水的缺口也越来越大。

引起水资源危机的原因是多方面的。首先，水资源是有限的，地球上适于人类直接享用的仅有的0.01%淡水，农业灌溉就占了70%。二是全球人口的急速膨胀和经济的不断发展，对淡水资源的需求量不断增加。三是人类不合理的利用，过度开发、用水浪费、水污染和外来侵略性物种造成了湖泊、河流、湿地和地下含水层的淡水系统的破坏，加剧了水资源的短缺。

2. 土壤资源　土壤资源最重要的是作为人类活动的场所和生产粮食的基地。人类对土地的利用程度反映了人类文明的发展，但同时也造成对土地资源的直接破坏，当前耕地损失巨大、资源面积减少已成为不争的事实，全球土壤资源正面临越来越严重的压力。

据统计，在过去的45年间，全球约有19.65亿公顷土壤严重退化，由于土壤退化、人口过度增长及耕地大量被侵占，致使全球每年损失耕地面积达500万~700万公顷。1950~1990年间，世界人口增加整整1倍，而全球人均耕地却减少一半，在不久的未来，食品生产将无法满足迅速增长的人口的需求。

我国是世界上人口最多的农业大国，虽然幅员辽阔，但仍属于土壤资源严重制约型国家。在我国，因水土流失、沙漠化、盐渍化、沼泽化、土壤肥力衰减和土壤污染及酸化等造成的土壤退化总面积约4.6亿公顷，占全国土地总面积的40%，是全球土壤退化总面积的1/4。土壤流失的速度也十分注目，从20世纪50年代到90年代的40年间，仅水土流失一项，就以每年近70万公顷的速度发展，据测算，黄土高原每年流失的土层就有1cm厚，而在自然状态下，形成1cm厚的土壤需要100~400年的时间。土壤退化面积之大、类型之多、速度之快十分惊人。造成土地退化的主要原因是人类的活动，因而合理开发利用土地、保护地表植被、防止土壤退化已刻不容缓。

三、矿产资源

矿产资源是国土资源的重要组成部分，是国民经济和社会发展的重要物质基础，是人类生产、生活资料的基本源泉。我国《矿产资源法》中指出："矿产资源是指由地质作用形成的，具有利用价值的，呈固态、液态、气态的自然资源。"一般可分为能源、金属矿物、非金属矿物和水气矿物四大类。

中国是世界上疆域辽阔、成矿地质条件优越、矿种齐全配套、资源总量丰富的矿产资源大国。现已发现171种矿产资源，查明资源储量的有158种，2005年国土资源调查及地质勘查新

NOTE

发现大中型矿产地 169 处。矿产资源是不可再生的自然资源，其储存量是有限的，如果大量的消耗和浪费矿产资源，在不远的将来，矿产资源将会枯竭。

然而，矿产资源开发面临的最大挑战之一是环境问题。在开发矿产资源取得巨大经济和社会效益的同时，引发的环境污染和生态破坏日趋严重，并呈发展趋势。必须采取综合措施，合理开发矿产资源，提高利用效率，减少浪费，充分发挥它们的潜在能量，保护环境，同时积极寻找新能源。

四、人口增长与资源开发关系

人口与资源之间存在着错综复杂的关系，有直接的相关性，但更多的是间接的相关性，同时人口与资源之间也是相互影响的。

资源环境对人类的影响自人类一出现就存在。但由于那时人口数量少，生产力水平有限，人类可以在资源环境中自由利用，当人口数量激增，超过地球上资源的承载量时，资源带给人类的生存、生产压力就突现出来，影响到人口的分布、人口的质量、人口的迁移、人口的出生率、死亡率、平均预期寿命、人类的生活水平等。

人口对资源的直接影响，取决于人口的数量、质量、分布、人们的生活方式和生活水平等因素。人口数量多，消耗的资源增多；人口素质差，常常体现在有意识地去破坏资源环境；人口分布不均，表现为人口过于集中，资源无序地开采和利用，超出了资源的承载能力，有些人口过于稀少，资源不能得到合理利用，浪费了宝贵的资源；生活水平高低不同，造成对资源环境污染程度出现差别。在某些方面，人口对资源的间接影响起着更为决定性的作用。如人口与就业大军问题、人口与资源消耗问题、人口质量与经济技术进步问题、人口结构与经济结构问题等。

在人口资源环境关系中，人口与资源有着特别的相关性。人口众多一方面造成资源减少，另一方面又资源浪费。人类的生存与发展依赖资源环境，而资源又为人类的生存和发展提供了良好环境。

因而协调好人口与资源的关系，首要任务是控制人口数量，提高人口素质。不仅要强调人口文化智力素质的提高和人口资源环境素质的提高，更重要的是要实现中国人口的现代化。这是中国经济社会发展的一项十分重要的艰巨任务，也是中国未来发展的必然选择。

第二节　环境污染与人类健康

一、人体与内外环境的统一性

自然界是一个统一的整体，人体是自然界的一部分，自然界的变化随时影响着人体，人体在能动地适应自然和改造自然的过程中维持着正常的生命活动。

人体是由若干组织和器官组成的，每个组织和器官各有其独特的生理功能。中医学认为人体正常的生理活动一方面依靠各脏腑发挥自己的功能作用，另一方面则又要靠脏腑之间相辅相成的协同作用和相互的制约作用，才能维持其生理上的平衡。每个脏腑都有其各自不同的功能，但又是在整体活动下的分工合作、有机配合，这就是人体内部的统一性。

在强调人体内部环境统一性的同时，还必须注重人与外界环境的统一性。人产生于自然，生活在自然，自然界存在着人类赖以生存的必要条件，因而人的生命活动必然受到自然界的影响。当自然环境发生了改变，人类不仅要主动地适应自然，而且要主动地改造自然，以保持健康，生存下去。一旦人体与环境间的统一性、整体性遭到严重的破坏，失去应有的平衡，最直接、最容易被人所感受的后果是人体生存质量下降和疾病的产生。这就是人体与自然环境的统一性。

而目前人类所面临的十分严峻的问题就是环境污染和生态失衡。

二、环境污染

环境污染主要是指由于人类不明智的社会经济活动导致的环境质量下降，对人类及其他生物的生存和发展产生不利影响的现象。在一定范围内，自然因素的污染可以通过大气、水、土壤的扩散、稀释、氧化、还原、生物降解等的自净作用得以恢复。但随着经济的发展，人口的增多，人类开发利用自然资源的能力和范围不断扩大，污染物数量、浓度和持续作用时间超过了环境的临界平衡极限，以至于生态系统遭到破坏。

（一）污染物性质

环境污染按污染物性质可分为化学污染、物理污染和生物污染。

1. 化学污染 化学污染（chemical pollution）是指化学物质在创造人类高度文明的同时，也给人类健康带来了不可低估的损害。常见的化学污染包括煤、石油等能源在燃烧过程中产生的硫氧化合物、氮氧化合物、碳氧化合物、碳氢化合物、有机溶剂等；生产过程中的原料中间体或废弃物（废水、废气、废渣）；农药；某些食品添加剂；以粉尘形态出现的无机和有机物质及人类的某些治病药物。在这些化学品中，有些是致变剂，相当一部分是致癌剂和致畸剂，导致人类疾病，甚至死亡。

2. 物理污染 物理污染（physical pollution）是指人们在日常生活和生产环境中接触到很多物理因素，如气温、气湿、气压、声波、振动、射线、辐射（电离辐射与非电离辐射）、光等，在自然状态下一般对人体无害，有些还是人体生理活动必需的外界条件，只有超过一定强度和（或）接触时间过长时，这些物理因素才会对机体的不同器官和（或）系统功能产生危害，构成物理污染。如不同频率的电磁波污染，自然界中一些不稳定元素（如镭、铀等）和一些特殊场合（如热核反应实验室、核电站、医院等）产生的高强度射线，过量的光辐射，噪音污染，热污染等。

3. 生物污染 生物污染（biological pollution）是指对人和生物有害的微生物、寄生虫等病原体污染水、气、土壤和食品，影响生物产量和质量，危害人类健康，这种污染称为生物污染。水、气、土壤和食品中的有害生物主要来源于生活污水、医院污水、屠宰、食品加工厂污水、未经无害化处理的垃圾和人畜粪便，以及大气中的漂浮物和气溶胶。其中主要含有危害人与动物消化系统和呼吸系统的病原菌、寄生虫，引起创伤和烧伤等继发性感染的溶血性链球菌、金黄色葡萄球菌等，以及可引起呼吸道、肠道和皮肤病变的花粉、毛虫毒毛、真菌孢子等大气变应原。这些有害生物对人和生物的危害程度主要取决于微生物和寄生虫的病原性、人和生物的感受性以及环境条件三个因素。

NOTE

（二）环境污染的类型

环境污染按环境要素可分为大气污染、水体污染和土壤污染。

1. 大气污染   大气污染（atmospheric pollution）是指大气中污染物以及二次污染物的浓度达到了有害程度的现象。大气污染源可分为自然的和人为的两大类，由于人为污染源普遍和经常地存在，所以比起自然污染源更为人们所密切关注。人为污染源主要来自工业企业（如SO_2、氮氧化物、碳氧化物、碳氢化合物、烟尘、氟化物和各种金属及其化合物等）、生活炉灶与采暖锅炉、交通运输（如一氧化碳、氮氧化物、烃类、铅化合物等）。大气污染对全球气候的影响明显表现为臭氧层破坏、酸雨腐蚀、全球气候变暖。不仅如此，大气污染也危及到了人类的生存。如何防治大气污染，减轻大气污染的危害与影响，成了当今重大而紧迫的研究课题。

2. 水体污染   水体污染（water body pollution）是指由于人类活动排放的污染物进入河流、湖泊、海洋或地下水等水体，使水体的水质和水体底泥的物理、化学性质或生物群落组成发生变化，从而降低了水体的生态功能和使用价值的现象。水在自然界中可以不断循环，从而得到更替和获得自身净化，当排入水体的污染物质超过了水体的自净能力，使水体恶化，达到了影响水体原有用途的程度，这表明水被污染了。水体污染物的来源主要有：工业废水、农田排水、生活污水、工业废渣、矿业开采、大气污染物、天然污染物等。大量无机和有机污染物进入水体，不仅破坏水生生态系统，而且危害人体健康，造成水质性缺水，使工农业生产和人们生活受到影响。

当前世界上各个国家都面临着不同程度的水污染。据联合国调查统计显示，全世界每年排出的污水总量达 4260 亿 m^3，造成了 55000 亿 m^3 淡水水源的污染，相当于全球年径流总量的 14% 以上，全世界河流的稳定流量的 40% 左右已被污染。在我国，水污染也非常严重，全国 80% 的水域、45% 的地下水受到污染，城市 90% 以上的地下水源受到不同程度污染。我国 7 大水系的 63.1% 的河段形成明显污染带，失去了作为饮用水源的功能。

3. 土壤污染   土壤污染（soil pollution）是指向土壤中施用和排放物质，引起土壤质量恶化，降低农作物产量和质量，或通过食物链影响人体健康等现象。造成土壤污染的主要原因是向土壤施肥、施用农药、用污水灌溉、在地面上堆放有害废物等，以及大气中的污染物沉降到土壤中来。我国土壤污染的总体形势相当严峻，全国土壤污染状况调查显示：目前，我国受污染的耕地面积约 1000 万公顷，全国每年因重金属污染粮食而造成的直接经济损失超过 200 亿元。

各种人为的或自然的因素已经对环境构成了从水体-土壤-生物-大气的全方位的立体污染，解决环境问题，已到了刻不容缓的地步，"人类只有一个地球"成为全人类的共同呼声。

三、环境污染与人类健康

环境是人类生存发展的物质基础，也是与人类健康密切相关的重要条件。当环境受到破坏并超过一定限度时，就会造成生态失衡及机体生理功能破坏，甚而导致人类健康近期和远期的危害。有资料显示，中国目前疾病谱和死亡谱的改变，环境污染因素起着十分重要的作用。

人需要呼吸空气以维持生命，一个成年人每天呼吸 2 万多次，吸入空气达 15~20m^3。因此人如果长时间生活在大气污染环境中，不仅可引起体质下降、精神抑郁、生理机能障碍等一系列亚健康问题，严重时还可导致呼吸、心血管、神经等系统疾病。比如，1952 年 12 月 5~8 日英国伦敦发生的杀人的烟雾，两个月内就有 12000 多人死亡。

水的污染被称为世界头号杀手，世界上 80% 的疾病与水有关。被重金属污染的水，通过饮水或食物链进入人体内，使人急性或慢性中毒，造成神经系统、骨骼系统的病变；还可诱发癌症，甚至威胁生命。如果饮用含有寄生虫、病毒或致病菌的水，会引起多种传染病和寄生虫病，在我国上海，曾经爆发过的 2 次甲型肝炎，就是因为人们食用了被污染的毛蚶而导致的。若水中含有农药（有机磷或有机氯农药等）会造成神经中毒，并对人的内分泌、免疫功能、生殖机能造成危害。1953~1956 年日本熊本县水俣市，慢性有机汞中毒造成的水俣病，死亡率达 38%。1985 年英国威尔士一家化工厂将酚排入迪河，致使 200 万居民饮水污染，44% 的人口中毒。

被病原体污染的土壤能传播伤寒、副伤寒、痢疾、病毒性肝炎等传染病；被有机废弃物污染的土壤，在流行病学上被视为特别危险的物质；土壤被有毒化学物污染后，可间接引起人、畜的饮水和食物中毒；土壤被放射性物质污染后，产生的放射线能穿透人体组织，使机体的一些组织细胞死亡。

此外，食品污染、生活污染，甚至滥用药物造成的污染也是不容忽视的方面。目前环境类激素污染即"外源性内分泌干扰物"的致病作用正受到越来越多的重视，这类污染物具有类似雌激素的作用，可能会干扰人体内各种激素的分泌，从而影响人类的正常生命活动。

环境污染对人类健康的影响是大自然为人类敲响的警钟。为了保护生态环境，为了维护人类自身和子孙后代的健康，必须积极防治环境污染。

第三节　生物环境与中药资源

过去的五千年来，中药在为中华民族防病治病、养生保健、繁衍昌盛、保护和增进人民健康方面做出了巨大贡献，现如今，中药的影响已遍布世界。

随着社会经济迅速发展、人口快速增长，人类对自然资源的需求量不断加大。而作为重要的自然资源之一的中药资源，正面临极其严重的挑战：一是市场需求快速增长和过度无序的开采导致中药材数量性紧缺，世界人口老龄化、全球医疗技术进步、保健养生以及在"回归自然""崇尚天然"的世界潮流影响下，中医药在国际上愈来愈受到重视，国际植物药市场需求量正以 10% 的年均增长率递增，国内中药材需求也以 15% 的年均增长率强劲递增。二是环境污染导致中药材资源质量性紧缺，中药资源产地大面积植被被毁，生态环境日益恶化，野生资源逐年减少，许多珍稀药材物种濒危灭绝，据统计处于濒危状态的近 3000 种植物中，用于中药或具有药用价值的占 60%~70%。大自然的宝贵财富——基因、生物物种多样性和生态系统正遭受退化、消失的威胁。

如今，我国的中药材种植面积每年约 34 万公顷，最高年份达 45 万公顷，然而近年来中药材种植的面积正逐步萎缩，据不完全统计，2003 年的种植面积在 27 万公顷左右，2004 年春季不到 20 万公顷，而我国每年药材的需求量约是 34 万公顷，供求矛盾突出，药材原料严重缺乏

NOTE

直接影响了中药产业的发展。

思考题

1. 为什么说环境恶化已对人类构成威胁？

2. 人类应如何与大自然和谐共处？

3. . 生物环境与中药资源有何关系？

附录一　主要参考文献

1. 王望九 . 医学生物学 . 北京：中国中医药出版社，2008

2. 杨抚华 . 医学生物学 . 第 7 版 . 北京：科学出版社，2011

3. 蔡邵京 . 医学细胞生物学 . 第 2 版 . 北京：科学出版社，2012

4. 傅松滨 . 医学生物学 . 第 8 版 . 北京：人民卫生出版社，2013

5. 徐莉 . 医学生物学 . 第 2 版 . 上海：上海科学技术出版社，2005

6. 肖小芹 . 医学细胞生物学和遗传学 . 北京：高等教育出版社，2006

7. 张忠寿 . 细胞生物学和医学遗传学 . 第 3 版 . 北京：人民卫生出版社，2006

8. 李璞 . 医学生物学 . 第 4 版 . 北京：人民卫生出版社，2000

9. 王明艳 . 医学生物学 . 北京：人民卫生出版社，2012

10. 杨恬 . 细胞生物学 . 第 2 版 . 北京：人民卫生出版社，2010

11. 赵宗江 . 细胞生物学 . 北京：中国中医药出版社，2012

12. 翟中和 . 细胞生物学 . 第 4 版 . 北京：高等教育出版社，2011

13. 陈誉华 . 医学细胞生物学 . 第 5 版 . 北京：人民卫生出版社，2013

14. 胡继鹰 . 基础医学细胞生物学 . 第 2 版 . 武汉：武汉大学出版社，2005

15. 杨保胜 . 医学细胞生物学 . 北京：科学出版社，2013

16. 康晓慧 . 医学生物学 . 北京：人民卫生出版社，2006

17. 刘艳平 . 医学细胞生物学 . 长沙：中南大学出版社，2001

18. 宋今丹 . 医学细胞生物学 . 第 3 版 . 北京：人民卫生出版社，2004

19. 汪堃仁 . 细胞生物学 . 北京：北京师范大学出版社，1998

20. Robert F. Weaver. 分子生物学 . 北京：科学出版社，2009

21. 陈小麟 . 动物生物学 . 北京：高等教育出版社，2005

22. 施惠娟 . 一种新发现的细胞死亡形式——细胞侵入性死亡（Entosis）. 生殖与避孕，2010；30（9）：622-626

23. 王望九 . 医学遗传学 . 北京：中国中医药出版社，2007

24. 陈竺 . 医学遗传学 . 第 2 版 . 北京：人民卫生出版社，2011

25. 左伋 . 医学遗传学 . 第 6 版 . 北京：人民卫生出版社，2013

26. 梁素华 . 医学遗传学 . 第 2 版 . 北京：人民卫生出版社，2011

27. 罗深秋 . 医学细胞生物学 . 北京：科学出版社，2011

28. 王培林 . 医学遗传学 . 第 3 版 . 北京：科学出版社，2011

29. 王米渠 . 中医遗传学 . 成都：四川科技出版社，1981

30. 黄雪霜 . 医学遗传学 . 北京：北京大学医学出版社，2010

31. 柳家英 . 医学遗传学 . 北京：北京医科大学出版社，1998

NOTE

32. 顾鸣敏．医学遗传学．上海：上海科学技术文献出版社，2013

33. 赵刚．医学遗传学教程．北京：科学出版社，1998

34. 王米渠．中医遗传学．西宁：青海人民出版社，1997

35. 王米渠，林乔，吴斌，等．论中医遗传学临床的几个问题．福建中医学院学报，2003；13（1）：1-3

36. 吴轰，李芬，邓军卫，等．以转基因小鼠模型研究中医遗传学试探．国际中医遗传学与中医心理学论丛，1998；（10）：1

37. 吴斌，林乔，王米渠．中医遗传学与个体遗传系统．中医杂志，2004；45（3）：167-169

38. 潘玲，王米渠，严石林，等．祖孙三辈肾阳虚在家系中的特征分析．中国中医基础医学杂志，2005；11（1）：62

39. 吴斌，王米渠，严石林，等．从肾为先天之本论系统性红斑狼疮遗传素质．现代中西医结合杂志，2004；13（3）：281-282

40. 王米渠，吴斌，冯韧，等．"恐伤肾"母子两代的行为遗传．福建中医药，2003；13（2）：1-3

41. 王米渠，吴斌，冯韧，等．1个虚寒家系的调研报告．现代中西医结合杂志，2003；12（22）：2385-2386

42. 丁维俊，王米渠，胥方元，等．一个典型虚寒证家族的体温及植物神经系数研究．福建中医药杂志，2003；34（2）：3-5

43. 龚佐山，买买提明·苏来曼．物种概念及其界定．广西植物，2012；32（2）：274-279

44. 武晓东．动物学．北京：中国农业出版社，2007

45. 万德光．药用动物学．上海：上海科学技术出版社，2009

46. 郭巧生．药用植物资源学．北京：高等教育出版社，2007

47. 王米渠，冯韧，严石林，等．基因表达谱芯片与中医寒证的7类相关基因．中医杂志，2003；44（4）：288-289

48. Neil Hoa, Michael P. Myers, Thomas G. Douglass, et, al. Molecular Mechanisms of Paraptosis Induction：Implications for a Non-Genetically Modified Tumor Vaccine, PLoS ONE. 2009；4（2）：e4631.

49. 孙儒泳．基础生态学．北京：高等教育出版社，2002

50. 李博．生态学．北京：高等教育出版社，2000

51. 董银兰．人口学概论．北京：科学出版社，2004

52. 周爱儒．生物化学与分子生物学，第8版．北京：人民卫生出版社，2013

53. 贾弘神，冯作化．生物化学与分子生物学，第2版，北京：人民卫生出版社，2013

附录二　英中文对照索引

NOTE

NOTE

NOTE

NOTE

附录三　光镜电镜照片

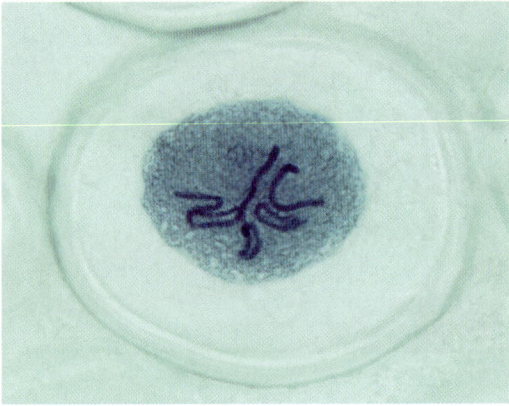

彩图 3-1　马蛔虫卵细胞大而圆
（铁苏木精染色，×1000）

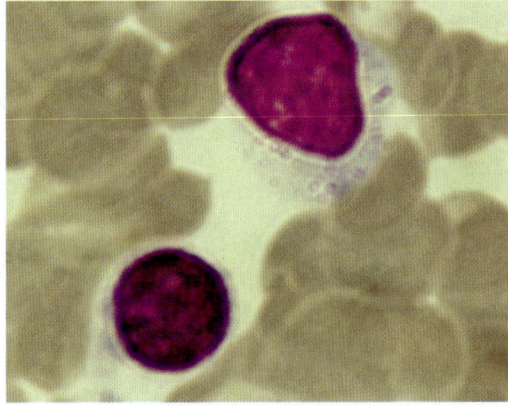

彩图 3-2　人血液白细胞球形
（瑞氏染色，×1000）

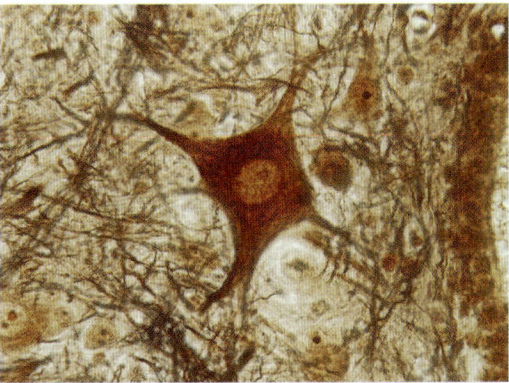

彩图 3-3　脊髓前角运动神经元细胞体大，
突起多个（硝酸银染色，×400）

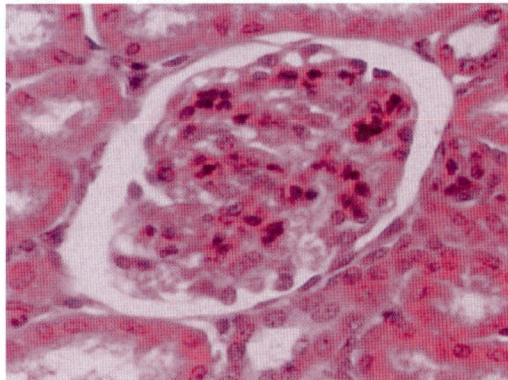

彩图 3-4　肾小体肾小囊壁层细胞为扁平细胞
侧面观（HE 染色，×1000）

NOTE

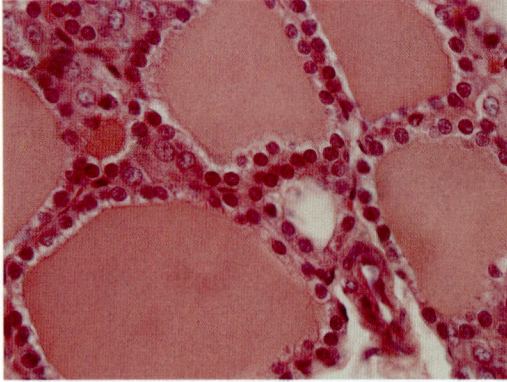

彩图 3-5　甲状腺滤泡甲状腺细胞为
立方形细胞（HE 染色，×1000）

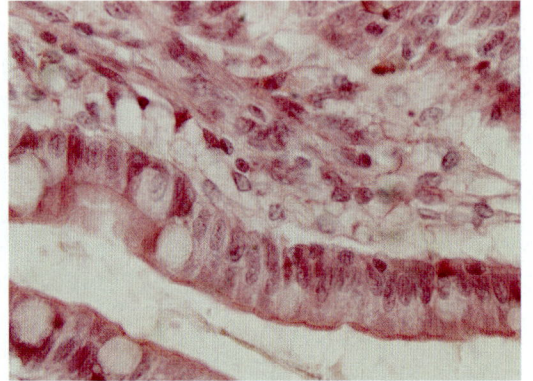

彩图 3-6　小肠单层柱状上皮细胞为柱状，
杯状细胞为高脚杯状（HE 染色，×1000）

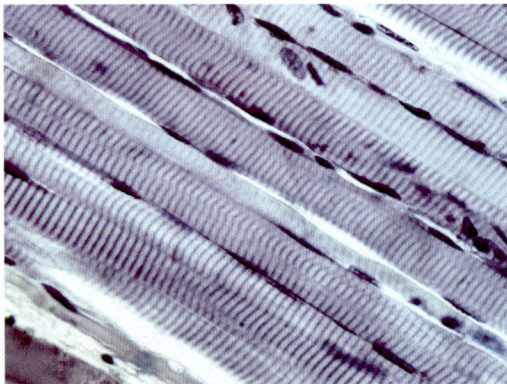

彩图 3-7　骨骼肌细胞为长圆柱状
（铁苏木精染色，×1000）

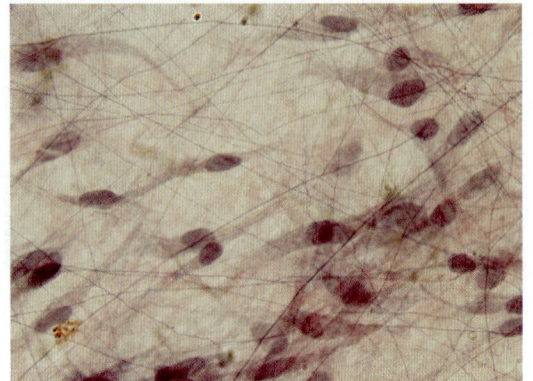

彩图 3-8　疏松结缔组织成纤维细胞
细胞扁平多突起（特殊染色，×1000）

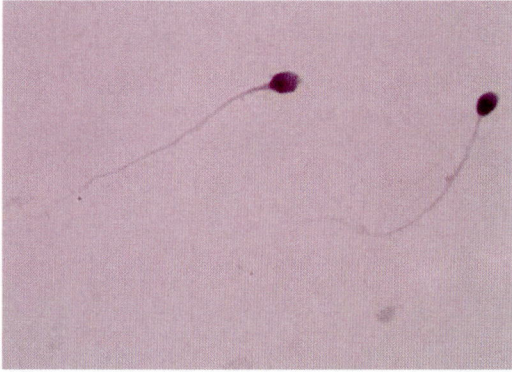

彩图 3-9 人精子蝌蚪状
（改良巴氏染色，×1000）

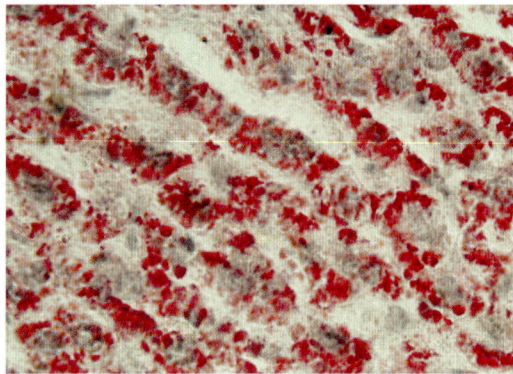

彩图 5-1 肝脏肝细胞糖原
（PAS 染色，×1000）

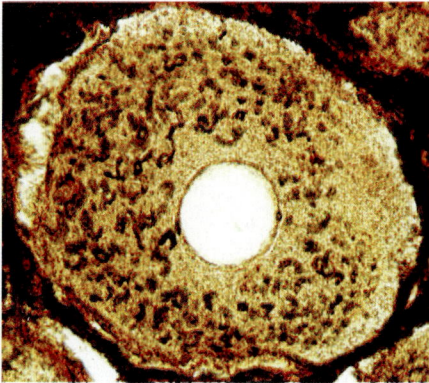

彩图 5-2 高尔基体
（脊神经节切片，硝酸银染色，×1000）

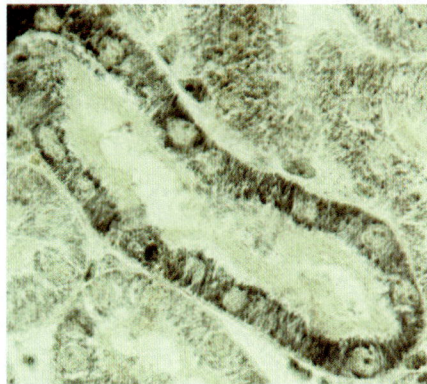

彩图 5-3 线粒体
（蛙肾脏肾小管切片，铁苏木精染色，×1000）

NOTE

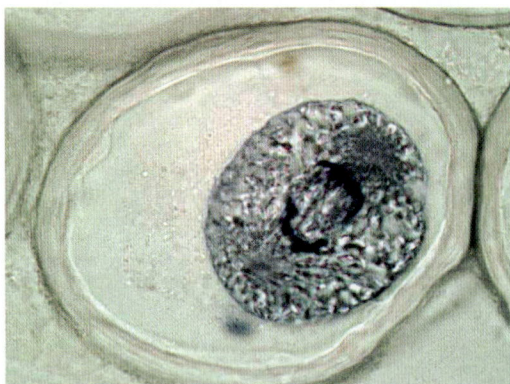

彩图 5-4 中心体 马蛔虫卵有丝分裂后期，
可见细胞两侧中心体（铁苏木精染色，×1000）

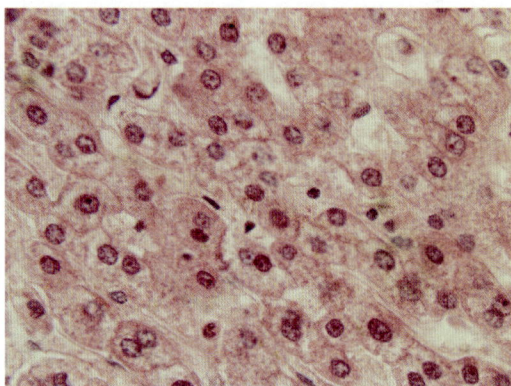

彩图 6-1 肝脏肝细胞细胞核圆形
（HE 染色，×1000）

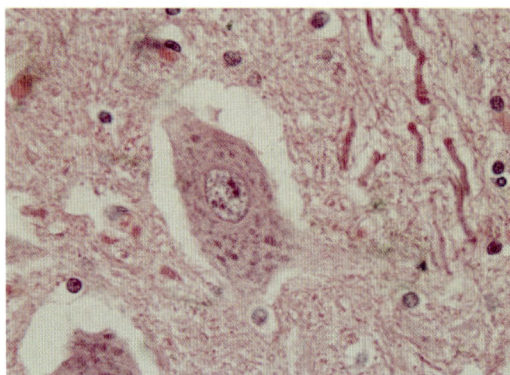

彩图 6-2 脊髓前角运动神经元细胞核大而圆，
核仁明显，核内可见常染色质和异染色质
（HE 染色，×1000）

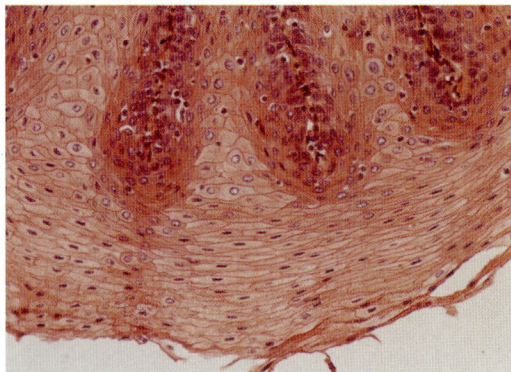

彩图 6-3 食道复层扁平上皮表层数层细胞为
扁平细胞，核为椭圆形
（HE 染色，×400）

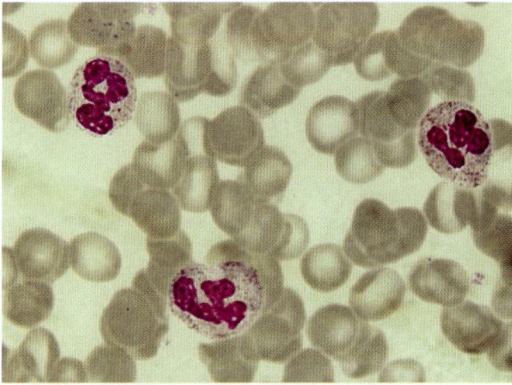

彩图 6-4　人血液中性粒细胞细胞核分叶状，
成熟红细胞无细胞核（瑞氏染色，×1000）

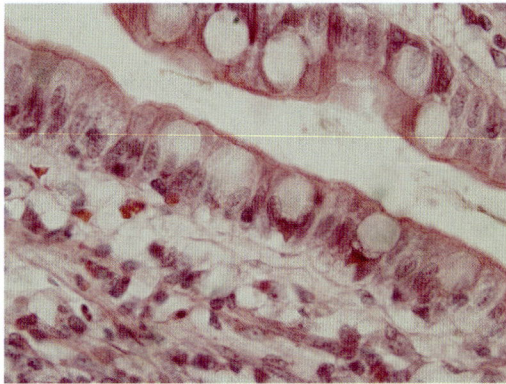

彩图 6-5　小肠单层柱状上皮吸收细胞为柱状，其
细胞核为椭圆形（HE 染色，×1000）

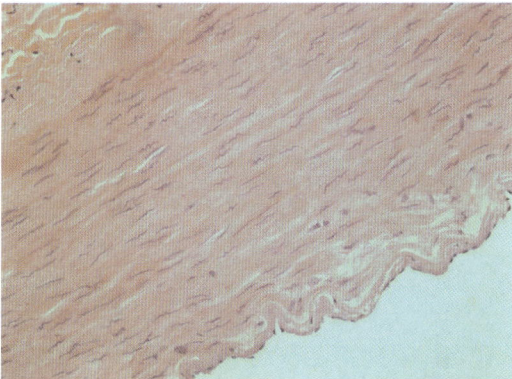

彩图 6-6　中动脉中膜平滑肌细胞核长杆状
（HE 染色，×1000）

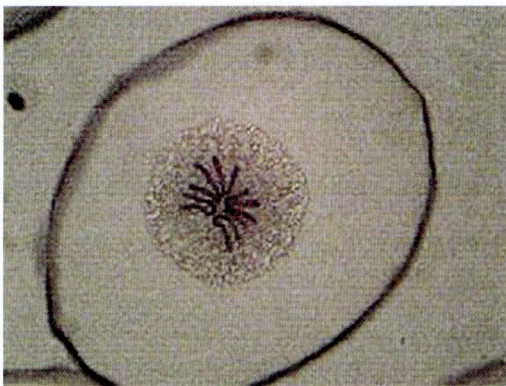

彩图 6-7　马蛔虫卵细胞细胞核内可见
棒状染色体（铁苏木精染色，×1000）

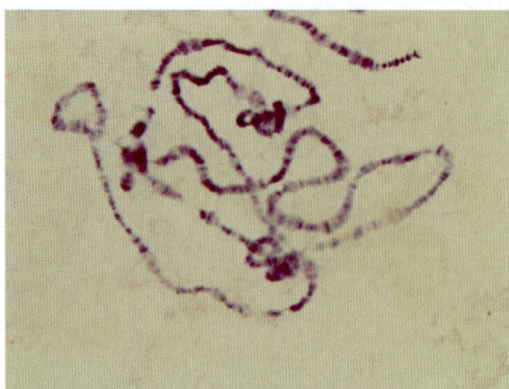

彩图 6-8　果蝇唾液腺巨大染色体
（铁苏木精染色，×1000）

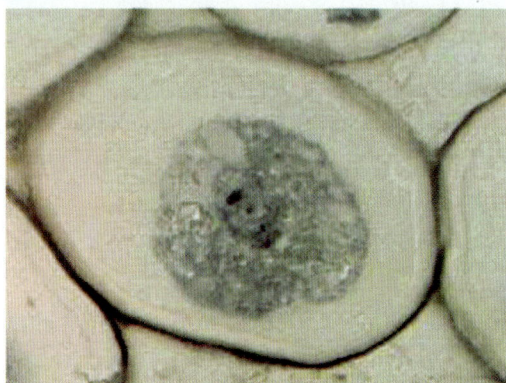

彩图 7-1　马蛔虫卵细胞分裂间期
（铁苏木精染色，×1000）

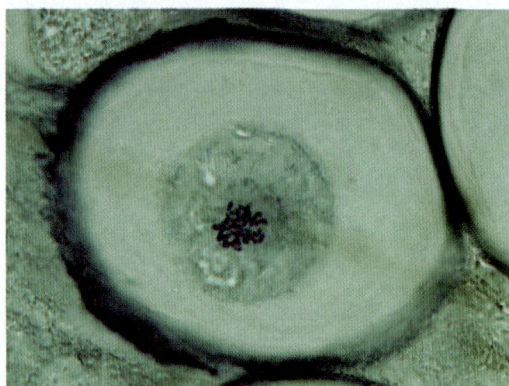

彩图 7-2　马蛔虫卵有丝分裂前期
（铁苏木精染色，×1000）

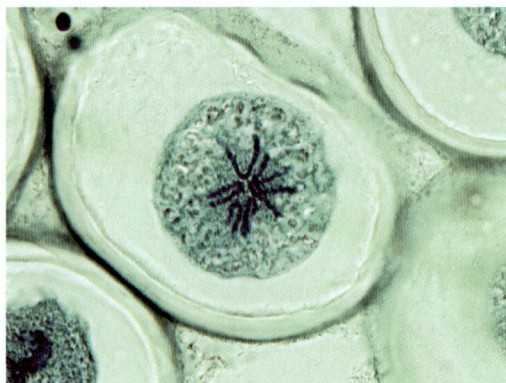

彩图 7-3　马蛔虫卵有丝分裂中期极面观
（铁苏木精染色，×1000）

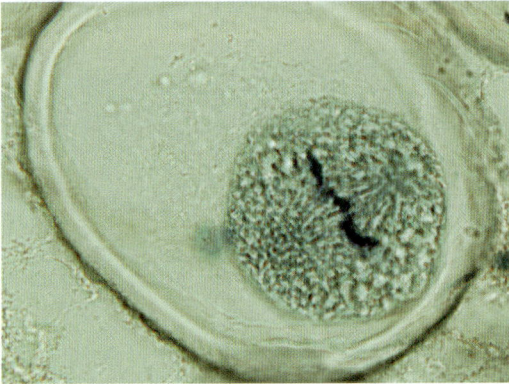

彩图 7-4 马蛔虫卵有丝分裂中期侧面观
（铁苏木精染色，×1000）

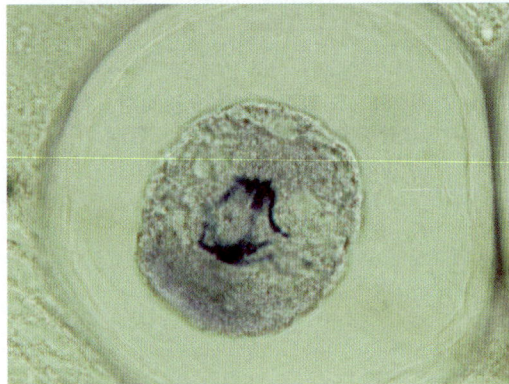

彩图 7-5 马蛔虫卵有丝分裂后期
（铁苏木精染色，×1000）

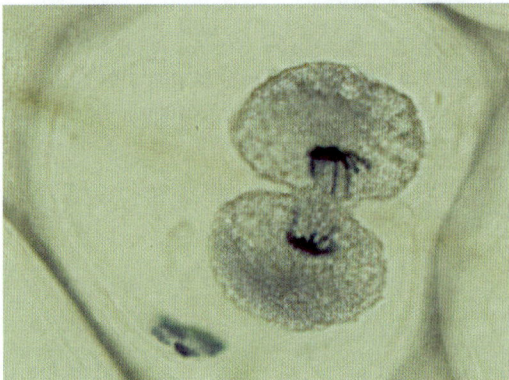

彩图 7-6 马蛔虫卵有丝分裂末期
（铁苏木精染色，×1000）

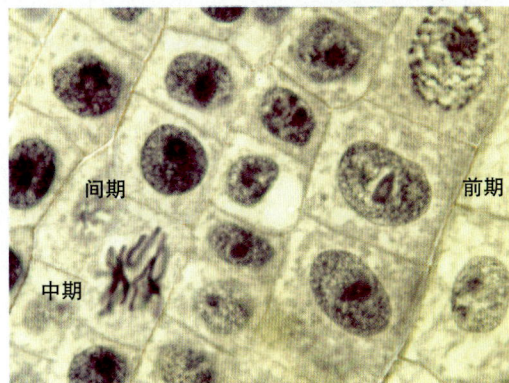

彩图 7-7 洋葱根尖细胞分裂间期、有丝分裂前期、
中期极面观（铁苏木精染色，×1000）

NOTE

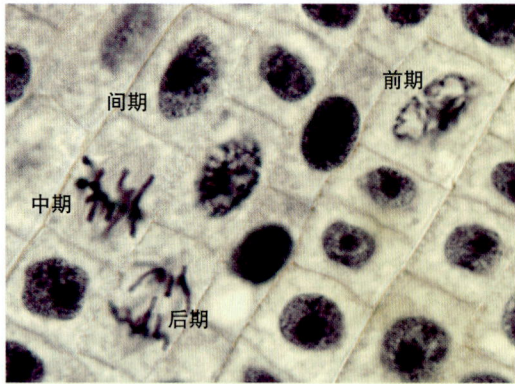

彩图 7-8　洋葱根尖细胞分裂间期、有
丝分裂前期、中期侧面观、后期
（铁苏木精染色，×1000）

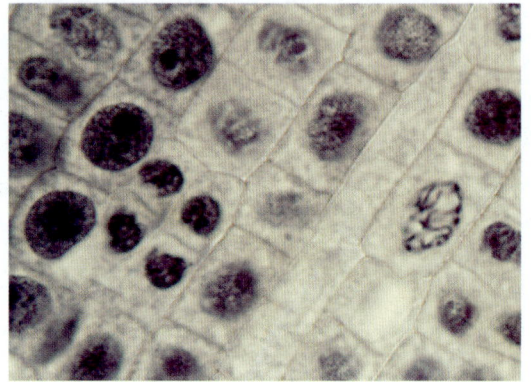

彩图 7-9　洋葱根尖有丝分裂末期 2 个子细胞
（铁苏木精染色，×1000）

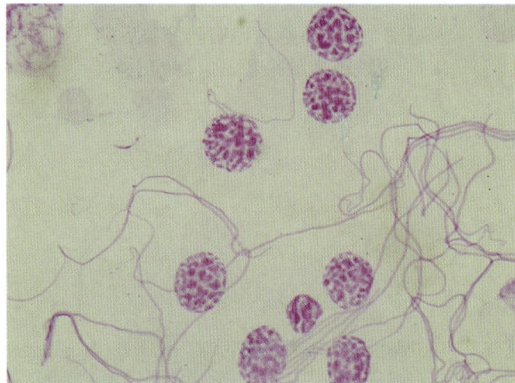

彩图 7-10　精原细胞 蝗虫精巢减数分裂装片
（苯酚品红染色，×1000）

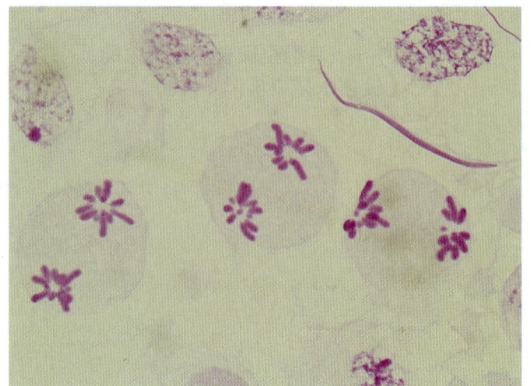

彩图 7-11　减数分裂前期 I 细线期、
后期 I 极面观 蝗虫精巢减数分裂装片
（苯酚品红染色，×1000）

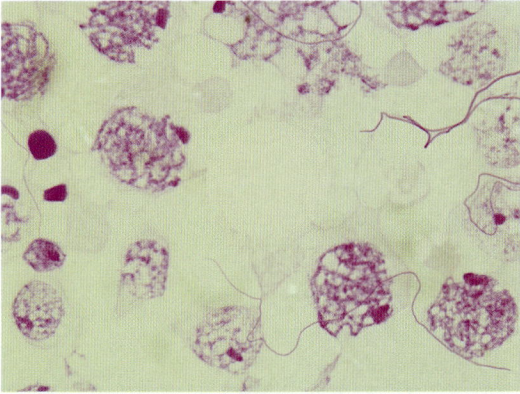

彩图 7-12　减数分裂前期 I 细线期、偶线期
蝗虫精巢减数分裂装片
（苯酚品红染色，×1000）

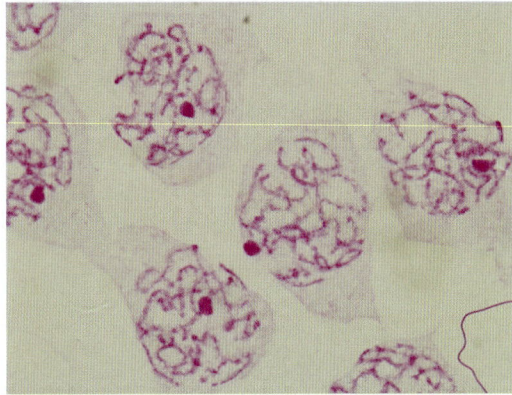

彩图 7-13　减数分裂前期 I 粗线期
蝗虫精巢减数分裂装片
（苯酚品红染色，×1000）

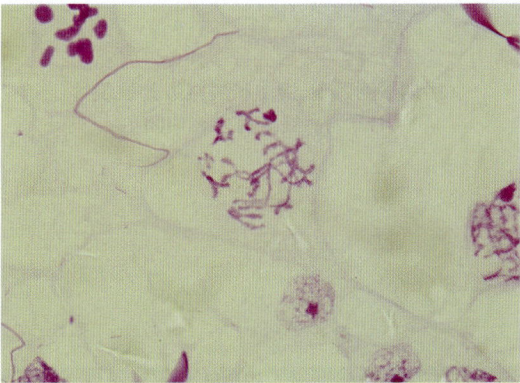

彩图 7-14　减数分裂前期 I 双线期
蝗虫精巢减数分裂装片
（苯酚品红染色，×1000）

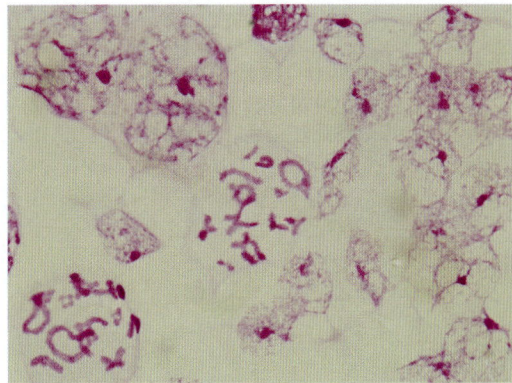

彩图 7-15　减数分裂前期 I 终变期
蝗虫精巢减数分裂装片
（苯酚品红染色，×1000）

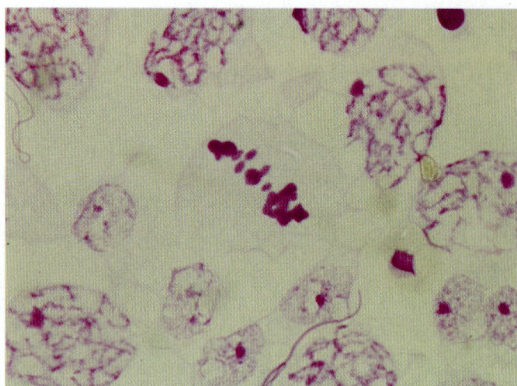

彩图 7-16　减数分裂中期 I 侧面观
蝗虫精巢减数分裂装片
（苯酚品红染色，×1000）

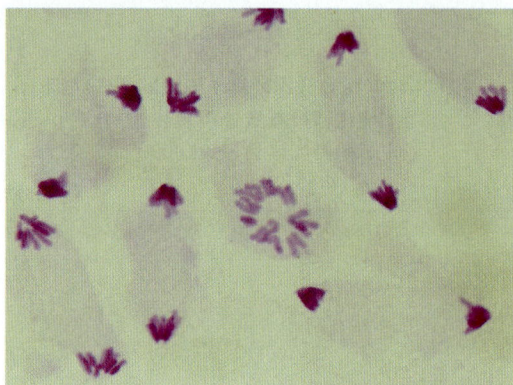

彩图 7-17　减数分裂中期 I 极面观，
后期 I 侧面观　蝗虫精巢减数分裂装片
（苯酚品红染色，×1000）

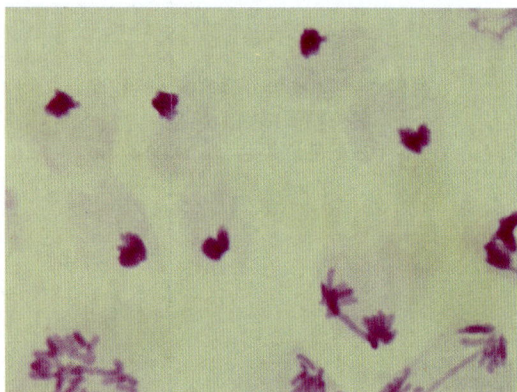

彩图 7-18　减数分裂末期 I
蝗虫精巢减数分裂装片
（苯酚品红染色，×1000）

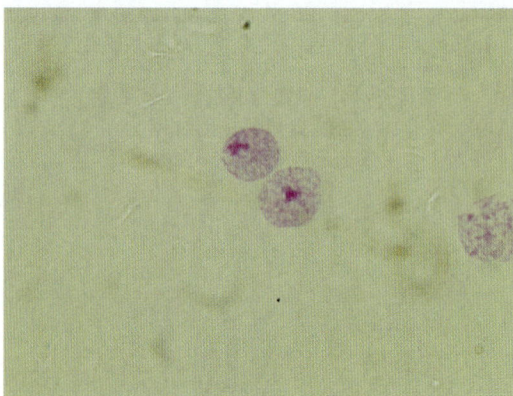

彩图 7-19　减数分裂间期次级精母细胞
蝗虫精巢减数分裂装片
（苯酚品红染色，×1000）

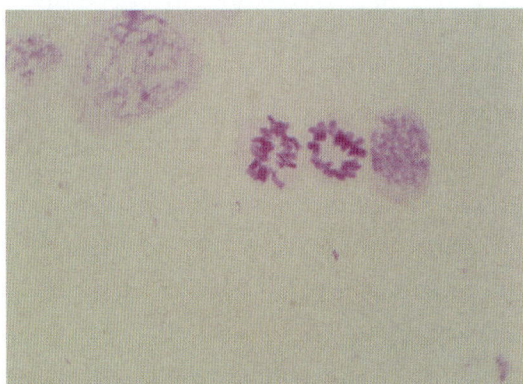

彩图 7-20　减数分裂中期 II 极面观
蝗虫精巢减数分裂装片
（苯酚品红染色，×1000）

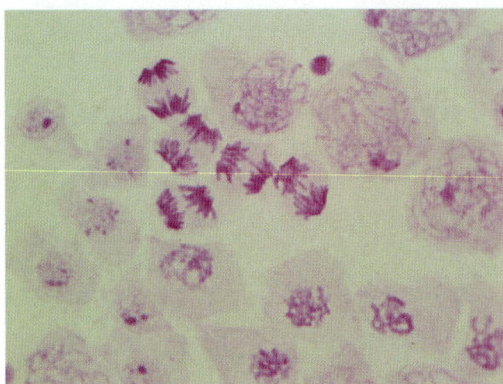

彩图 7-21　减数分裂后期 II
蝗虫精巢减数分裂装片
（苯酚品红染色，×1000）

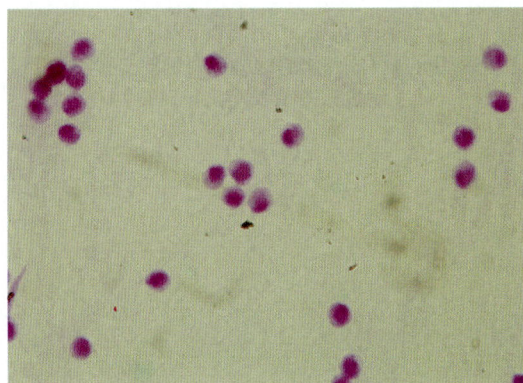

彩图 7-22　圆形精子细胞
蝗虫精巢减数分裂装片
（苯酚品红染色，×1000）

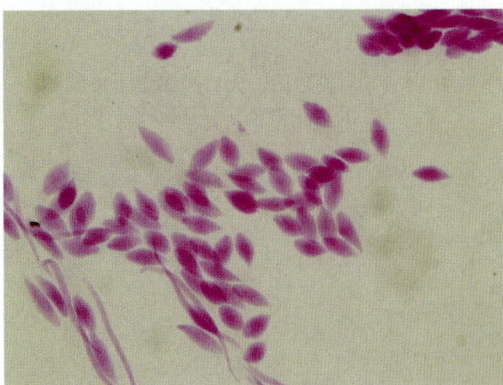

彩图 7-23　变态反应中的精子细胞
蝗虫精巢减数分裂装片
（苯酚品红染色，×1000）

NOTE

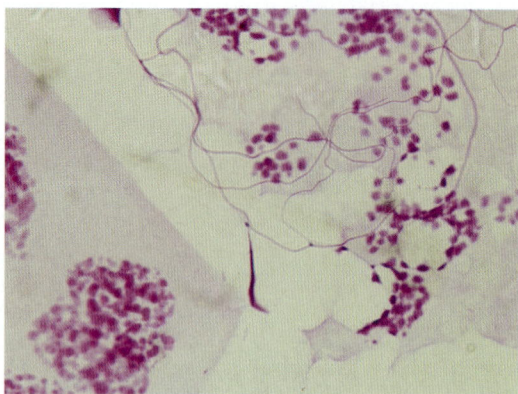

彩图 7-24　精子 蝗虫精巢减数分裂装片
（苯酚品红染色，×1000）

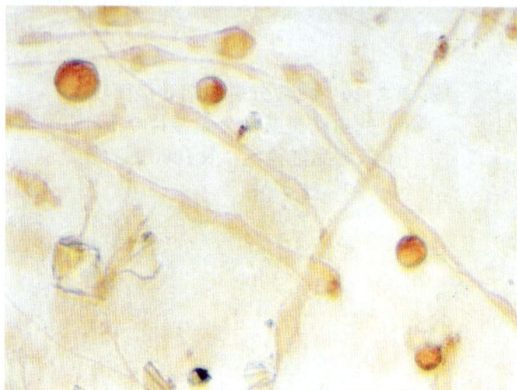

彩图 8-1　体外培养的乳鼠骨骼肌卫星细胞
（倒置显微镜观察，×1000）

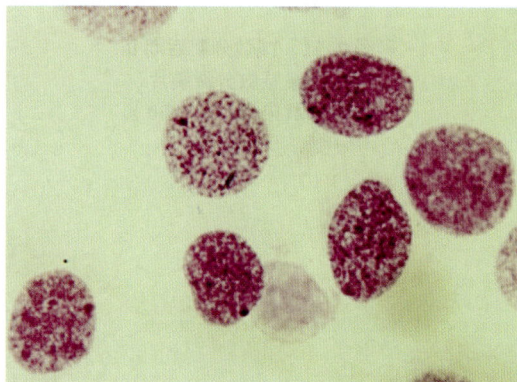

彩图 13-1　X 染色质，人口腔黏膜上皮细胞
（Giemsa 染色，×1000）

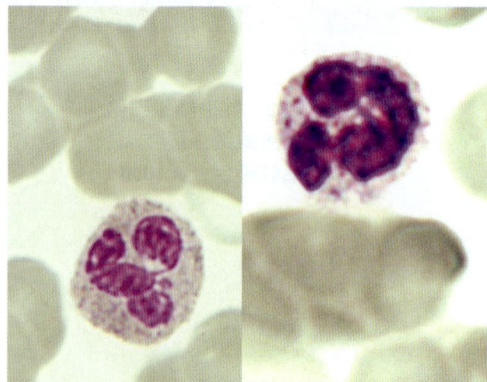

彩图 13-2　性染色质（鼓槌），人血涂片，
中性粒细胞，（wright 染色，×1000）

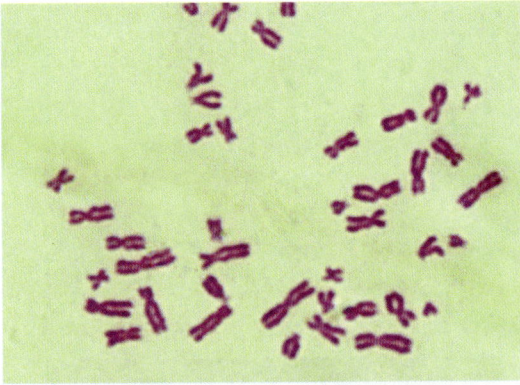

彩图 13-3　人类染色体 外周血淋巴细胞
培养（Giemsa 染色，×1000）

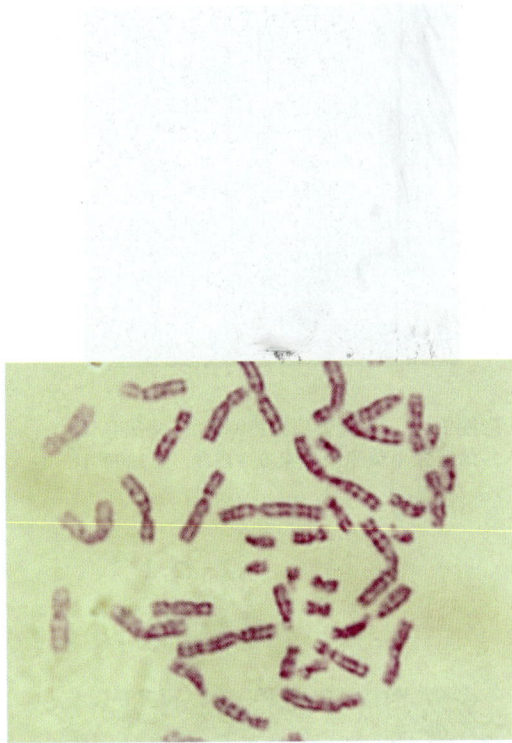

彩图 13-4　人类染色体外周血淋巴细胞培养
（G 显带，×1000）

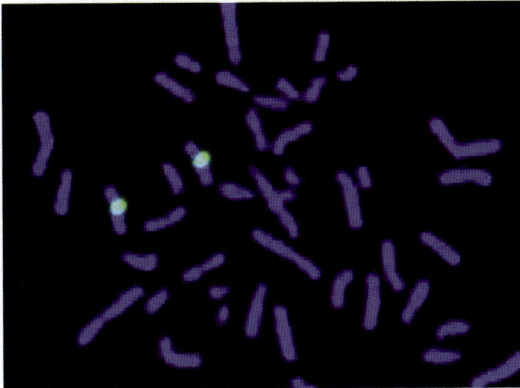

彩图 13-5　正常人外周血淋巴细胞中期
11 号染色体正常图像
（荧光原位杂交 FISH，×1000）

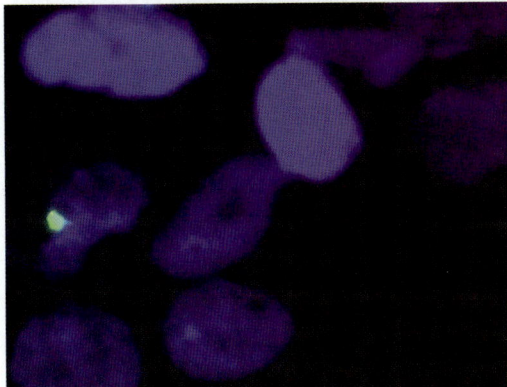

彩图 13-6　人食管癌细胞间期 11 号染色体
单体图像（荧光原位杂交 FISH，×1000）

NOTE

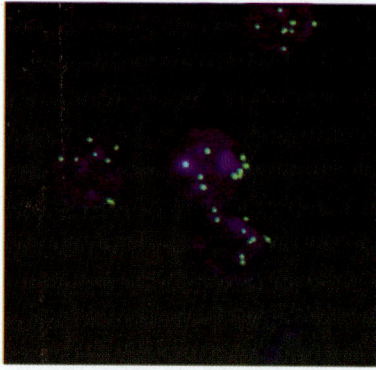

彩图 13-7   人食管癌细胞间期 11 号染色体
多体图像（荧光原位杂交 FISH，×1000）

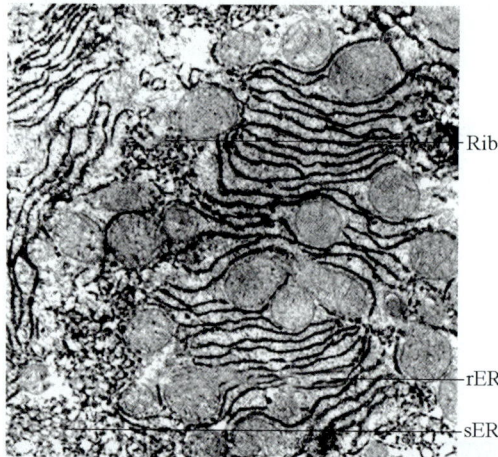

电镜图 1   大鼠大脑神经细胞，细胞膜（CM）、
溶酶体（Ly）、细胞核膜（NM），×20500

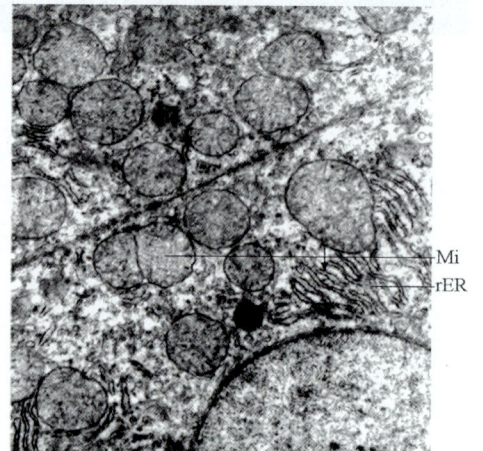

电镜图 2   肝细胞，粗面内质网（rER）、
滑面内质网（sER）和核糖体（Rib），
×28000

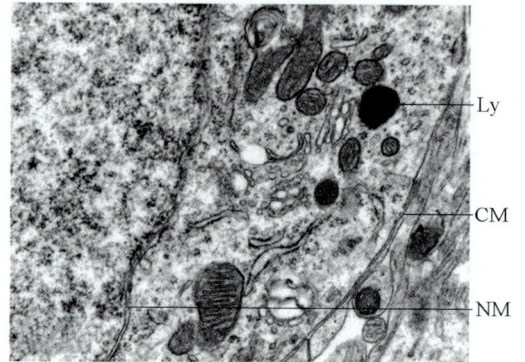

电镜图 3   肝细胞，粗面内质网（rER）
和正在分裂的线粒体（Mi），×20000。
↓：示位于粗面内质网表面的附着核糖体

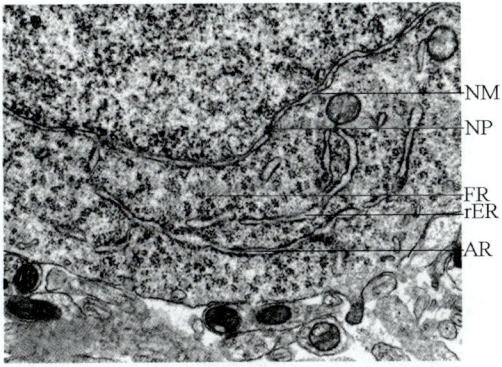

电镜图4　大鼠大脑神经细胞，粗面内质网（rER）、游离核糖体（FR）、附着核糖体（AR）、细胞核膜（NM）核孔（NP）×20500

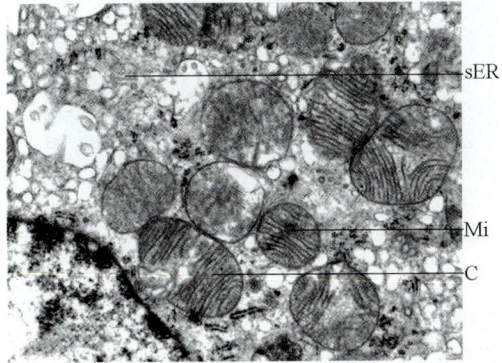

电镜图5　大鼠胃壁细胞，滑面内质网（sER）、线粒体（Mi）内板层状嵴（C），×16500

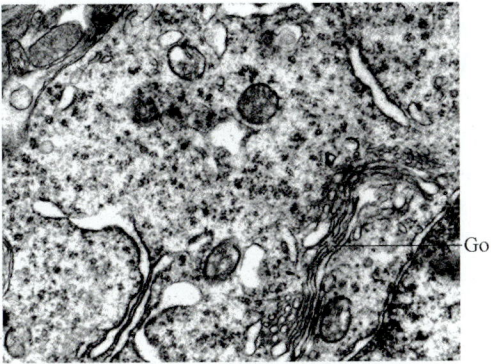

电镜图6　大鼠大脑神经细胞，高尔基复合体（Go），×20500

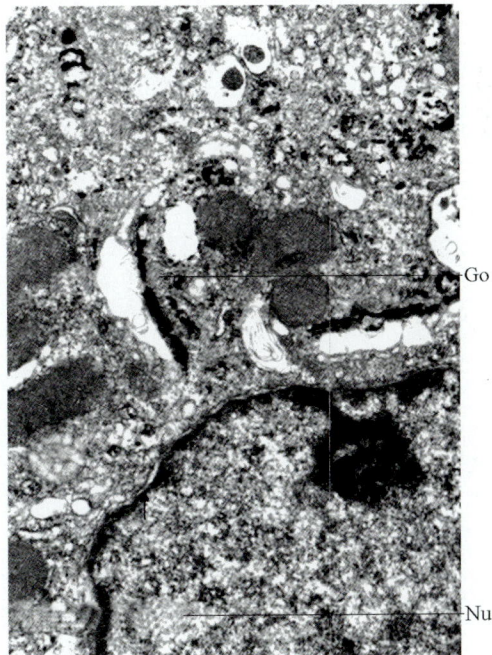

电镜图7　肝细胞，高尔基复合体（Go）和细胞核（Nu）（TPP染色），可见核膜为内外双层膜，内膜内侧附着有核纤层（↑）；TPP染色和特异性显示高尔基复合体的成熟面(深染)，×28000

NOTE

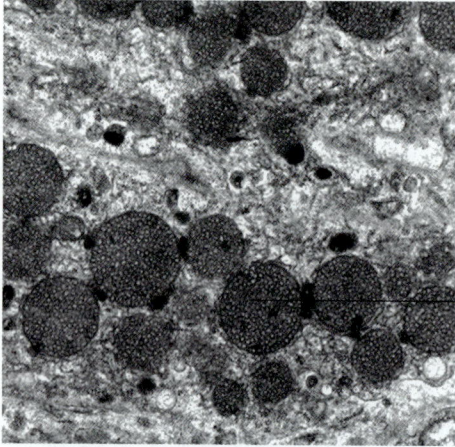

电镜图 8　肾上腺细胞，密集分布的线粒体中的管状嵴，×20000

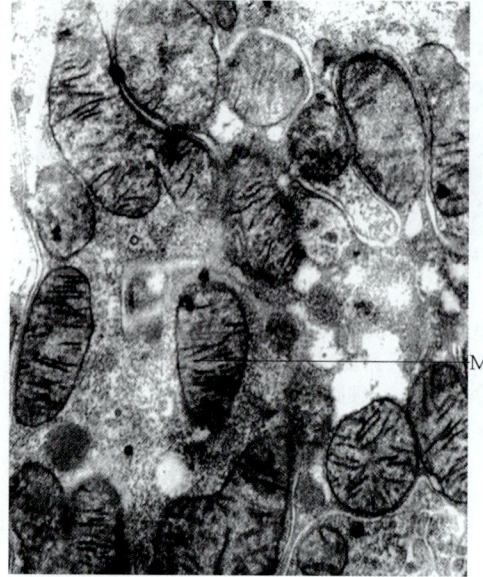

电镜图 9　肾近曲小管细胞，密集分布的线粒体中的板层状嵴，×32000